SESIONES CLÍNICAS de GASTROENTEROLOGÍA 2004

Antonio García Plaza
Jefe de Servicio

Víctor F. Moreira Vicente
Jefe de Sección
Profesor Asociado Universidad de Alcalá

HOSPITAL UNIVERSITARIO RAMÓN Y CAJAL
MADRID

Josep Tarradellas, 52
08029 Barcelona
e-mail: info@edikamed.com
www.edikamed.com

ISBN: 84-7877-365-7

Impreso por:
Ediprint, S.C.C.L.
Llobregat, 36 - 08291 Ripollet (Barcelona)
Depósito legal: B-30.305-2004

Printed in Spain - Impreso en España

«Acontece tener un padre un hijo feo
y sin gracia alguna, y el amor que le tiene
le pone una venda en los ojos para que no vea sus faltas,
antes las juzga por discrecciones y lindezas, y las cuenta
a sus amigos por agudezas y donaires.»

MIGUEL DE CERVANTES. *Don Quijote de la Mancha*

Presentación

Con esta nueva edición de *Sesiones Clínicas de gastroenterología* queremos llevar a nuestros lectores –gastroenterólogos en formación, médicos residentes de otras especialidades, médicos de atención primaria, de familia y todos aquellos interesados en la patología digestiva– una selección de temas, que creemos de interés, basados en casos clínicos vividos en primera persona por los médicos de nuestro Servicio. No pretende ser un libro de texto ni muchísimo menos, sino un pequeño libro de consulta, un amigo, alguien en quien confiar.

Este libro es el número siete de la serie y quizás a diferencia de los primeros, nuestros compañeros, especialmente médicos residentes, han elegido, en algunas sesiones, casos clínicos más comunes –que no todos sean casos enredados, enfermedades excepcionales o complejas, que los hay– que les permiten así revisar temas más del «día a día» habitual de cualquier gastroenterólogo. Así presentamos temas tan comunes como hemorragia digestiva no varicosa, profilaxis de la hepatitis virales, infección por *Helicobacter pylori,* cáncer de colon y reflujo gastroesofágico no erosivo. En esta edición, casi la mitad de los capítulos tienen fotografías ilustrativas que mejoran la presentación de cada caso.

La confección de este libro, como la de los seis anteriores, es un proceso largo. Cada capítulo equivale a cada una de las sesiones clínicas de los miércoles; una vez expuesta la sesión por el médico residente, éste y el médico de plantilla que lo supervisa, revisan y corrigen el tema presentado dándoles un formato de libro. Después, cada sesión la revisamos nuevamente para pulirla y darle una cierta uniformidad, siempre de acuerdo mutuo con sus autores, con los que volvemos a comentar el texto y sus posibles modificaciones. Somos muy afortunados al permitirnos revisar estos temas.

Cuando la edición anterior de 2003 estaba a punto de publicarse en el mes de junio, esta séptima estaba ya en marcha, como está ya la del próximo año. No es fácil mantener esta asiduidad y esto se debe al buen hacer y empeño de todos. Nuestra gratitud por la colaboración inestimable a los médicos de otros servicios del hospital en la realización de estas sesiones. Confiamos que la nueva edición nos resulte útil a todos.

Finalmente agradecemos a la editorial Edika Med la confianza y facilidades que nos viene concediendo para la publicación de estos libros de Sesiones Clínicas.

Antonio García Plaza
Víctor F. Moreira Vicente

Médicos del Servicio de Gastroenterología

Albillos Martínez, Agustín
Fac. Espec. Área
Prof. Titular UAH

Arpa Gutiérrez, Ángela
Fac. Espec. Área

Barba Bermejo, Mercedes
Farmacéutica Adjunta

Bárcena Marugán, Rafael
Adjunto
Prof. Asociado UAH

Blesa Radigales, Carlos
Adjunto

Boixeda de Miquel, Daniel
Adjunto
Prof. Asociado UAH

Cano Ruiz, Ana
Jefe de Sección
Prof. Asociada UAH

Carrera Alonso, Elisa
Residente 4.º año

Cid Gómez, Lucía Amelia
Residente 4.º año

Crespo Pérez, Laura
Residente 1.er año

Defarges Pons, Víctor
Fac. Espec. Área

Faro Leal, Vicenta
Fac. Espec. Área

Foruny Olcina, J. Ramón
Residente 3.er año

García González, Miguel
Fac. Espec. Área

García Plaza, Antonio
Jefe de Servicio

Gil Grande, Luis
Adjunto

González García, Mónica
Becaria

Hernández Ranz, Félix
Adjunto

Higes Ruiz, M.ª Jesús
Fac. Espec. Área

López San Román, Antonio
Fac. Espec. Área

Manzano Fernández, Rebeca
Residente 2.º año

Marín Alcolado, M.ª Elena
Residente 1.er año

Martín de Argila, Carlos
Fac. Espec. Área

Martín Scapa, M.ª Ángeles
Adjunta

Meroño García, Ernesto
Jefe de Sección

Milicua Salamero, José M.ª
Jefe de Sección

Moreira Vicente, Víctor F.
Jefe de Sección
Prof. Asociado UAH

Otón Nieto, Elena
Residente 3.er año

Palacios Lázaro, Elena
Residente 2.º año

Plaza Palacios, Gemma
Residente 3.er año

Riesco López, Jose M.ª
Residente 1.er año

Rincón José, Nieves
Fac. Espec. Área

Ruiz del Árbol Olmos, Luis
Adjunto
Prof. Asociado UAH

Valer López-Fando, M.ª Paz
Becaria

Vázquez Romero, Manuel
Becario

Vázquez-Sequeiros, Enrique
Colaborador

Villafruela Cives, Mónica
Residente 2.º año

Abreviaturas

A

AAS: Ácido acetilsalicílico.
AC: Auscultación cardíaca.
ACVA: Accidente cerebrovascular agudo.
ACO: Anticonceptivos orales.
ADN: Ácido desoxirribonucleico.
ADVP: Adicción a drogas vía parenteral.
AHC: Adenoma hepatocelular.
AINE: Antiinflamatorios no esteroideos.
Alfa Feto (AFP): Alfafetoproteína.
Alfa1-AT: Alfa1-antitripsina.
Anticuerpos:

1. **AAN:** Antoicuerpos antinucleares.
2. **AAM:** Anticuerpos antimitocondriales.
3. **AML:** Anticuerpos antimúsculo liso.
4. **Anti-LKM:** Anticuerpos antimicrosomas de hígado y riñón.
5. **ANOES:** Anticuerpos no organoespecíficos.
6. **p-ANCA:** Anticuerpos frente a citoplasma de neutrófilos (patrón perinuclear).
7. **c-ANCA:** Anticuerpos frente a citoplasma de neutrófilos (patrón citoplásmico).

Anti-H_2: Antagonistas de los receptores H_2.
Ap: Auscultación pulmonar.
AP: Anatomía patológica.
ARN: Ácido ribonucleico.
5-ASA: Ácido 5-aminosalicílico (mesalazina).

B

Br: Bilirrubina total.
BUN: Nitrógeno ureico sérico.

C

Ca: Calcio.
CAI: Colangitis autoinmune.
CA 19-9: Carbohidrato antigénico 19-9.
CBP: Cirrosis biliar primaria.
CEA: Antígeno carcinoembrionario.
CEP: Colangitis esclerosante primaria.
CHCM: Concentración de hemoglobina corpuscular media.
CP: Carcinoma pancreático (adenocarcinoma).
CP-RM: Colangiopancreatografía por resonancia magnética (colangiorresonancia pancreatorresonancia).
CPRE: Colangiopancreatografía retrógrada endoscópica.
Cr: Creatinina.
CU: Colitis ulcerosa.

D

DM: Diabetes mellitus.
DPPI: Derivación portosistémica percutánea intrahepática.

E

EC: Enfermedad de Crohn.
ECG: Electrocardiograma.
ECO: Ecografía.
Eco-D: Ecografía-Doppler.
EEF: Espectro electroforético.
EEG: Electroencefalograma.
EEI: Esfínter esofágico inferior.
EES: Esfínter esofágico superior.
EF: Exploración física.
EGD: Estudio gastroduodenal.
EHNA: Esteatohepatitis no alcohólica.
EII: Enfermedad inflamatoria intestinal.
EPOC: Enfermedad pulmonar obstructiva crónica.
ERGE: Enfermedad por reflujo gastroesofágico.

F

FA: Fosfatasa alcalina.
FHF: Fallo hepático fulminante.

Fc: Frecuencia cardíaca.
FID: Fosa ilíaca derecha.
FII: Fosa ilíaca izquierda.
FOD: Fiebre de origen desconocido.
FRA: Fracaso renal agudo.

G

GAB: Gasometría arterial basal.
GGT: Gamma-glutamil-transpeptidasa.
GOT: Transaminasa glutámico-oxalacética (AST).
GPT: Transaminasa glutámico-pirúvica (ALT).

H

HAI: Hepatitis autonimune.
Hb: Hemoglobina.
HC: Hepatocarcinoma. (CHC: carcinoma hepatocelular).
HCH: Hemocromatosis hereditaria.
HCM: Hemoglobina corpuscular media.
HD: Hemorragia digestiva.
HDA: Hemorragia digestiva alta.
HDB: Hemorragia digestiva baja.
HDL-colesterol: Lipoproteínas de alta densidad.
HH: Hernia de hiato.
HITACHI: Bioquímica general (incluye perfil hepático y renal).
HNF: Hiperplasia nodular focal.
HP: *Helicobacter pylori*.
Ht: Hematócrito.
HTA: Hipertensión arterial.
HTP: Hipertensión portal.
HVA: Hepatitis vírica aguda.

I

IAH: Índice de actividad histológica.
IAM: Infarto agudo de miocardio.
IBP: Inhibidores de bomba de protones.
ICC: Insuficiencia cardíaca congestiva.
Id: Intestino delgado.
Igs: Inmunoglobulinas.
i.m.: Intramuscular.
IRC: Insuficiencia renal crónica.
i.v.: Intravenoso.

K

K: Potasio.

L

LA: Líquido ascítico.
LAMG: Lesiones agudas de la mucosa gástrica.
LDH: Lactato dehidrogenasa.
LDL-colesterol: Lipoproteínas de baja densidad.
LED: Lupus eritematoso diseminado (sistémico).
LHD: Lóbulo hepático derecho.
LHI: Lóbulo hepático izquierdo.
LOES: Lesiones ocupantes de espacio (hepáticas).

M

MEN: Neoplasia endocrina múltiple.
MMII: Miembros inferiores.

N

Na: Sodio.
NE: Nutrición enteral.
NPT: Nutrición parenteral total.
NQM: Neoplasia quística mucinosa (páncreas).

O

OE: Orina elemental.
ORL: Otorrinolaringología.

P

PAAF: Punción aspiración con aguja fina.
PAN: Panarteritis nodosa.
PBE: Peritonitis bacteriana espontánea.
PC: Pancreatitis crónica.
PCC: Pancreatitis crónica calcificante.

PCR: Proteína C reactiva.
PDF: Productos de degradación del fibrinógeno.
PMN: Polimorfonucleares.
PHT: Hormona paratiroidea.

R

RGE: Reflujo gastroesofágico.
RIA: Radioinmunoensayo.
RM: Resonancia magnética.
Rx: Radiografía.

S

s.c.: Subcutáneo.
SII: Síndrome del intestino irritable.
SIDA: Síndrome de inmunodeficiencia adquirida.
SNC: Sistema nervioso central.
Serología vírica:

1. **IgM antiA:** Anticuerpo IgM frente al virus de la hepatitis A.
2. **HbsAg:** Antígeno de superficie del virus B.
3. **HbeAg:** Antígeno e del virus B.
4. **HbeAc:** Anticuerpo frente al antígeno Core (Anti-e).
5. **IgM antiHBc:** Anticuerpo IgM frente al antígeno Core.
6. **AntiHBc:** Anticuerpo frente al antígeno Core.
7. **Anti HBs:** Anticuerpo frente al antígeno de superficie del virus B.
8. **ADN-VHB:** ADN del virus de la hepatitis B.
9. **AntiVHC (Elisa):** Anticuerpo frente al virus de la hepatitis C.
10. **ARN-VHC (PCR):** ARN del virus de la hepatitis C (viremia).
11. **CMV:** Citomegalovirus.
12. **VEB:** Virus de Epstein-Barr.
13. **VHE:** Virus de la hepatitis E.
14. **VHD:** Virus de la hepatitis D.
15. **VVZ:** Virus varicela zoster.
16. **VHS:** Virus herpes simple.
17. **VIH:** Virus de la inmunodeficiencia humana.

T

TAC (TC): Tomografía axial computarizada (tomografía computarizada).
TAC-H (TC-H): Tomografía axial computarizada helicoidal (tomografía computarizada helicoidal).
TBC: Tuberculosis.
TEP: Tromboembolismo pulmonar.
TGI: Tránsito gastrointestinal (con bario).
TH (TOH): Trasplante hepático.
TP: Tiempo de protrombina.
TVP: Trombosis venosa profunda.

U

UD: Úlcera duodenal.
UG: Úlcera gástrica.

V

VB: Vía biliar.
VBE: Vía biliar extrahepática.
VBI: Vía biliar intrahepática.
VE: Varices esofágicas.
VIP: Polipéptido intestinal vasoactivo.
VLDL: Lipoproteínas de muy baja densidad.
v.o.: Vía oral.
VSG: Velocidad de sedimentación globular.

Unidades de medida y valores normales

HEMATIMETRÍA

Parámetro	Rango
Hematíes	4,60-5,50 × 10^6/µl
Hemoglobina	13-16 g/dl
Hematocrito	40-47 %
VCM	82-98 fl
HCM	27,0-31 pg
CHCM	32,0-37,0 g/dl
ADE	11,0-15,0 %
Leucocitos	4,00-11,00 × 10^3/µl
Neutrófilos (%)	42,00-74,00 %
Linfocitos (%)	16,00-45,00%
Monocitos (%)	4,00-12,00 %
Eosinófilos (%)	1,00-4,00 %
Basófilos (%)	0,00-2,00 %
Neutrófilos	1,70-7,50 × 10^3/µl
Linfocitos	1,00-3,50 × 10^3/µl
Monocitos	0,20-1,00 × 10^3/µl
Eosinófilos	0,00-0,50 × 10^3/µl
Basófilos	0,00-0,20 × 10^3/µl
Plaquetas	140,0-450,0 × 10^3/µl
VPM	7,50-11,00 fl
Velocidad de sedimentación	10-20 mm

PROTEINOGRAMA SÉRICO E INMUNOGLOBULINAS

Parámetro	Rango
Proteínas totales	6,0-8,0 g/dl
Albúmina porcentual	52,0-65,0 %
Albúmina	3,8-5,4 g/dl
$Alfa_1$-globulina	2,0-4 %
$Alfa_2$-globulina	9,0-15,0 %
Betaglobulina	9,0-15,0 %
Gammaglobulina	9,0-21,0 %
IgA	70-400 mg/dl
IgG	700-1600 mg/dl
IgM	40-230 mg/dl

BIOQUÍMICA

Parámetro	Rango
Glucosa	70-110 mg/dl
Creatinina	0,3-1,1 mg/dl
Urea	15-45 mg/dl
Amonio	< 50 µmol/l
Ácido úrico	2,6-6 mg/dl
Sodio	135-148 mmol/l
Potasio	3,5-5,5 mmol/l
Calcio	8,9-10,4 mg/dl
Calcio iónico	0,8-1,2 mmol/l
Magnesio	1,5-2,3 mg/dl
Fósforo	2,7-4,5 mg/dl
Bilirrubina total	0,2-1,2 mg/dl
Bilirrubina directa	0,01-0,5 mg/dl
AST/GOT	4-50 U/l
ALT/GPT	5-40 U/l
GGT	7-50 U/l
Fosfatasa alcalina	42-128 U/l
Amilasa	25-125 U/l
Lipasa	8-78 U/l
LDH	100-190 U/l
Colesterol	120-240 mg/dl
Triglicéridos	25-200 mg/dl
HDL-colesterol	35-80 mg/dl
LDL-colesterol	< 160 mg/dl
Hierro	60-156 µg/ml

HEMOSTASIA

Parámetro	Rango
INR	0,79-1,3
Tiempo de cefalina	25-38 s
Tiempo de protrombina	10,7-15,5 s
Actividad de protrombina	75-130 %
Fibrinógeno	150-400 mg/dl

VITAMINAS

Parámetro	Rango
Vitamina A	25-80 µg/dl
Vitamina B_{12}	200-732 pg/ml
Vitamina C	0,40-1,60 mg/dl
Vitamina 1,25 OH D3	20-60 pg/ml

Parámetro	Rango
Vitamina 25 OH D3	6-98 ng/ml
Vitamina E	570-1670 µg/dl
Ácido fólico	2,80-13,50 ng/ml

PORFIRINAS EN ORINA

Parámetro	Rango
Coproporfirina (orina 24 horas)	< 250 µg/24 horas
Porfobilinógeno (orina 24 horas)	0-2 mg/24 horas
Uroporfirina (orina 24 horas)	< 50 µg/24 horas
Porfirinas totales	< 300 µg/24 horas
ALA	1-6 mg/24 horas

MARCADORES TUMORALES

Parámetro	Rango
Alfafetoproteína	0-5,8 UI/ml
Antígeno carcinoembrionario (CEA)	< 5 ng/ml
Beta-HCG	< 5 mU/ml
CA 19-9	< 37 UI/ml

HORMONAS TIROIDEAS

Parámetro	Rango
T_3	1-2,2 ng/ml
T_4 libre	0,7-1,8 ng/dl
T_4 total	6-11 µg/dl
TSH	0,4-4 µUI/ml

OTROS PARÁMETROS

Parámetro	Rango
$Alfa_1$-antitripsina	92-200 mg/dl
Aclaramiento $alfa_1$-antitripsina heces	< 13 ml/día
Ceruloplasmina	20-60 mg/dl
Cobre sérico	70-150 µg/dl
Cobre orina de 24 horas	< 40 µg/24 horas
Ferritina	14-179 ng/ml
Gastrina	30-120 pg/ml
Grasas en heces	< 6 g/24 horas
Haptoglobina	30-200 mg/dl
Pepsinógeno I	20-80 ng/ml
Polipéptido pancreático	90-200 pg/ml

Parámetro	Rango
Proteína C reactiva	< 5 mg/l
Sangre oculta en heces	< 13,3 ml sangre/kg heces/día
Test de D-xilosa en orina 5 horas	> 5 g
Transferrina	200-360 mg/dl
VIP	< 75 pg/ml
Antigliadina IgA	< 15 U
Antigliadina IgG	< 20 U
Troponina	0,0-0,8 ng/ml
Mioglobina	0,0-80 ng/ml
CK-MB	0,1-3,5 ng/ml
CK	38-179 U/ml
Factor reumatoide	< 40 IU/ml
ASLO	< 200 IU/ml

GASOMETRÍA ARTERIAL

Parámetro	Rango
Gasometrías y cooximetrías	
Gasometría venosa	
pH en gases	7,350-7,450
pCO_2	32-45 mmHg
pO_2	60-95 mmHg
HCO_3	22-26 mM/l
TCO_2	23-27 mM/l
SBC	22-26 mM/l
% sO_2c	94-98 %

Índice por capítulos

TUBO DIGESTIVO

PÁNCREAS

MISCELÁNEA

TUBO DIGESTIVO

CAPÍTULO 1

Mujer de 55 años con tos crónica y pirosis

J. R. FORUNY OLCINA
V. MOREIRA VICENTE

CASO CLÍNICO

Motivo de consulta: pirosis.

Antecedentes personales: natural de Filipinas. Casada y madre de 3 hijos. Ama de casa.

- Amebiasis en la infancia.
- Tuberculosis pulmonar en la infancia no tratada, con lesión residual en lóbulo superior del pulmón derecho. Poco tiempo antes de acudir a consulta de digestivo había sido reconocida en el servicio de infecciosos del Hospital Ramón y Cajal, donde se descartó enfermedad activa.
- Estudiada en psiquiatría por pérdidas de memoria en relac ón con posible síndrome depresivo que finalmente no se confirmó.
- Cirugía: ligadura de trompas.

Antecendentes familiares: sin interés para patología digestiva.

Enfermedad actual: mujer de 55 años remitida desde urgencias a la consulta de gastroenterología por presentar un cuadro de pirosis y molestias faríngeas de un mes y medio de evolución, que habitualmente se manifestaba 15-20 minutos después de la ingesta. En varias ocasiones se había presentado durante la noche y por la mañana con la paciente en ayunas. Se acompañaba de tos no productiva y a veces de regurgitación. La sensación de pirosis duraba unos 15-20 minutos y calmaba al tomar agua o polvos de regaliz. No refería disfagia, ni odinofagia ni astenia. Había perdido 3 kg en este tiempo, relacionándolo con disminución de la ingesta. No había tenido fiebre ni cambios en el ritmo intestinal habitual (1-2 deposiciones/día sin productos patológicos).

La paciente aportaba panendoscopia solicitada desde el servicio de urgencias, que no mostraba hallazgos significativos.

Exploración física: normotensa y afebril. Frecuencia cardíaca 68 lat/min. Frecuencia respiratoria 16 rpm. Consciente y orientada. Delgada. Bien hidratada y perfundida. Normocoloreada.

- Cabeza y cuello: pulsos carotídeos rítmicos y simétricos. Sin adenopatías.
- Auscultación cardíaca: rítmica a 70 lpm. Ausencia de soplos.
- Auscultación pulmonar: sin ruidos patológicos.
- Abdomen: blando, depresible, no doloroso a la palpación. Sin hepatomegalia ni esplenomegalia. Ausencia de masas. Ruidos hidroaéreos conservados.
- Extremidades: sin edemas. Pulsos periféricos presentes.

Evolución: desde consultas se solicitó hemograma, bioquímica, hemostasia y ecografía abdominal. Con la sospecha de enfermedad por reflujo gastroesofágico (ERGE), se inició tratamiento empírico con omeprazol 20 mg en el desayuno y domperidona 30 cc antes del desayuno, comida y cena. La paciente acudió a consultas un mes y medio después refiriendo escasísima mejoría de los episodios de pirosis y empeoramiento de la tos nocturna. Había cumplido correctamente el tratamiento. En este momento había llegado la analítica y la ecografía solicitadas.

Analítica y pruebas complementarias:
- Hemograma: Hb 12,6 g/dl; Ht 35,9 %; VCM 88,9 fl; HCM 31 pg; leucocitos 4,70 $\times$ 10^3/µl (fórmula normal). Plaquetas 263 $\times$ 10^3/µl.
- Hemostasia: normal.
- Bioquímica: normal incluido perfil hepático, colesterol, triglicéridos y hierro.
- ECO abdominal: normal. Sin hallazgos significativos.

Evolución y tratamiento: se solicitó pHmetría esofágica sin tratamiento antisecretor. En ella no se detectaron datos de RGE patológico. No se pudo realizar índice sintomático por falta de colaboración de la paciente (fig. 1). Se aumentó la dosis de omeprazol a 40 mg día repartidos en 2 dosis (desayuno y cena). Dos meses después había desaparecido la tos nocturna y sólo muy ocasionalmente tenía sensación de ardor retroesternal.

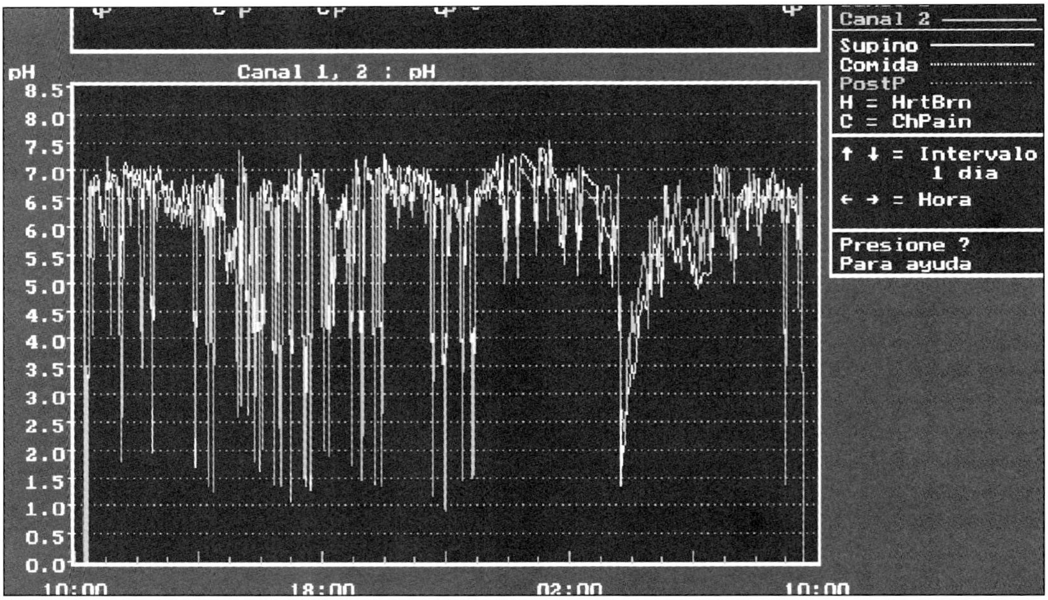

FIG. 1.

En los casos de ERGE no erosiva existen todavía más dudas en cuanto a los mecanismos de producción de síntomas. Para la percepción de molestias esofágicas parece necesaria la activación de terminaciones nerviosas espinales. Las localizadas a nivel mucoso son fundamentalmente quimiorreceptores ácido-dependientes, mientras que las situadas a nivel muscular son mecanorreceptoras.

Algunos estudios sugieren que los pacientes con reflujo gastroesofágico presentan un incremento de la permeabilidad paracelular. En estas condiciones, y en ausencia de erosiones en la mucosa esofágica, el ácido pasaría a través de las uniones intercelulares activando las terminaciones sensitivas mucosas.

Sin embargo, existen suficientes datos para afirmar que el axioma «sin ácido no hay pirosis» está obsoleto [7, 8].

En un estudio reciente se provocó dolor retroesternal y pirosis en sujetos sanos mediante la distensión esofágica con balón intraluminal, demostrando así que el ácido no es el único estímulo visceral que puede dar lugar a pirosis. Pehlivanov (Gastroenterology 1999; 116: 29-37) relaciona la aparición de pirosis con contracciones longitudinales del músculo esofágico, en ausencia de reflujo ácido. Para detectar estas contracciones emplea la ultrasonografía intraluminal de alta frecuencia. Sin embargo, son necesarios más estudios en este sentido.

También se ha sugerido que diferentes mecanismos moduladores del sistema nervioso central intervienen en la sintomatología de la ERGE no erosiva. En situaciones de ansiedad o depresión es posible que leves estímulos intraesofágicos sean percibidos de forma exagerada por el paciente. A pesar de que no se ha podido demostrar un aumento de sintomatología en pacientes con ERGE mediante estímulos estresantes, en muchos casos las medidas para disminuir el estrés han reducido significativamente la sintomatología [7].

El reflujo biliar ha sido propuesto como posible causa de pirosis en ERGE no erosiva, pero hasta la fecha no se ha publicado ningún trabajo que evalúe la repercusión de este reflujo biliar en este grupo de pacientes. No obstante, se sabe que la presencia de reflujo combinado (ácido y biliar) se detecta en sólo el 50 % de los pacientes con ERGE no erosiva, comparado con el 79 % en ERGE erosiva [9] (fig. 3).

CLÍNICA

En pacientes con ERGE no erosiva la sintomatología puede ser tan florida, y en algunas ocasiones incluso más marcada, que en los pacientes con ERGE erosiva. Los síntomas más frecuentes son la pirosis y la regurgitación. Existe una estrecha correlación entre los síntomas y la repercusión en la calidad de vida de los pacientes. El impacto sobre la calidad de vida es similar en pacientes con ERGE no erosiva y erosiva. En este sentido, la repercusión está al mismo nivel que otras enfermedades crónicas como hipertensión y diabetes.

Complicaciones como estenosis esofágica, esófago de Barret o adenocarcinoma no aparecen en este tipo de pacientes, pero curiosamente son mucho más frecuentes las manifestaciones extraesofágicas (disfonía, tos crónica, faringitis, laringitis, asma, etc.) que en la ERGE erosiva. Este último dato es importante conocerlo para evitar errores diagnósticos [4, 5, 8].

DIAGNÓSTICO

No existe ningún dato en la historia clínica que permita predecir qué pacientes con síntomas típicos de reflujo gastroesofágico van a padecer ERGE no erosiva y cuáles van a desarrollar la forma erosiva. En general, la correlación entre la severidad de los síntomas y la presencia de daño inflamatorio en la mucosa esofágica es poco indicativa. Por lo tanto, para obtener el diagnóstico de ERGE no erosiva es necesario realizar una endoscopia.

Sin embargo, la endoscopia no permite distinguir los diferentes subgrupos de ERGE no erosiva (con pHmetría patológica o con pHmetría normal tipo pirosis funcional), incluso tras la toma de biopsias. Schindllebeck (Gut 1996; 39: 151-154) analiza el valor de los hallazgos histológicos en el diagnóstico de ERGE no erosiva y encuentra una baja sensibilidad (46 %) de la anatomía patológica para detectar cambios compatibles con daño producido por el ácido en pacientes con pHmetría patológica.

En principio, la pHmetría es un elemento clave en el diagnóstico de la pirosis funcional, ya que es necesaria la obtención de unos niveles de exposición de ácido de la mucosa esofágica dentro de límites normales. Distinguir entre los pacientes con ERGE no erosiva con pHmetría

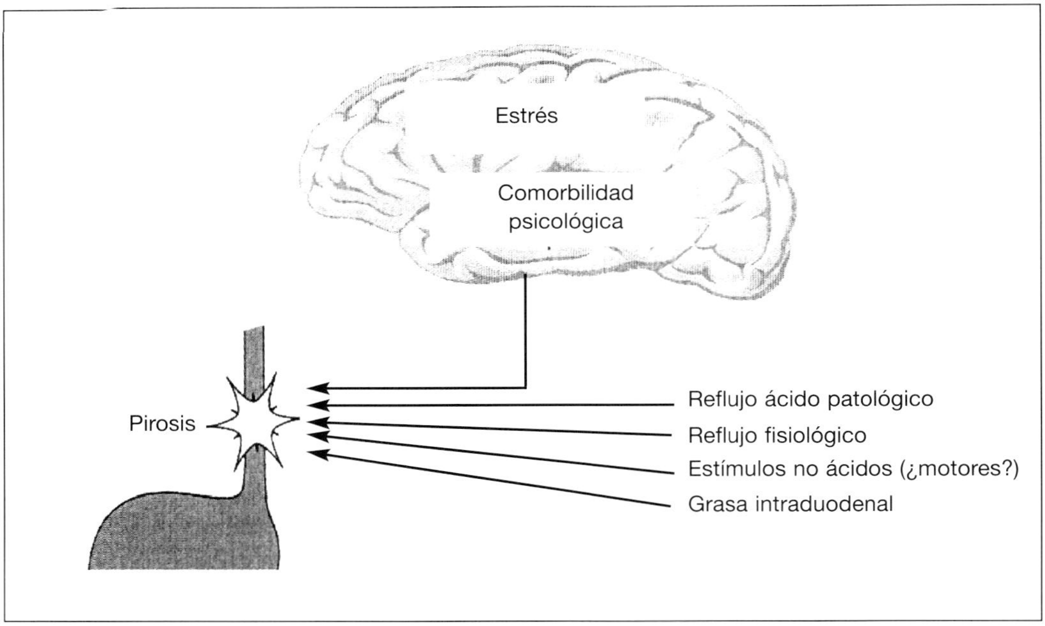

FIG. 3. Moduladores de la sintomatología de la ERGE. (Modificado de Fass R. Gut 2002; 51: 885-892 y Am J Gastroenterol 2001; 96: 313-314.)

patológica y aquellos con ERGE no erosiva tipo pirosis funcional puede ser útil para predecir la respuesta al tratamiento antisecretor, ya que se calcula que aproximadamente el 50 % de los pacientes con pirosis funcional no responden a las dosis estándar de IBP. Muchos autores, sin embargo, consideran la pHmetría como una prueba invasiva, que debe quedar reservada para los pacientes con síntomas típicos de reflujo gastroesofágico que no han cedido con la dosis estándar de inhibidores de la bomba de protones (IBP) [7, 8].

TRATAMIENTO

Tradicionalmente se ha sostenido que los pacientes con ERGE no erosiva respondían habitualmente al tratamiento con modificaciones en el estilo de vida o terapia con antiH2 más procinéticos y sólo en raras ocasiones requerían tratamiento antisecretor más potente con IBP o tratamiento quirúrgico. Sin embargo, en la actualidad existen suficientes datos que contradicen lo expuesto, ya que se ha evidenciado que los requerimientos terapéuticos en los pacientes con ERGE no erosiva son similares a los de pacientes con esofagitis erosiva [7, 8].

En los diferentes estudios realizados, en primer lugar comparando los inhibidores de la bomba de protones (IBP) con las modificaciones del estilo de vida, y posteriormente con antiH2 y procinéticos, se demuestra una clara superioridad de los primeros.

Por lo tanto, el tratamiento farmacológico inicial del paciente con ERGE no erosiva debe ser un IBP a dosis estándar en el desayuno (omeprazol 20 mg/día, lansoprazol 30 mg/día, pantoprazol 40 mg/día, rabeprazol 20 mg/día). Incluso así, tras 4 semanas de tratamiento se obtendrá una respuesta positiva únicamente en el 46-57 % de los pacientes. Estos niveles de respuesta son un 10-30 % más bajos que los obtenidos con el mismo régimen terapéutico en pacientes con ERGE erosiva. Dentro del grupo de enfermos con ERGE no erosiva, los pacientes con pirosis funcional (pHmetría normal) tienen peor repuesta, especialmente aquellos con un índice sintomático bajo, pues sólo mejora el 45 %.

Si no se ha obtenido respuesta con dosis estándar de IBP, se debe doblar la dosis durante otras dos semanas, con lo que la respuesta en el grupo de pacientes con pirosis funcional aumenta hasta el 61 % [1, 3].

Son necesarios más estudios para determinar la dosis máxima de IBP que se puede administrar para mejorar los resultados.

Si a pesar de doblar la dosis de IBP no se produjese mejoría clínica del paciente, se debería asociar al tratamiento un fármaco modulador del dolor. Aunque no existen estudios sistemáticos con estos fármacos, tal como sucede en algunos trastornos funcionales del aparato digestivo, en pacientes con ERGE no erosiva tipo pirosis funcional, especialmente con índice sintomático bajo, se han observado buenos resultados. Pueden emplearse dosis bajas de antidepresivos tricíclicos (amitriptilina, imipramina), de trazodona o de inhibidores selectivos de la recaptación de serotonina (fluoxetina, sertralina, citalopram). También podrían utilizarse antagonistas serotoninérgicos de los receptores $5HT_3$ o agonistas parciales de los receptores serotoninérgicos $5HT_4$, como tegaserod.

En cuanto a la cirugía antirreflujo en la ERGE no erosiva, solamente estaría indicada en pacientes con pHmetría anormal, que hubiesen demostrado previamente una buena respuesta al tratamiento con dosis altas de IBP [1, 3, 7, 8].

CONCLUSIONES

- Para hacer el diagnóstico de ERGE no erosiva es necesaria una exploración endoscópica normal.
- La ERGE no erosiva en muy pocas ocasiones, e independientemente del tratamiento, progresa hacia enfermedad erosiva. Esto no quiere decir que sea una forma leve de ERGE.
- La repercusión en la calidad de vida del paciente con ERGE no erosiva puede ser similar a la observada en pacientes con ERGE erosiva, diabetes o hipertensión arterial.
- Se distinguen dos grupos dentro de los pacientes con ERGE no erosiva en función de los hallazgos obtenidos por pHmetría. Por una parte pacientes con pHmetría patológica y por otra pacientes con pHmetría normal. Este último grupo recibe el nombre de «pirosis funcional».
- Los mecanismos fisiopatológicos responsables de la aparición de dolor en la ERGE no erosiva no son bien conocidos. Se sabe que el ácido no es el único factor desencadenante de la sintomatología. Los pacientes con ERGE no erosiva padecen más manifestaciones extraesofágicas de la enfermedad por reflujo que los pacientes con ERGE erosiva. El tratamiento debe iniciarse con IBP, añadiéndose posteriormente fármacos moduladores del dolor si los IBP no son efectivos. La cirugía en la ERGE debe plantearse únicamente en pacientes con pHmetría patológica y buena respuesta previa al tratamiento antisecretor, cuando éste no quiere mantenerse de por vida.

BIBLIOGRAFÍA RECOMENDADA

1. Dent J, Brun J, Fendrick AM, Fennerty MB, Janssens J, Kahrilas, y cols. An evidence-based of reflux disease management: the Genval Workshop Report. Gut 1999; 44 (supl. 2): 1-16.
2. Dent J. Management of reflux disease. Gut 2002; 50 (supl. IV): 67-71.
3. Marzo M, Alonso P, Bonfill X, Fernández M, Fernández J, Martínez G, y cols. Guía práctica sobre el manejo del paciente con enfermedad por reflujo gastroesofágico. Gastroenterología y Hepatología 2002; 25: 85-110.
4. Fass R, Ofman J. Gastroesophageal reflux disease: should we adopt a new conceptual framework? Am J Gastroenterol 2002; 97: 1901-1909.
5. Martínez SD, Malagon IB, Garewall HS, y cols. Non-erosive reflux disease (NERD): it is really just a mild form of gastroesophageal reflux disease (GERD)? Gastroenterol 2001; 120 (supl. 1): 2163 (abstract).
6. Isolauri J, Luostarinen M, Isolauri E, Rëinikainen P, Viljakka M, Keyriläinen O, y cols. Natural course of gastroesophageal reflux disease: 17-22 year follow-up of 60 patients. Am J Gastroenterol 1997; 92: 37-41
7. Fass R, Tougas G. Functional heartburn: the stimulus, the pain, and the brain. Gut 2002; 51: 885-892.
8. Fass R, Fennerty MB, Vanik N. Non-erosive reflux disease: current concepts and dilemmas. Am J Gastroenterol 2001; 96: 303-314.
9. Vela MF, Camacho Lobato L, Srinivasan R, Tutuian R, Katz PO, Castell DO. Simultaneous intraesophageal impedance and pH measurement of acid and nonacid gastroesophageal reflux effect of omeprazole. Gastroenterology 2001; 120: 1599-1606.

Nota de los editores: *otra cita de interés*

Woffe MM. Pharmacological principles governing the use of proton pumb inhibitors: tailoring to improve GERD outcomes. Gastroenterol Clin North Am 2003; 32 (supl): S1-S49.

CAPÍTULO 2

DIARREA SANGUINOLENTA EN UNA MUJER CON CARCINOMA DE ENDOMETRIO TRATADO

L. CID GÓMEZ
E. MEROÑO GARCÍA

CASO CLÍNICO

Motivo de consulta: diarrea sanguinolenta.

Antecedentes personales: diabetes mellitus tipo 2. Miocardiopatía hipertrófica biventricular. Fibrilación auricular. Hepatopatía crónica por virus B. HDA secundaria a gastropatía por AINE. Carcinoma de endometrio en estadio B1 tratado con histerectomía, doble anexectomía y radioterapia en junio de 2001. Actualmente en tratamiento con insulina, Sintrom®, Seguril®, Ameride® y Digoxina®.

Enfermedad actual: mujer de 58 años que en marzo del año 2002 inició un cuadro de diarrea con sangre roja de 6-7 deposiciones/día acompañado de tenesmo y urgencia rectal, motivo por el cual acudió al servicio de urgencias. No presentaba dolor abdominal, vómitos ni fiebre, así como tampoco pérdida de peso, episodios previos similares, ingesta de alimentos contaminados ni nuevos fármacos, sin casos similares en su entorno.

Exploración física: TA 90/60; Fc 90 lpm; temperatura 36 °C; frecuencia respiratoria 20 rpm; palidez mucocutánea; aumento de presión venosa yugular; sin adenopatías. Auscultación cardíaca arrítmica con soplo sistólico polifocal; en el abdomen se palpaba hepatomegalia de dos traveses y los miembros inferiores presentaban edemas con fóvea hasta la mitad de las piernas.

Analítica (en urgencias):
- Bioquímica: glucosa 98 mg/dl; Cr 1,37 mg/dl; urea 145 mg/dl; Na 130 mmol/l; K 2,4 mmol/l; Cl 81 mmol/l; Ca 7,5 mg/dl; proteínas 4,3 g/dl; bilirrubina total 0,2 mg/dl; GOT 20 U/l; GPT 20 U/l; GGT 207 U/l; LDH 255 U/l; FA 149 U/l; colesterol 181 mg/dl; triglicéridos 153 mg/dl.
- Hemograma: Hb 10,2 g/dl; hematócrito 31 %; VCM 88 fl; leucocitos 11,2 × 10^3/µl (fórmula normal); plaquetas 351 × 10^3/ml.
- Hemostasia: actividad de protombina 62 %; INR 2,4; fibrinógeno 473 mg/dl.
- Orina elemental: en sedimento se observaban 10-20 leucocitos/campo y 5-10 hematíes/campo.

Pruebas complementarias (en urgencias):
- Radiografía de tórax: índice cardiotorácico aumentado con signos leves de hipertensión pulmonar.
- No se observaron infiltrados parenquimatosos.

Tras el ingreso de la paciente, se recibieron los siguientes resultados (solicitados a su llegada a urgencias):

- Estudio electroforético: proteínas totales 5 g/dl; albúmina 3 g/dl; resto normal. Inmunoglobulinas: normales.
- Coprocultivos: no se aislaron enteropatógenos.
- Toxina de *C. difficile*: negativa.

Además, también se efectuó:

- Enema opaco: en el sigma se observó una imagen de estenosis segmentaria irregular, no severa, de unos 3 cm de longitud. El resto del colon sin alteraciones significativas, así como tampoco en el recto.
- Colonoscopia: se observó una mucosa deslustrada en el recto-sigma con pérdida de brillo. Lesiones múltiples hemorrágicas en el recto y sigma medio de tipo petequial sin conformación angiomatosa típica y que tapizaban de forma difusa la mucosa colónica. Aproximadamente en el sigma medio existía una zona inflamatoria estenótica no franqueable debido a dolor y dificultad de paso del endoscopio. Se tomaron biopsias a distintos niveles.

El examen anatomopatológico de las biopsias demostró una mucosa rectal con discretos cambios regenerativos, sin lesiones inflamatorias pero con múltiples pequeñas dilataciones telangiectásicas. Asimismo, las biopsias obtenidas de la zona estenosada mostraron tejido fibrótico sin atipia celular ni signos inflamatorios.

Ante la ausencia de datos infecciosos o inflamatorios como origen de la diarrea y la histología sugestiva de colitis posradioterapia, se realizó nueva colonoscopia para tratamiento con láser YAG. Después de tres sesiones, la paciente presentaba 2-3 deposiciones/día sin sangre ni tenesmo con recuperación de las cifras de hemoglobina. En una revisión efectuada cuatro meses después de finalizado el tratamiento, la paciente se encontraba asintomática y con cifras normales de hemoglobina.

DIAGNÓSTICO DEFINITIVO

- **Colitis por radiación.**
- Carcinoma de endometrio intervenido y radiado.

COMENTARIOS

ENTEROCOLITIS POR RADIACIÓN

INTRODUCCIÓN

La lesión intestinal inducida por radiación, descrita por primera vez en 1897 por Walsh, es una de las complicaciones más temidas de la radioterapia por su difícil manejo. Desde mediados de la década de los ochenta, la incidencia global de enterocolitis por radiación ha aumentado, en parte por la mayor utilización de esta técnica en los pacientes con cáncer, y también por el desarrollo de la radioterapia con acelerador lineal (de supervoltaje) y de la colocación intraabdominal de la fuente de radiación, permitiendo la utilización de mayores dosis sin lesionar la piel pero con más riesgo de lesionar el intestino [1].

INCIDENCIA. ENFERMEDADES ASOCIADAS

Según distintas series, la incidencia de la enterocolitis por radiación oscila del 5 al 20 % entre los pacientes que reciben radioterapia abdominopélvica. Destacan, por su frecuencia, los pacientes con tumores de origen ginecológico (ovarios, útero y cérvix), de vejiga, de próstata, de colon y los linfomas que han recibido radioterapia como parte de su tratamiento curativo o paliativo. La existencia de factores predisponentes incrementa el riesgo de desarrollar una enterocolitis secundaria a la radiación, destacando entre ellos la cirugía abdominopélvica o la enfermedad inflamatoria pélvica previa (posibilidad de desarrollar adherencias), hipertensión arterial, diabetes mellitus, morfotipo corporal (delgadez), colitis previa, colagenopatía y el tratamiento quimioterápico concomitante o previo [2, 3].

PATOGÉNESIS. FISIOPATOLOGÍA

La radioterapia ocasiona una ionización en los tejidos, es decir, la producción de átomos o moléculas con una carga eléctrica suficiente para causar lesión en las células vivas. El ADN celular es el blanco más importante, pudiendo afectar además a los sistemas de membranas celulares, lo que dará lugar a la muerte de la célula o bien a un funcionamiento/replicación anómalo de la misma. La extensión del daño gastrointestinal dependerá de la dosis de radiación, el fraccionamiento de las dosis terapéuticas, el tamaño del campo, el tipo de radiación, así como de la posibilidad de protección de los órganos adyacentes (según su movilidad), siendo el recto la región más afecta por su situación inmóvil en la pelvis y su proximidad a los órganos radiados. Sobre las células del intestino se produce una toxicidad aguda en las que tienen un corto ciclo vital (mayor radiosensibilidad en las fases G2 y M del ciclo celular), como son las celulas de la mucosa, y una toxicidad crónica en aquellas con menor actividad mitótica, como las células endoteliales y las del tejido conectivo. Ello conlleva a un curso clínico bifásico de la enterocolitis por radiación [4].

ANATOMÍA PATOLÓGICA

Los cambios anatomopatológicos inducidos en el intestino por la radioterapia pueden presentarse en forma aguda, subaguda o crónica. Los cambios agudos sobrevienen durante la irradiación e inmediatamente después de ella y consisten en pérdida de células mucosas, inflamación aguda de la lámina propia y abscesos crípticos que se manifiestan macroscópicamente con hiperemia, edema y ulceraciones de la mucosa; esta ulceración puede ser difusa o localizada según el área y la extensión de la exposición. Durante los períodos subagudos, que comienzan de 2 a 12 meses después de la radioterapia, y crónicos, pasados 12 meses, aparecerá tumefacción de las células endoteliales con desprendimiento de la membrana basal de las mismas (endarteritis)y trombosis de la luz, que se traducirá macroscópicamente en friabilidad del tejido, sangrado, úlceras, así como fibrosis, estenosis y fístulas, todo ello secundario a la isquemia de la pared del intestino. El desarrollo de un carcinoma intestinal puede ser una complicación tardía [5].

CLÍNICA

Habitualmente aparecerá en aquellos pacientes que han recibido una dosis de radiación superior a los 40 Gy. Distinguimos dos cuadros clínicos:

- *Enterocolitis aguda.* Aparece en los tres primeros meses desde el inicio del tratamiento con radioterapia. Puede presentar un cuadro de gastroparesia aguda en los casos de radiación abdominal alta, con náuseas, vómitos y diarrea. Estos pacientes también podrán sufrir cólicos abdominales, diarrea acuosa y malabsorción por afectación del intestino delgado. En los casos de irradiación pelviana, aparece un cuadro de proctitis aguda que comprende diarrea, tenesmo, secreción rectal mucoide y hemorragia rectal si hay ulceración. Durante esta fase no debe realizarse colonoscopia por el riesgo de perforación.
- *Enterocolitis crónica o tardía.* Comprende aquellos síntomas que aparecen a partir del tercer mes posradiación, siendo lo habitual su presentación entre los 8 y los 12 meses desde el inicio de la radioterapia. Será más común entre los pacientes que hayan presentado colitis aguda previa. Su comienzo suele ser insidioso pero la progresión es inexorable en la mayoría de los casos. Si la afectación es del intestino delgado, el síntoma más común es el dolor abdominal tipo cólico debido a la obstrucción parcial del mismo que puede acompañarse de náuseas, vómitos y síntomas secundarios a la malabsorción (diarrea, esteatorrea y pérdida de peso, entre otros). Cuando existe afectación del recto, aparece un cuadro de proctitis con tenesmo, secreción rectal mucoi-

de sanguinolenta, dolor rectal, hemorragia (por la existencia de ulceraciones ileales o colónicas) e incontinencia. En ambos casos puede aparecer clínica de obstrucción secundaria a estenosis, así como fístulas enterocolónicas, enterovaginales o enterovesicales (que cursarían con sobrecrecimiento bacteriano con diarrea-esteatorrea, secreción vaginal fecaloide y neumaturia, respectivamente). Asimismo, puede existir fiebre por la presencia de abscesos localizados o sepsis y clínica de peritonitis aguda en caso de perforación intestinal [1, 5].

DIAGNÓSTICO

Existen discrepancias entre la clínica y los hallazgos endoscópicos y radiológicos, sin disponer hasta el momento de unos criterios estandarizados de severidad. Empezando por los estudios menos específicos, consideraremos la radiografía simple de abdomen, el enema opaco y el tránsito gastrointestinal. En los casos de afectación del intestino delgado encontraremos lo siguiente:

- Fase precoz. En la radiografía simple observaremos un patrón de íleo, mientras que el enema mostrará edema de la mucosa, asas dilatadas, así como engrosamiento y rectificación de los pliegues mucosos. También podrán apreciarse «huellas digitales» y pérdida de la haustración.
- Fase tardía. En estos casos se observa edema de la mucosa, separación de las asas y secreciones excesivas en la luz intestinal. También se podrán encontrar segmentos estrechados, fijos, tubulares y escasamente distensibles, simulando una enfermedad de Crohn o enteritis isquémica.

En los casos de afectación colónica observaremos pérdida de la haustración, ulceraciones, así como áreas de luz estrecha con bordes afilados.

Si nos referimos a procedimientos más específicos, tenemos la TC y la colonoscopia, que permiten realizar el diagnóstico diferencial con otras patologías. La TC podrá mostrar un ensanchamiento del espacio presacro por engrosamiento del tejido fibroso perirrectal. En la colonoscopia, según el estadio posradiación, encontraremos edema, granularidad y friabilidad, palidez mucosa, telangiectasias múltiples, mala distensibilidad, ulceraciones y estenosis o fístulas.

DIAGNÓSTICO DIFERENCIAL

Se hará principalmente con colitis infecciosas, enfermedad inflamatoria intestinal, isquemia mesentérica, hemorragia diverticular y recidiva tumoral o neoplasia primaria de la región abdominopélvica. La historia clínica, los antecedentes de radioterapia, las técnicas de imagen y la histología contribuyen en el diagnóstico diferencial.

PRONÓSTICO

No está claro debido a la ausencia de estudios controlados. No obstante, en una de las series más extensas publicadas se indica una remisión espontánea a los dos años en el 50 % de los casos y que únicamente el 25 % persistirá con una clínica severa tras dos años de tratamiento [2].

COMPLICACIONES

A medida que evoluciona la enterocolitis, el paciente puede desarrollar estenosis focales o difusas, fístulas enterovesicales, enterovaginales o enteroentéricas, hemorragia digestiva secundaria a ulceraciones que precisa tratamiento con hierro o trasfusiones, o cuadros de desnutrición secundarios a malabsorción. También hay que mencionar las segundas neoplasias secundarias al tratamiento radiológico [1].

TRATAMIENTO

Aunque no existen unos criterios estandarizados para evaluar la severidad del cuadro así como la respuesta al tratamiento, habrá que valorar elementos como la cuantía del sangrado, tenesmo, ritmo intestinal, así como el grado de severidad del estadio endoscópico.

En cuanto al tratamiento preventivo, conlleva una planificación cuidadosa de la radiación, calculando la dosis y su fraccionamiento. Se determinará la radiación aportada a cada paciente por métodos informáticos y se realizará una localización pretratamiento de asas de intestino delgado para su colocación fuera del campo radiactivo a través de mallas biodegradables o simplemente por el adecuado posicionamiento del cuerpo durante la radiación. La utilización de una dieta enriquecida con glutamina, la administración de agentes radioprotectores o de enemas de sucralfato son cuestiones a tener en cuenta aunque carecen de estudios controlados. En todos los pacientes se adoptarán medidas generales según la sintomatología predominante, entre las que destacamos antiespasmolíticos, analgésicos tópicos, baños de asiento en agua tibia o colestiramina en los casos de diarrea por déficit de absorción de ácidos biliares (4-12 g/día).

Tratamiento médico

Se han utilizado diversos fármacos como aminosalicilatos y corticosteroides por vía oral o en enemas, sin haberse demostrado eficacia alguna. La única alternativa médica eficaz consiste en la administración oral o en enemas de sucralfato, que disminuye el número de deposiciones así como la utilización de loperamida por parte de los pacientes con diarrea, objetivándose la mejoría en una menor pérdida de peso y una mayor calidad de vida en los pacientes tratados respecto al grupo control. El sucralfato es un medicamento barato, fácil de administrar y sin efectos adversos reseñables [2, 3, 5].

Tratamiento endoscópico

- Terapia térmica por coagulación [3, 5, 6-9]. Actualmente es la opción de primera línea en los casos que no responden al tratamiento médico. Tiene por objeto coagular las telangiectasias mucosas mediante la formación de escaras y posterior reepitelización, realizándose a través de varias sesiones. Existen cuatro métodos disponibles: láser Nd:YAG (neodimio:itrio-aluminio-granate), argón plasma, electrocoagulación bipolar y sondas de calor. Siempre que estén disponibles se prefieren los dos primeros, por ser métodos sin contacto directo con la mucosa y, por lo tanto, menos lesivos. Entre ambos, el láser Nd:YAG tiene la ventaja de una mayor penetración en la mucosa (> 5 mm, frente al argón, cuya penetrancia es de 2 mm), mientras que el argón destaca por su aplicabilidad a zonas de difícil acceso. Este tratamiento se realiza de forma ambulante, presentando un 5-15 % de complicaciones. Se debe efectuar una colonoscopia completa previa al inicio de su aplicación y la coagulación debe hacerse en sentido de proximal a distal, aplicándose a todas las lesiones visibles en una misma sesión y utilizando la mínima energía de ablación posible para evitar las úlceras por calor. La terapia con láser es eficaz en el control del sangrado, disminuyendo la necesidad de trasfusiones y el número de ingresos de estos pacientes. El sangrado por úlceras poscauterización se presenta varios días después de la sesión endoscópica, existiendo un período desde el inicio del tratamiento hasta la formación de úlceras libres de sangrado. Se precisan unos tres meses para la valoración exacta de las lesiones residuales tras una sesión. Si existe mejoría clínica y/o de las cifras de hemoglobina, las sesiones posteriores pueden ser evitadas. Se ha descrito una tasa de complicaciones del 6 % con este tratamiento, destacando el infarto de miocardio por hipotensión, los accidentes cerebrovasculares y las fistulas rectovaginales.
- Inyección de formalina. Aunque no existen estudios estandarizados, la formalina aplicada localmente produce una cauterización química sobre las lesiones telangiectásicas. No obstante, se han descrito efectos secundarios severos como ulceración anal, estenosis rectal, incontinencia y dolor anal [3].
- Dilataciones y colocación de prótesis expandibles en los casos de estenosis sintomáticas.

Tratamiento quirúrgico

Se reserva para las complicaciones (estenosis, fístulas o perforaciones) o los casos severos que no responden a los tratamientos médicos o endoscópicos. Se podrá realizar colostomía de descarga para dejar en reposo la zona afecta durante un mínimo de 6 a 12 meses, con reanastomosis posterior si existe buena respuesta, o bien practicar cirugía resectiva en los casos de hemorragia masiva. Se ha de ser lo más conservador posible y realizarla únicamente cuando se hayan agotado todas las posibilidades terapéuticas disponibles, dada la alta morbilidad de este tipo de cirugía con una tasa de complicaciones hasta del 79 % [5].

Otros tratamientos [3]

- Terapia con oxigeno hiperbárico. El oxígeno a altas concentraciones tiene un efecto angiogénico y estimula la formación del colágeno, por lo que puede ser beneficioso en los casos de enterocolitis refractaria a otros tratamientos. Faltan estudios controlados respecto a esta terapia. Como efecto adverso se ha descrito el barotrauma aural.
- Agentes antioxidantes. Dado que el estrés oxidativo es el mecanismo más importante en el desarrollo de la proctitis, la utilización de agentes como las vitaminas A y E pueden mejorar la severidad y la frecuencia de los síntomas, así como el estilo de vida del paciente.

Los escasos estudios controlados, probablemente por la rareza de esta entidad así como por estar infradiagnosticada, con ensayos clínicos realizados en grupos poco numerosos de pacientes, hacen difícil obtener unas estadísticas reales de la efectividad de los distintos tratamientos expuestos previamente. La ausencia de un estadiaje universal a la hora de evaluar la gravedad de cada caso (tanto por criterios clínicos, endoscópicos como histológicos) dificulta la medición de los resultados con cada tratamiento. Lo que sí está claro es que existe una peor respuesta en las colitis con afectación del sigma y que el tratamiento local (láser YAG, argón) basta con dirigirlo al recto, pues en ocasiones es suficiente para obtener una respuesta satisfactoria. Siempre habrá que tener en cuenta que el deterioro de la clínica puede no ser consecuencia del fracaso del tratamiento sino de la progresión de la enfermedad.

BIBLIOGRAFÍA RECOMENDADA

1. Nguyen NP, Antoine JE. Radiation enteritis. En Feldman M, Friedman LS, Sleisenger MH. Gastrointestinal and liver disease. Saunders. Filadelfia, 2002: 1994-2004.
2. Babb R. Radiation proctitis: a review. Am J Gastroenterol 1996; 91: 1309-1311.
3. Denton AS, Andreyev HJN, Forbes A, Maher EJ. Systematic review for non-surgical interventions for the management of late radiation proctitis. Br J Canc 2002; 87: 134-143.
4. Henriksson R, Franzén L, Littbrand B. Prevention and therapy of radiation-induced bowel discomfort. Scand J Gastroenterol 1992; 191 (supl): 7-11.
5. Swaroop S, Gostout C. Endocopic treatment of chronic radiation proctopathy. J Clin Gastroenterol 1998; 27: 36-40.
6. Kaassis M, Oberti F, Burtin P, Boyer J. Argon plasma coagulation for the treatment of hemorrhagic radiation proctitis. Endocopy 2000; 32: 673-676.
7. Johnston MJ, Robertson GM, Frizelle FA. Management of late complications of pelvic radiation in the rectum and anus. Dis Colon Rectum 2003, 46: 247- 259.
8. Tam W, Moore J, Schoeman M. Treatment of radiation proctitis with argon plasma coagulation. Endoscopy 2000; 32: 667-672.
9. Taylor JG, Disario JA, Bjorkman DJ. KTP laser therapy for bleeding from chronic radiation proctopathy. Gastrointest Endosc 2000; 52: 353-357.

***Nota de los editores:** otra cita de interés*
Vargo JJ. Clinical applications of the argon plasma coagulator. Gastrointest Endosc 2004; 59: 81-88.

CAPÍTULO 3

HEMATEMESIS EN UN VARÓN DE 48 AÑOS ASINTOMÁTICO HASTA ENTONCES

E. CARRERA ALONSO
D. BOIXEDA DE MIQUEL

CASO CLÍNICO

Motivo de consulta: hematemesis.

Antecedentes personales: : fumador de 30 cigarrillos diarios. Sin antecedentes digestivos de interés.

Enfermedad actual: varón de 48 años que acude al servicio de urgencias por presentar dos horas antes un episodio de pérdida de conocimiento, de segundos de duración, tras el cual presentó un vómito en «posos de café», sin sangre roja. La última deposición, esa mañana, era de coloración normal. No refería dolor abdominal asociado, ni ingesta de fármacos gastroerosivos, así como tampoco episodios previos similares.

Exploración física: TA 100 /60; Fc 125 lpm. Palidez mucocutánea.
- Auscultación cardiopulmonar: normal.
- Abdomen: blando, no doloroso, sin palpar masas ni hepatoesplenomegalias. En el tacto rectal se detectó heces melénicas.
- Lavado por sonda nasogástrica (en urgencias): sin restos hemáticos.

Analítica (en urgencias):
- Hemograma: Hb 9 g/dl; VCM 89 fl; leucocitos 11 x 10^3/µl (fórmula normal); plaquetas 251 x 10^3/µl.
- Bioquímica: urea 57; BUN 27; resto, incluyendo glucosa, creatinina, Na, K, GOT, GPT, bilirrubina, se encontraba dentro de los límites normales.
- Hemostasia: sin alteraciones.

Pruebas complementarias:

- Radiografía de tórax y abdomen: sin alteraciones de interés.

Evolución y tratamiento: a las dos horas de su llegada a urgencias se efectuó una endoscopia oral que demostró un esófago y estómago normales, sin lesiones potencialmente sangrantes y sin restos hemáticos. En el bulbo duodenal, hacia la cara posterior, existía una úlcera de unos 0,3 cm cubierta por fibrina. En la unión del bulbo con la segunda porción duodenal se observó intenso eritema y edema de la mucosa, con restos de sangre reciente, que en algún momento permitió ver una lesión ulcerada con un coágulo reciente, pero que por su localización no permitía la realización de terapéutica endoscópica.

Una vez ingresado, el paciente evolucionó bien, con tolerancia oral a las 48 horas y manteniéndose estable hemodinámicamente. La hemoglobina en ese momento era de 9 g/dl. A las 72 horas del ingreso, el paciente sufrió un episodio de hipotensión (tensión arterial sistólica de 80) con pérdida de conocimiento, que se remontó con suero salino y coloides. Precisó transfusión de tres concentrados de hematíes. Ante la sospecha de recidiva de la hemorragia, se repitió la endoscopia oral en la que se observó gran cantidad de sangre roja en la cavidad gástrica. En la unión del bulbo con la segunda porción duodenal se localizó la úlcera previamente descrita, que presentaba un coágulo reciente en su fondo y sangrado en sábana. Se realizó hemostasia por inyección con adrenalina y etoxiesclerol y se contactó con el servicio de cirugía general, que desestimó la intervención quirúrgica en ese momento.

A pesar de la esclerosis endoscópica, al quinto día del ingreso el paciente sufrió un nuevo episodio de recidiva hemorrágica, por lo que fue operado urgentemente realizándose una sutura de la úlcera duodenal. La evolución posoperatoria fue favorable, sin presentar complicaciones. A los 7 días de la cirugía se comenzó tratamiento erradicador de *H. pylori.*

DIAGNÓSTICO DEFINITIVO

- **Hemorragia digestiva secundaria a úlcera duodenal Forrest IIa.**
- Recidiva hemorrágica tras esclerosis endoscópica que precisó cirugía.

COMENTARIOS

MANEJO DE LA HEMORRAGIA DIGESTIVA ALTA DE ORIGEN NO VARICOSO

INTRODUCCIÓN

Se define como hemorragia digestiva alta (HDA) la que se origina en una lesión situada por encima del ángulo de Treitz [1, 2], es una emergencia médica frecuente y su incidencia anual oscila entre 50 y 150 casos por 100.000 habitantes, lo que representa un elevado número de ingresos y un consumo importante de recursos sanitarios [1].

La causa más frecuente de hemorragia digestiva alta no varicosa es la úlcera péptica gastroduodenal, que representa aproximadamente el 50-70 % de los casos [1, 3, 4]. Entre otras causas frecuentes están la esofagitis, el síndrome de Mallory-Weiss, las lesiones agudas de la mucosa gástrica, las lesiones vasculares y la patología tumoral (tabla 1).

EVALUACIÓN Y TRATAMIENTO INICIALES

En la evaluación inicial de los pacientes con hemorragia digestiva es fundamental centrarse en varios aspectos. En la anamnesis es importan-

TABLA 1. Causas de hemorragia digestiva alta expresadas en porcentajes

Úlcera péptica	35-50
Erosiones gastroduodenales	8-15
Esofagitis	5-15
Varices esofágicas	5-10
Síndrome de Mallory-Weiss	15
Tumores gastrointestinales	1
Malformaciones vasculares	5
Otras causas menos frecuentes	5

British Society of Gastroenterology Committee [5].

te recoger aspectos que permitan conocer la intensidad de la hemorragia y datos que puedan sugerir su causa como, por ejemplo, los antecedentes de toma de fármacos gastroerosivos (AINE, etc.), los antecedentes de hepatopatía o la ingesta excesiva de alcohol [1, 6, 7].

Debemos confirmar la hemorragia y evaluar su actividad, para lo cual puede ser de utilidad la realización de un tacto rectal y la colocación de una sonda nasogástrica que permita confirmar la presencia de sangre, valorar la actividad del sangrado y evacuar el contenido gástrico para facilitar la endoscopia [1, 8].

La forma de presentación de la hemorragia y la exploración física inicial permiten obtener una primera evaluación de la intensidad del sangrado. Así, la hematemesis de sangre fresca sugiere una hemorragia cuantiosa, mientras que si se trata de vómitos en «posos de café», suelen indicar una hemorragia de bajo débito o inactiva en ese momento [1].

La aspiración del contenido gástrico tiene una sensibilidad del 80 % para detectar un sangrado activo. Existen falsos negativos cuando la sonda está colocada en un lugar inapropiado o cuando la causa del sangrado se localiza en el duodeno y no existe reflujo duodenogástrico [6]. Sin embargo, esta medida no ha sido consensuada y no está comprobado que su aplicación sea más eficaz que una buena vigilancia y control clínico de estos enfermos [4].

En la evaluación inicial del paciente es importante conocer el estado hemodinámico mediante la toma de la frecuencia cardíaca y la tensión arterial. De esta forma se clasifica a los pacientes en función de la gravedad de su hemorragia [1, 4] en:

- Hemorragia leve cuando la presión arterial sistólica (PAS) es mayor de 100 mmHg, y la frecuencia cardíaca (Fc) menor de 100 latidos por minuto.
- Hemorragia grave cuando la PAS es menor de 100 mmHg y la Fc mayor de 100 latidos por minuto, o se asocian signos de hipoperfusión periférica.

MEDIDAS GENERALES

Actuaciones iniciales [1, 4, 6, 8]

La primera medida en la asistencia a un enfermo con hemorragia digestiva es la canulación de una o dos vías venosas periféricas con un catéter de calibre suficiente para iniciar la perfusión de sueroterapia a la velocidad que precise la situación hemodinámica del paciente. Además, se deben reservar por lo menos tres concentrados de hematíes, realizar una analítica completa incluyendo pruebas de coagulación y colocar una sonda nasogástrica que permita valorar la intensidad de la hemorragia y realizar además una aspiración del contenido gástrico para una mejor valoración durante la endoscopia.

En los casos de hemorragia grave y en los pacientes con antecedentes de patología cardiopulmonar, se valorará la necesidad de oxigenoterapia, de sonda vesical, de canular una vía central, de ventilación mecánica y el ingreso en una unidad de cuidados intensivos.

Reposición de la volemia

Si los requerimientos para recuperar la volemia superan los 2.000 ml, es recomendable utilizar sustancias coloides artificiales ya que permanecen más tiempo en el espacio intravascular. Cuando la pérdida sanguínea es mayor del 30 % se deben utilizar expansores plasmáticos y concentrados de hematíes. El plasma fresco congelado no parece indicado en la reposición de la volemia, quedando reservado para los pacientes que reciben una transfusión masiva [4].

Transfusión de concentrados de hematíes

En la transfusión de derivados de la sangre se debe seguir una conducta restrictiva y no olvidarse de los posibles inconvenientes que puede presentar como [1, 9]:

- La transfusión de hemoderivados puede ser una vía de contagio de diferentes infecciones, siendo las más importantes los virus B y C, el HIV, los parvovirus y los HTLV 1 y 2. Sin embargo, el riesgo de transmisión de enfermedades víricas ha disminuido de forma considerable gracias al desarrollo de técnicas sensibles y específicas que contribuyen a su detección. En la actualidad las hepatitis postrasfusionales han disminuido a 1 por cada 100.000 transfusiones [9].
- Además, toda transfusión incluye el riesgo de producir reacciones hemolíticas agudas o crónicas [1].

- Algunos estudios en animales de experimentación sugieren que la hipotensión ocasionada por la hemorragia es un factor que facilita la hemostasia, y que la rápida reposición de la volemia dificulta la hemostasia e incluso puede precipitar la recidiva de la hemorragia. En pacientes con HDA no disponemos de mucha información, pero se ha sugerido que la conducta restrictiva en la transfusión se asocia a un mejor pronóstico y a una menor tasa de recidiva hemorrágica [1].

Por lo tanto, es importante recordar unas normas sobre las indicaciones de la transfusión de concentrados de hematíes:

- Es difícil establecer cuáles son las cifras de hemoglobina a partir de las que está indicada una transfusión. Esto va a depender fundamentalmente del estado hemodinámico del paciente, de la gravedad del sangrado, de la presencia de síntomas acompañantes, de los niveles previos de hemoglobina, de la edad y de las enfermedades concomitantes. En principio se debe indicar la transfusión cuando las cifras de hemoglobina son menores de 8 g/dl o el hematócrito menor del 25 %, siempre y cuando su estado hemodinámico permita esperar hasta esas cifras. En los pacientes con enfermedades cardiovasculares y pulmonares las cifras de hemoglobina deben mantenerse por encima de 10 g/dl. Los valores de hemoglobina y de hematócrito se equilibran rápidamente después de la transfusión, de manera que el valor obtenido a los quince minutos de finalizada la transfusión es similar al observado a las 24 horas de la misma [1].
- Se deben transfundir únicamente concentrados de hematíes [1].
- Hay que realizar siempre pruebas cruzadas y solamente en caso de hemorragia masiva con riesgo inminente de muerte se puede considerar la transfusión sin la previa realización de pruebas cruzadas [1].
- En caso de politransfusión (seis o más concentrados en 24 horas) podemos valorar la posibilidad de transfundir plasma fresco (10 cc/kg peso). Sin embargo, es preferible ajustar esta indicación en función de las pruebas de coagulación [1].

ALIMENTACIÓN

La alimentación oral no parece tener influencia alguna sobre la evolución de la hemorragia ni el riesgo de recidiva. Existe un estudio realizado por Laine y cols. (Gastroenterology 1992; 102: 314-316) en el que se evaluaron 251 pacientes ingresados por hemorragia digestiva de diferentes etiologías (úlcera péptica Forrest IIb, IIc, III, y síndrome de Mallory-Weiss) y se aleatorizaron los pacientes tras la realización de la endoscopia en un grupo que recibió alimentación oral desde el primer momento y otro grupo que siguió dieta absoluta durante 36 horas. En este estudio se demostró que la ingesta oral precoz no influía en el riesgo de recidiva hemorrágica.

En los pacientes que presentan lesiones de alto riesgo de resangrado parece aconsejable mantener un ayuno durante las primeras 24 horas, para no interferir en una posible endoscopia terapéutica o una intervención quirúrgica urgente [1, 8].

ESTUDIOS ENDOSCÓPICOS

La realización de endoscopia oral es fundamental en los pacientes que presentan hemorragia digestiva alta. Sus objetivos son los siguientes [1, 4]:

- Identificar la lesión causante del sangrado.
- Establecer un pronóstico (estimar el riesgo relativo de recidiva hemorrágica). Todo paciente que presenta HDA debe permanecer en el hospital hasta que se establezca el pronóstico de dicho sangrado. Por lo tanto, la endoscopia es necesaria para detectar los pacientes que presentan menor riesgo de resangrado y que por ello pueden ser dados de alta precozmente [1, 4, 6, 10].
- Aplicar un tratamiento hemostático endoscópico en las lesiones de alto riesgo, lo que disminuye la recidiva, la necesidad de cirugía y muy probablemente la mortalidad de la HDA [1, 4].

La endoscopia debe realizarse tan pronto como sea posible, una vez el paciente se halla estabilizado hemodinámicamente. Hay que efectuarla preferentemente en las primeras 12 horas del ingreso hospitalario y nunca después de las 24 horas, ya que en este caso disminuye de forma importante el rendimiento diagnóstico [1, 3, 4, 8, 10]. Existen algunos casos especiales en los que debe considerarse la relación riesgo-beneficio de una endoscopia, como es la situación de los pacientes que han sufrido recientemente un infarto agudo de miocardio, los que presentan insuficiencia respiratoria grave y los sometidos recientemente a una intervención quirúrgica digestiva [1].

La endoscopia oral está contraindicada en presencia de una situación hemodinámica grave, fundamentalmente cuando existe insuficiencia respiratoria severa [4]. En los pacientes en que no se consigue su estabilización, se debe valorar la indicación de cirugía urgente mediante la realización de una endoscopia intraoperatoria en el quirófano [1, 5].

Existe una amplia variabilidad de criterios en la interpretación de los estigmas de sangrado en función de los diferentes endoscopistas, observándose mayores diferencias en aquellas lesiones de menor importancia. Los criterios diagnósticos de hemorragia digestiva reciente por úlcera péptica incluyen al menos uno de los siguientes hallazgos endoscópicos [1, 4]:

- Hemorragia activa en forma arterial pulsátil (en «jet» o chorro) o por rezumamiento.
- Úlcera con vaso visible y/o coágulo adherido en la base.
- Úlcera con restos hemáticos en su fondo.
- Úlcera con base limpia y restos hemáticos en el tracto digestivo en ausencia de otra lesión.

En general no es necesario el control endoscópico de las lesiones, ya que ello no implica un mejor pronóstico ni reduce la incidencia de recidiva. Sólo será necesario en los casos en que exista una recidiva del sangrado y para la toma de biopsias en las úlceras gástricas y esofágicas [1, 8].

Los estudios radiográficos con bario no desempeñan ningún papel en los pacientes con HDA, ya que proporcionan una baja sensibilidad diagnóstica, carecen de capacidad terapéutica y además pueden impedir la realización de una endoscopia posterior urgente [6].

PRONÓSTICO

La mortalidad asociada a la hemorragia digestiva se sitúa entre el 4 y 14 %, siendo el principal factor pronóstico la recidiva precoz de la hemorragia, que sucede aproximadamente en el 20 % de los pacientes. Por esta razón es fundamental la identificación de aquellos pacientes con mayor riesgo de resangrado y adecuar así la asistencia que reciben los pacientes y la estancia hospitalaria [1, 8, 10].

Se han identificado los siguientes factores clínicos que pueden contribuir a predecir el pronóstico de la hemorragia:

- Edad. En los pacientes mayores de 60 años existe mayor probabilidad de recidiva hemorrágica y mayor mortalidad, pudiendo llegar hasta el 30 % en los pacientes mayores de 90 años. El 73 % de la mortalidad por HDA se produce en los pacientes mayores de 60 años [1, 4, 5].
- Enfermedades asociadas. La existencia de una enfermedad importante asociada (como, por ejemplo, cardiopatía isquémica, insuficiencia cardíaca, enfermedad pulmonar obstructiva crónica, insuficiencia renal crónica, cirrosis hepática, diabetes mellitus, alteraciones neurológicas, neoplasias) o la anticoagulación implican un peor pronóstico, ya que la hemorragia puede descompensar dicha enfermedad y, además, en caso de precisar tratamiento quirúrgico, el riesgo será mayor. El número y la severidad de las enfermedades asociadas está directamente relacionado con la mortalidad del episodio de hemorragia digestiva, alcanzándose una mortalidad de hasta el 50 % cuando existen al menos dos enfermedades graves concomitantes [4, 5].
- Shock hipovolémico. Se define cuando concurren una tensión arterial sistólica menor de 100 mmHg y una frecuencia cardíaca mayor de 100 latidos por minuto [5]. Los pacientes con mayor gravedad de la hemorragia, manifestada a su ingreso con la presencia de shock hipovolémico, tienen peor pronóstico, con una mortalidad de hasta el 32 % [1, 4]. También se ha sugerido que un valor de hemoglobina al ingreso inferior a 10 g/dl es un factor de mal pronóstico [1].

– Recidiva precoz de la hemorragia. Es el principal factor pronóstico de mortalidad. El riesgo de resangrado se puede establecer gracias a los hallazgos endoscópicos [1, 4]. Los parámetros endoscópicos con valor predictivo sobre la evolución de la hemorragia son los siguientes:

- *Tipo de lesión sangrante.* Las erosiones gástricas y el síndrome de Mallory-Weiss tienen una baja incidencia de presentar recidiva hemorrágica, siendo ésta más frecuente en los pacientes con úlcera péptica [1].
- *Localización de la lesión.* Las úlceras localizadas en la parte alta de la curvadura menor gástrica o en la cara posterior del bulbo duodenal tienen más tendencia a recidivar, lo que podría deberse a la presencia de grandes vasos arteriales en dichas zonas [1].
- *Tamaño de la úlcera.* Las úlceras de tamaño mayor de 2 centímetros tienen mayor riesgo de resangrar [1].
- *Signos endoscópicos de sangrado reciente.* Es el principal factor pronóstico implicado en la recidiva del sangrado. Las lesiones ulcerosas se clasifican por su aspecto endoscópico según la clasificación de Forrest, siendo ésta muy importante ya que cada tipo se asocia a un riesgo de recidiva distinto (tabla 2) [11].

TABLA 2. Clasificación de Forrest

	Signo	Recidiva (%)
I	Hemorragia activa Ia: en «jet» o chorro Ib: babeante	67- 95
II	Úlcera sin sangrado activo IIa: vaso visible IIb: coágulo rojo IIc: coágulo oscuro	 25-55 15-30 4-7
III	Úlcera con fondo de fibrina	0

Tomada de Lancet [11].

ESTRATIFICACIÓN EN GRUPOS DE RIESGO

Para estimar el riesgo de un paciente con hemorragia digestiva alta existen numerosos índices numéricos pronósticos, entre los cuales el más utilizado es el índice de Rockall, que se confeccionó mediante un estudio retrospectivo

TABLA 3. Índice de Rockall [12]

	0	1	2	3
Edad	< 60	60-79	> 80	
Tensión arterial (mmHg)	> 100		< 100	
Pulso (latidos/minuto)	< 100	> 100		
Enfermedades asociadas	Ninguna		Insuficiencia cardíaca, cardiopatía isquémica, otras enfermedades	Enfermedad maligna diseminada, cirrosis, insuficiencia renal crónica
Diagnóstico endoscópico	Sin lesiones, síndrome de Mallory-Weiss sin estigmas de sangrado reciente	Otros diagnósticos	Neoplasia esofagogastroduodenal	
Estigmas de sangrado	Sin estigmas de hemorragia reciente		Sangre fresca en tracto gastrointestinal, hemorragia activa, vaso visible no sangrante, coágulo adherido	

con 4.200 pacientes ingresados por hemorragia digestiva. Este índice tiene una buena correlación entre la puntuación obtenida y el riesgo de recidiva, es decir, establece de forma adecuada el riesgo de recidiva hemorrágica y de mortalidad [12, 13]. El índice de Rockall se calcula mediante cinco variables que se obtienen al ingreso del paciente, tal como se refleja en la tabla 3.

En relación con la aplicación clínica de este índice, se tendrá en cuenta que pasarán de riesgo bajo a intermedio los pacientes en que no se identifique ninguna lesión pero que presenten sangre fresca en el estómago, el hematócrito menor de 30 % o hayan sufrido hipotensión (PAS < 100 mmHg) [1, 12, 13].

La puntuación final o índice de Rockall se obtiene de la suma de la puntuación adjudicada a cada variable y oscila entre 0 y 11. Así, se pueden clasificar los pacientes en tres grupos de riesgo [1, 12, 13]:

- Bajo: puntuación menor o igual a 2. El índice de recidiva en este grupo es inferior al 5 % y la mortalidad menor del 1 %.
- Intermedio: puntuación de 3-4.
- Alto: puntuación de 5 a 11. Presentan un riesgo de recidiva superior al 25 % y una mortalidad de hasta el 17 %.

Por ejemplo, si el índice de Rockall es 0 el riesgo de recidiva de la hemorragia se encuentra entorno al 5 %, mientras que si es 8 el riesgo de resangrado será mayor del 40 % y la mortalidad hasta del 41 % [2, 12].

ACTITUD CLÍNICA SEGÚN EL GRUPO DE RIESGO

La estimación del riesgo de un paciente a su ingreso permite adecuar la asistencia que reciba y la estancia hospitalaria.

En los pacientes con bajo riesgo se puede considerar el alta hospitalaria precoz o incluso un tratamiento domiciliario, sin que esto conlleve un aumento en la recidiva del sangrado ni en su mortalidad. En este grupo de pacientes no es necesario prescribir ayuno y su alta se puede considerar en las próximas horas [1, 4, 5, 8].

Los pacientes con riesgo intermedio-alto deben recibir solamente dieta líquida o guardar ayuno durante las primeras 24 horas, para evitar que se interfiera con una posible endoscopia terapéutica o cirugía. Es fundamental la monitorización de las constantes vitales, controlar estrictamente la diuresis y valorar la necesidad de controlar la presión venosa central. En los pacientes con signos endoscópicos de alto riesgo es aconsejable la colocación de una sonda nasogástrica [1].

TRATAMIENTO

Terapéutica endoscópica

El objetivo principal es conseguir la hemostasia y prevenir la recidiva. Es altamente eficaz y reduce la incidencia de recidiva hemorrágica de las lesiones de alto riesgo hasta el 15-20 %, así como la necesidad de intervención quirúrgica hasta el 5 % y la mortalidad [1].

El tratamiento endoscópico es de primera elección en las úlceras pépticas que presenten estigmas de hemostasia reciente como [1, 4]:

- Hemorragia activa en forma de chorro o babeo.
- Vaso visible no sangrante.
- Coágulo adherido que no se desprende con el lavado.

Las lesiones con bajo riesgo de recidiva, como las úlceras con fondo de fibrina o que presentan «manchas» o coágulos oscuros, no deben ser tratadas endoscópicamente ya que su pronóstico es excelente con el tratamiento conservador [1, 5, 8].

Hay algunas lesiones en las que no se ha demostrado en ensayos controlados la eficacia del tratamiento endoscópico, pero en las que existen evidencias suficientes para aplicarlo si presentan estigmas de sangrado reciente como son las úlceras esofágicas, la esofagitis, la enfermedad de Dieulafoy y las angiodisplasias. En el caso del síndrome de Mallory-Weiss sí parece estar demostrado su efecto beneficioso cuando presenta estigmas endoscópicos de sangrado reciente.

En los pacientes con neoplasias y hemorragia activa, el tratamiento endoscópico debe individualizarse en función del pronóstico de cada paciente [1].

Existen varias técnicas para obtener la hemostasia por vía endoscópica, aunque ninguna de ellas, de forma aislada, ha demostrado ser superior [8]. Entre ellas se encuentran:

- *Técnicas de inyección.* Es el tratamiento endoscópico más utilizado y barato. Consiste en la inyección de diferentes tipos de sustancias en la base de la úlcera que en un primer momento producen un efecto puramente compresivo y posteriormente, en función de la sustancia empleada, tendrá un efecto vasoconstrictor, esclerosante o favorecedor de la trombosis del vaso sanguíneo [1, 14]. Las sustancias utilizadas son numerosas como, por ejemplo, adrenalina, polidocanol, alcohol, suero salino y trombina [1]. Se han comunicado mejorías en el resangrado, la necesidad de cirugía de urgencia y en la mortalidad en múltiples series controladas en las que se aplicaron inyecciones de adrenalina sola, suero fisiológico hipertónico y adrenalina, adrenalina seguida de polidocanol al 1 %, etanol puro, trombina y morruato sódico [14]. Ningún fármaco aislado para escleroterapia ha demostrado ser superior a otro [8]. La técnica más utilizada es la inyección de adrenalina al 1:10.000 disuelta en suero salino e instilándola en los cuatro cuadrantes alrededor del punto sangrante hasta un total de 4-16 ml [5]. Si la adrenalina se diluye en solución salina hipertónica, su acción se prolonga. En este caso la solución se realiza mezclando 3 ml de suero salino 0,9 % y adrenalina (1:20.000) [4]. Mediante este procedimiento se obtiene una hemostasia primaria de hasta el 95 %, aunque en el 15-20 % de estos casos se va a producir una recidiva hemorrágica [5]. Aunque después de la adrenalina no se han descrito complicaciones cardiovasculares, inmediatamente después de su aplicación la adrenalina se absorbe y se produce un incremento en los niveles plasmáticos, por lo que es recomendable la monitorización (TA, pulso) de los pacientes durante los siguientes 20 minutos [4]. No existen evidencias de que la asociación con otras sustancias que posean capacidad esclerosante (como, por ejemplo, polidocanol) reduzcan la tasa de recidiva y su uso puede producir áreas de necrosis en la zona de inyección e incluso, excepcionalmente, perforaciones [5]. La goma de fibrina es de un compuesto de fibrinógeno y trombina que se debe inyectar mediante un catéter de doble luz, mezclándose ambas sustancias en el extremo distal de la aguja justo antes de ser inyectada. Esta técnica tiene la peculiaridad de no producir trombosis tisular pero sí trombosis del vaso sanguíneo [1].
- *Métodos térmicos.* Estas técnicas consiguen la coagulación tisular mediante la aplicación de calor:
  - La electrocoagulación monopolar se utiliza poco debido a la gran dificultad para controlar la profundidad de la coagulación, lo que puede dar lugar a complicaciones. En la electrocoagulación multipolar se produce una coagulación más superficial, disminuyendo así el riesgo de perforación [1].
  - La termocoagulación se basa en la aplicación directa de calor mediante una sonda térmica. Es una técnica de manejo más cómodo, menos costosa y fácil de transportar [14]. En un estudio realizado por Llach y cols. (Gastrointest Endosc 1996; 43: 117-120) se demuestra que la eficacia de la termocoagulación es similar a la de la inyección, con una incidencia de recidiva, una necesidad de tratamiento quirúrgico y una mortalidad similar en ambas técnicas. La asociación con la inyección de adrenalina no produce diferencias significativas con respecto a la inyección de adrenalina sola [1].
  - El argón se utiliza dado su fácil manejo y seguridad, ya que tiene una capacidad de penetración de tan sólo 2-3 mm [14]. Parece que su empleo es eficaz para el control inicial de la hemorragia, pero no se le considera tan efectivo sobre la recidiva hemorrágica, la necesidad de cirugía y la reducción de la mortalidad. Se emplea fundamentalmente en angiodisplasias y en ectasias vasculares antrales [4, 14].
  - Fotocoagulación con láser. Se han utilizado el láser argón y el láser Nd-YAG. A pesar de que la eficacia parece ser elevada al reducir la incidencia de recidiva, la necesidad de cirugía y la mortalidad, el tratamiento presenta numerosos inconvenientes que limitan su utilización. Es una técnica que precisa gran experiencia en su utilización para evitar complicaciones como la perforación. Por otra parte, el equipamiento necesario tiene un elevado coste y sus características impiden su traslado. Por estos motivos no se puede considerar una técnica de primera elección [1]. La combinación de la escleroterapia con los métodos térmicos ha

demostrado mejores resultados que cualquiera de estas dos terapéuticas utilizada de forma aislada [8].

- *Técnicas mecánicas.* Se utilizan grapas o clips y consiste en la colocación de una o varias grapas metálicas sobre el vaso visible mediante un aplicador endoscópico. Según un estudio realizado por Gevers y cols., este método es menos efectivo que la inyección de adrenalina en los pacientes con lesiones ulcerosas sangrantes. Tampoco la combinación de ambas técnicas resulta más eficaz que la inyección aislada de adrenalina [15]. Además, es un procedimiento que conlleva dificultades técnicas de realización, especialmente cuando las lesiones se encuentran en el bulbo y el duodeno proximal [15] y existe riesgo de reactivar la hemorragia si se desplaza la grapa. Las modificaciones técnicas realizadas en las grapas y en sus sistemas de liberación parecen facilitar la colocación de dichos dispositivos [4]. Por lo tanto, y aunque su empleo puede ser beneficioso en algunos pacientes seleccionados, de momento no es una técnica que se deba utilizar de forma rutinaria, puesto que existen otras como la inyección de adrenalina, más fácil de utilizar y más efectiva [15].

En una publicación reciente [16], Laine, tras realizar un análisis sobre las diferentes terapéuticas nuevas propuestas en el tratamiento de las hemorragias digestivas (inyección de fibrina, clips y coagulación con argón plasma), concluye que de momento, con los datos que se disponen, no es posible recomendar ninguna de ellas como técnica de elección en el tratamiento de las lesiones sangrantes.

Tratamiento médico

La hemorragia aparece como complicación de una úlcera péptica cuando ésta alcanza una estructura vascular. Se desencadenan entonces una serie de mecanismos hemostáticos con el fin de detener la hemorragia. El ácido gástrico y la pepsina alteran el mecanismo de la formación del coágulo en la lesión sangrante y aceleran el proceso de fibrinólisis. Así, por ejemplo, a un valor de pH gástrico de 6, el tiempo de formación del coágulo de fibrina y la formación del agregado plaquetario se prolonga, mientras que a un pH igual o menor de 5 estos procesos se anulan completamente [1, 5]. El empleo de fármacos antisecretores se basa en su capacidad para aumentar el pH intragástrico, siendo el objetivo ideal un pH mantenido superior a 6. Para ello se pueden utilizar antagonistas de los receptores H2 e inhibidores de la bomba de protones. No obstante, la mayoría de los estudios publicados no han podido demostrar su efecto beneficioso en la detención de la hemorragia digestiva [1].

Antagonistas de los receptores H2

Los numerosos estudios que se han realizado para evaluar el efecto que poseen los fármacos antagonistas de los receptores H2 no han conseguido demostrar que tengan efectos sobre la recidiva hemorrágica, la necesidad de cirugía o la mortalidad. Esto podría deberse a que su administración intravenosa produce un aumento discreto y fluctuante del pH intragástrico, existiendo niveles de pH de 4 o ligeramente superiores únicamente durante el 65 % del período de tratamiento. Además existe un fenómeno de tolerancia farmacológica (taquifilaxia) que ocasiona una disminución de su potencia antisecretora a partir del tercer día de tratamiento [1].

Por lo tanto, los antagonistas H2, incluso a dosis altas, no parecen eficaces en la prevención de la recidiva hemorrágica, y su única finalidad sería acelerar el inicio del tratamiento de la cicatrización [1, 8].

Inhibidores de bomba de protones

El efecto que consiguen estos fármacos es debido a que se unen de forma irreversible a las bombas de protones que se encuentran activas en ese momento en las células parietales gástricas. Teniendo en cuenta que las bombas de protones se están continuamente activando, y que la vida media del fármaco es corta, es necesario mantener una administración continuada del fármaco si se desea conseguir un aumento del pH intragástrico de forma sostenida [1].

La administración intravenosa de bolos repetidos de un inhibidor de la bomba de protones produce aumentos variables y oscilantes del pH, que difícilmente alcanza valores superiores a 4. Varios estudios han confirmado que la administración de omeprazol o pantoprazol en forma de bolo i.v. de 80 mg, seguido de una perfusión continua de 8 mg por hora, consiguen un pH mayor de 6 durante más del 90 % del tiempo de administración. Por esta razón parece aconsejable la utilización de omeprazol o pantoprazol en perfusión continua. Esta terapia reduce la tasa de recidiva y la necesidad de retratamiento endoscópico y de cirugía [2, 8], por lo que estaría indicada en los pacientes con riesgo elevado de fracaso del tratamiento endoscópico como, por ejemplo, en las úlceras en cara posterior del bulbo duodenal o en la parte alta de la curvadura menor gástrica, las úlceras de más de dos centímetros y las hemorragias activas (Forrest de signo Ia o pacientes con shock hipovolémico) [1].

Somatostatina y análogos

La somatostatina tiene acción antisecretora y vasoconstrictora de la circulación esplácnica, por lo que se ha utilizado en el tratamiento de la hemorragia digestiva por úlcera péptica. Debido a su corta vida media se administra en perfusión continua 250 µg/hora tras un bolo de 250 µg [1].

La utilidad de la somatostatina en el tratamiento de la hemorragia por úlcera péptica es muy controvertida. Existen estudios y metaanálisis en los que se demuestra que su administración tiene un efecto beneficioso al disminuir la incidencia de persistencia de la hemorragia y su recidiva y reducen la necesidad de cirugía (Imperiale TF y cols. Ann Intern Med 1997; 127: 1062-1071; Antonioli A y cols. Hepatogastroenterology 1986; 33: 71-74; Basile M y cols. Ital J Surg Sci 1984; 14: 31-35). No obstante, la mayoría de los estudios incluyen un número reducido de pacientes, lo que dificulta la obtención de conclusiones válidas, siendo así que su empleo no se recomienda de modo rutinario [8].

Otros estudios no demuestran un efecto de la somatostatina sobre la recidiva hemorrágica en relación con el grupo tratado con placebo (Saperas E y cols. Aliment Pharmacol Ther 1988; 2: 153-159; Somerville KW y cols. Lancet 1985; 1: 130-132) [1].

Fármacos antifibrinolíticos

Un metaanálisis demuestra que el ácido tranexámico no reduce la incidencia de resangrado, pero disminuye la necesidad de cirugía y la mortalidad. Sin embargo, se necesitan más estudios para confirmar la eficacia de este fármaco [5]. Curiosamente no existen estudios recientes sobre su acción.

Tratamiento de la recidiva o de la persistencia hemorrágica (fig. 1)

La persistencia o la recidiva de la hemorragia digestiva se puede definir como la permanencia de hematemesis o signos de actividad hemorrágica (aspirado gástrico hemático y/o melenas) asociados a signos de hipovolemia (PAS < 100 mmHg y/o Fc > 100 lat/min) y/o anemización (descenso de la hemoglobina > 2 g/l en un período inferior a 12 horas). En el caso de recidiva, el resangrado se presenta después de un período libre de hemorragia de 24 horas.

Se considera fracaso de la endoscopia terapéutica cuando persiste la hemorragia o recidiva después del control inicial de la hemorragia [1, 4].

Ante un paciente que presenta datos de recidiva de hemorragia digestiva, lo primero que debemos plantearnos es qué tipo de tratamiento debemos ofrecerle, si hay que repetir el tratamiento endoscópico o si, por el contrario, se debe indicar una intervención quirúrgica.

Tratamiento endoscópico [1, 6, 8]

En un estudio publicado por Lau y cols. (N Engl J Med 1999; 340: 751-756), 92 pacientes con recidiva de hemorragia digestiva por úlcera péptica se aleatorizaron para recibir retratamiento endoscópico o cirugía. El control definitivo de la hemorragia se consiguió en el 73 % de los pacientes tratados mediante endoscopia y en el 93 % de los pacientes tratados quirúrgicamente. Por lo tanto, un 27 % de los tratados con endoscopia requirieron una intervención quirúrgica para conseguir el control de la hemorragia. Las necesidades transfusionales y la mortalidad fueron similares en ambos grupos. Sin embargo, las complicaciones relacionadas con el procedimiento fueron significativamente superiores en el grupo quirúrgico. Analizando todos estos resultados, se puede considerar que para el control de la recidiva de la hemorragia es correcto realizar un nuevo tratamiento endoscópico, que conseguirá el control del sangrado en la mayoría de los pacientes, sin que esto conlleve un empeora-

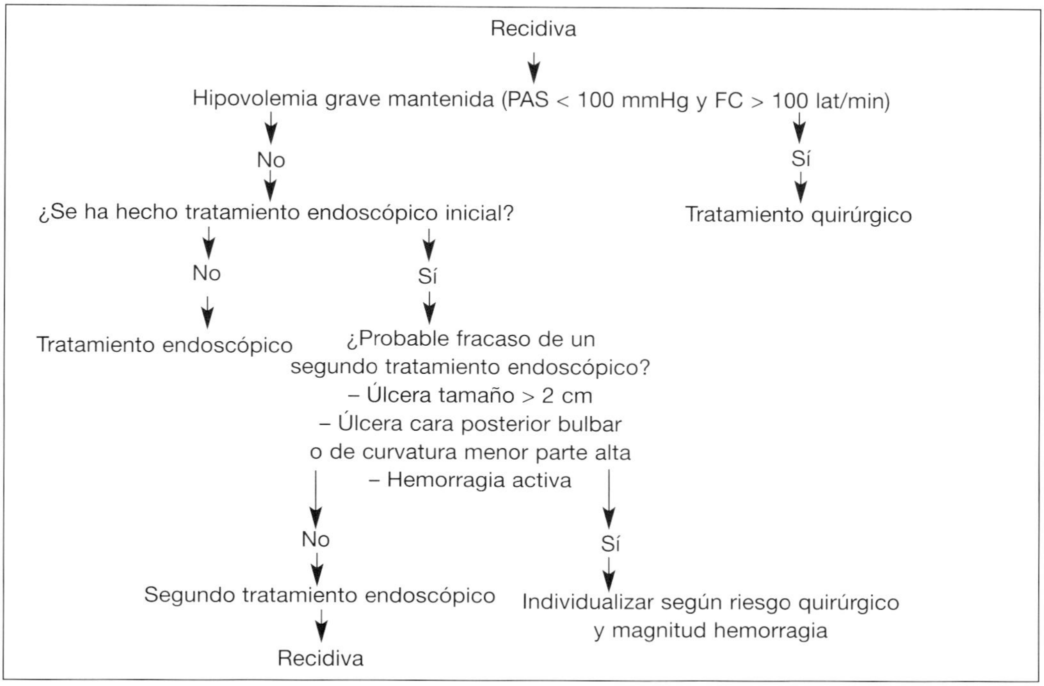

FIG. 1. Recomendaciones para el diagnóstico y el tratamiento de la hemorragia digestiva alta aguda no varicosa. (Tomado de Feu, Brullet, Calvet y cols. [1].)

miento del pronóstico. Ante un segundo fallo del tratamiento endoscópico deberemos indicar la cirugía, puesto que no se aconseja realizar más de dos tratamientos endoscópicos en el mismo episodio de hemorragia digestiva.

Tratamiento quirúrgico

Actualmente, tras la utilización del tratamiento erradicador de *Helicobacter pylori*, la aplicación del tratamiento antisecretor y la eficacia de los tratamientos terapéuticos endoscópicos en la HDA, las necesidades de cirugía se han visto reducidas a un pequeño porcentaje de pacientes, siendo inferior al 5 % [1]. Por este motivo la cirugía en estos casos es cada vez más conservadora y se limita a conseguir la hemostasia de las lesiones sangrantes que no responden al tratamiento endoscópico.

Las indicaciones de tratamiento quirúrgico en los pacientes con hemorragia digestiva alta se limitan a:

- Hemorragia masiva (hipovolemia grave con PAS menor de 100 mmHg y Fc mayor de 100 latidos por minuto, a pesar de la correcta reposición de la volemia).
- Hemorragia activa que no se controla con el tratamiento endoscópico.
- Fracaso del tratamiento endoscópico:
  - Recidiva a pesar de un segundo tratamiento endoscópico.
  - Tras un primer tratamiento endoscópico si se asocia a alguno de los factores predictivos de fracaso del tratamiento endoscópico: úlcera mayor de dos centímetros, localizada en la cara posterior bulbar o en la curvadura menor en su parte alta o con datos de hemorragia activa.

El tipo de cirugía dependerá fundamentalmente de la lesión responsable de la hemorragia y de su localización. En la úlcera gástrica se realizará sutura simple o resección en cuña de la lesión. En algunos casos puede ser necesario practicar una gastrectomía parcial con reconstrucción del tránsito intestinal mediante gastroenteroanastomosis en Y de Roux. Siempre se realizará una biopsia intraoperatoria de la úlcera en el caso de no haberla obtenido antes.

Si se trata de una neoplasia gástrica, la cirugía dependerá del grado de extensión y de la localización de la neoplasia.

En las úlceras duodenales se sutura la úlcera tras la realización de una pilorotomía o duodenotomía. Cuando se efectúa piloroplastia es necesario asociar una vagotomía troncular.

En las angiodisplasias y en las lesiones de Dieulafoy puede ser de gran utilidad la localización de la lesión mediante una endoscopia preoperatoria, que localiza de forma exacta la lesión para practicar posteriormente la resección en cuña de la lesión o una gastrectomía parcial [1].

BIBLIOGRAFÍA RECOMENDADA

1. Feu F, Brullet E, Calvet X, y cols. Recomendaciones para el diagnóstico y el tratamiento de la hemorragia digestiva alta aguda no varicosa. Gastroenterología y Hepatología 2003; 26: 70-85.
2. Ghosh S, Watts D, Kinnear M. Management of gastrointestinal haemorrhage. Postgrad Med J 2002; 78: 4-14.
3. Palmer K. Ulcers and nonvariceal bleeding. Endoscopy 2000; 32: 118-123.
4. Ruiz del Árbol L, Miño G, García L, Armengol J, Álvarez J, Moreno R. Pautas de protocolización clínica en la hemorragia digestiva por úlcera péptica. Rev Esp Enf Digest 1996; 88: 785-798.
5. British Society of Gastroenterology Committee. Non-variceal upper gastrointestinal haemorraghe: guidelines. Gut 2002; 51 (supl. V): 1-6.
6. Bjorkman D. Endoscopic triage for nonvariceal upper gastrointestinal bleeding: the optimal approach in 2001? Clinical update. American Society for Gastrointestinal Endoscopy 2001; 9: 1-4.
7. American Society for Gastrointestinal Endoscopy. An annotated algorithmic approach to upper gastrointestinal bleeding. Gastrointest Endosc 2001; 53: 853-857.
8. Barkun A, Bardou M, Marshall J. Consensus recommendations for managing patients with nonvariceal upper gastrointestinal bleeding. Ann Intern Med 2003; 139: 843-857.
9. Lozano M. Complicaciones no infecciosas graves de la transfusión. Med Clin (Barc) 2002; 119: 550-554.
10. Montero FJ, Del Campo P. Predicción de los signos endoscópicos de hemorragia digestiva alta activa o reciente. Med Clin (Barc) 2003; 120: 601-607.
11. Forrest JAH, Finlayson NDC, Shearman DJC. Endoscopy of upper gastrointestinal bleeding. Lancet 1974; 3: 394-397.
12. Rockall TA, Logan RFA, Devlin HB, Northfield TC, y el comité y miembros del National Audit of Acute Gastrointestinal Haemorrhage. Gut 1996; 38: 316-321.
13. Rockall TA, Logan RFA, Devlin HB, Northfield TC, por el National Audit of Acute Upper Gastrointestinal Haemorrhage. Selection of patients for early discharge or outpatient care after acute upper gastrointestinal haemorrhage. Lancet 1996; 347: 1138-1140.
14. Jensen D, Kovacs T. Hemorragia gastrointestinal. Digestive diseases self-education, program II, 2001: 7-22.
15. Gevers A, De Goede E, Simoens M, Hiele M, Rutgeerts P. A randomized trial comparing injection therapy with hemoclip and with injection combined with hemoclip for bleeding ulcers. Gastrointest Endosc 2002; 55: 466- 469.
16. Laine L. Endoscopic theraphy for bleeding ulcers: room for improvement? Gastrointest Endosc 2003; 57: 557-562.

CAPÍTULO 4

VARÓN DE 74 AÑOS CON FIEBRE, ARTRALGIAS MIGRATORIAS Y PÉRDIDA DE PESO

E. OTÓN NIETO
A. CANO RUIZ
*N. CAMARASA LILLO**
*A. PALMEIRO URIACH**

*Anatomía Patológica

CASO CLÍNICO

Motivo de consulta: fiebre, artralgias y pérdida de peso.

Antecedentes personales: trombosis venosa profunda de miembro inferior izquierdo hacía 4 meses en tratamiento con dicumarínicos.

Enfermedad actual: varón de 74 años que refería pérdida de peso de 10 kg desde hacía 10 meses, así como la presencia de artralgias generalizadas y migratorias en muñeca y rodillas. Durante estos meses presentó en varias ocasiones episodios de diarrea, predominantemente diurnos, de 8-10 deposiciones/día sin sangre, moco, ni pus. Asociado a estos síntomas refería anorexia, astenia y fiebre ocasional de hasta 38 °C.

Exploración física: sólo destacaba la hiperpigmentación de la piel y desnutrición importante (44 kg). No se palpaban adenopatías.

Analítica: en los primeros estudios analíticos solicitados en la consulta externa constaba anemia microcítica con hemoglobina de 9,3 g/dl y volumen corpuscular de 71,6 fl. Presentaba, además, eosinofilia del 10 % en sangre. La velocidad de sedimentación estaba elevada a 57. La bioquímica presentaba unos valores anormales de albúmina 2,46 g/dl, colesterol 82 mg/dl, sideremia de 12 µg/dl y ferritina de 12 ng/ml. La bioquímica hepática era normal. El CEA, CA19-9 y alfafetoproteína estaban dentro de los límites normales. El test de Van de Kamer presentó una grasa en heces de 9,2 g/día.

Pruebas complementarias: la TC mostraba gran cantidad de adenopatías retroperitoneales y mesentéricas de tamaño significativo, entre 1 y 2 cm. El hígado, páncreas, bazo, vesícula y vía biliar no mostraban alteraciones.

Se realizó también una endoscopia oral que mostró una imagen compatible con gastritis crónica y un punteado blanquecino en la segunda porción duodenal. La biopsia duodenal era diagnóstica de enfermedad de Whipple al presentar macrófagos positivos al ácido peryódico de Schiff (PAS) y tinción de Ziehl negativa (fig. 1).

Evolución y tratamiento: una vez diagnosticado de enfermedad de Whipple, se inició tratamiento con penicilina G (1,2 MU/día i.v.) y estreptomicina (1 g/día i.v.) durante 15 días. Posteriormente se continuó con trimetoprim-sulfametoxazol, pero presentó una reacción urticarial por lo que tuvo que suspenderse, sustituyéndolo por doxiciclina. El paciente mejoró y recuperó el peso perdido. Sin embargo, en las biopsias duodenales, efectuadas 6 meses después, persistían los macrófagos PAS positivos, por lo que se repitieron hasta dos ciclos más de 15 días de penicilina y estreptomicina. Dos meses después del inicio del tratamiento presentó un episodio de vértigo, que hizo sospechar en la posibilidad de afectación neurológica, pero se trató de toxicidad laberíntica por estreptomicina. Posteriormente se suspendió la doxiciclina inicial y continuó el tratamiento con cefixima por asociarse a menor número de recidivas. De este modo el paciente cumplió por lo menos dos años de tratamiento antibiótico. A los tres años el paciente se encontraba asintomático.

DIAGNÓSTICO DEFINITIVO

Enfermedad de Whipple.

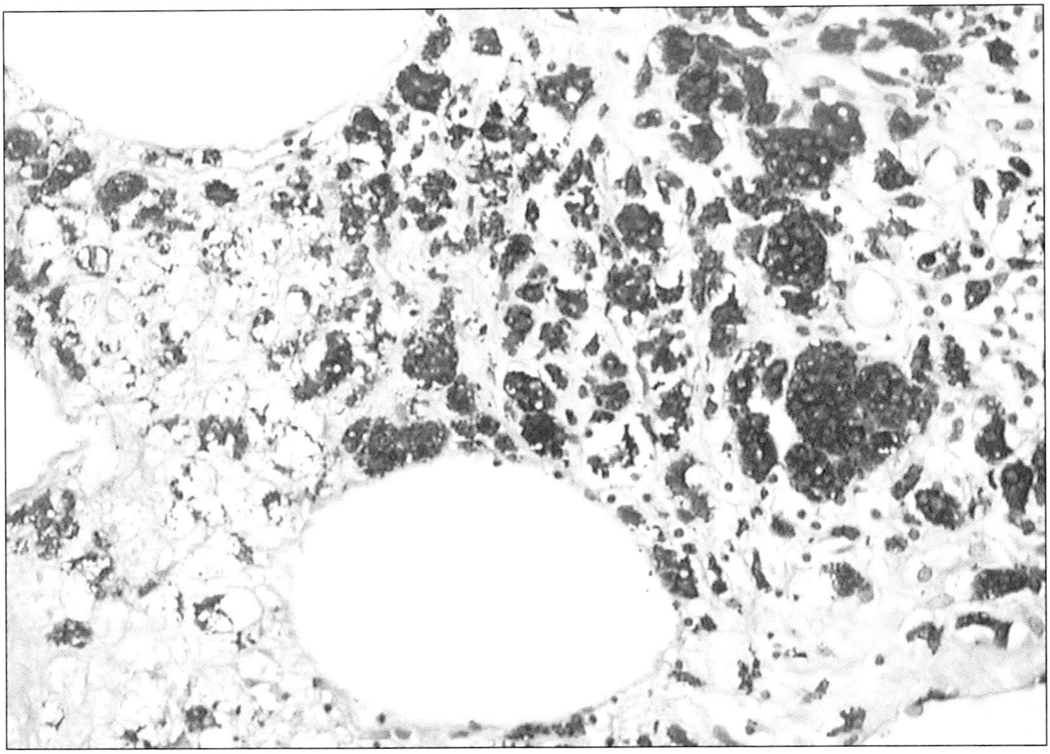

FIG. 1. Tinción con PAS de biopsia duodenal en la que se observan abundantes macrófagos PAS positivos en la lámina propia. (Cedida por el Servicio de Anatomía Patológica del Hospital Ramón y Cajal de Madrid.)

COMENTARIOS

ENFERMEDAD DE WHIPPLE

INTRODUCCIÓN

La enfermedad de Whipple fue reconocida por primera vez en 1907 y denominada lipodistrofia intestinal por George Hoyt Whipple [1]. Se describió como una alteración del metabolismo de los lípidos, ya que se encontraban depósitos grasos en la lámina propia y en los ganglios linfáticos mesentéricos, estando éstos aumentados de tamaño. Además, observó una gran infiltración por grandes células «espumosas» que distorsionaban la arquitectura de las vellosidades. Ya en aquel entonces se visualizó un microorganismo peculiar en forma de bastón de menos de 2 micras de largo, pero no se etiquetó como causante de la enfermedad.

En 1950 Hendrix llegó a la conclusión de que los macrófagos descritos por Whipple contenían glucoproteínas o mucopolisacáridos puesto que eran positivos al PAS [2]. Dos años más tarde, Paulley describió una remisión transitoria de la enfermedad tras la administración de cloranfenicol [3], pero a pesar de ello no comenzó a generalizarse el tratamiento antibiótico de esta enfermedad hasta que, a principios de la década de los sesenta, se volvieron a citar casos en los que efectivamente la enfermedad mejoraba tras distintos regímenes antibióticos.

El descubrimiento del agente causal, *Tropheryma whippleii,* se debe a Relman en 1992 [4]. Microorganismo difícil de cultivar, su aislamiento no se logró hasta 1997 y se debe a Schoedon [5]. En 1999 empezó a cultivarse en fibroblastos [6].

EPIDEMIOLOGÍA

Debido a que se trata de una enfermedad poco frecuente, hay pocos datos epidemiológicos. Predomina en la raza blanca y en el sexo masculino (80-87 %). La media de edad se halla en torno a los 50 años [7]. El 55 % de casos son europeos y el 38 % de Norteamérica [8].

En algunas ocasiones se han citado casos familiares de esta patología, pero en ninguna circunstancia se han documentado epidemias o transmisión persona-persona.

En un 26 % de los pacientes existe asociación con el HLA B27 [8].

PATOGÉNESIS

El microorganismo causante de esta enfermedad se denomina *Tropheryma whippleii,* pertenece a los bacilos grampositivos y mide 0,2 x 2 µm [9, 10]. Posee una pared celular inusual, trilaminar, que incluye una capa densa interna de mucopolisacáridos, responsables de la positividad a la tinción PAS [7].

Esta bacteria parece ser muy ubicua (se ha encontrado en la saliva de un 35 % de personas sanas), hasta el punto de que se ha planteado que pudiera actuar como comensal [11].

Aunque no hay duda de que es el agente responsable de la enfermedad, se plantea una susceptibilidad especial del huésped para padecer la enfermedad por medio de un defecto selectivo y sutil en la inmunidad para esta bacteria en concreto. En la población de células T circulantes y en la lámina propia intestinal se ha demostrado un cociente bajo CD4/CD8, así como una disminución en la respuesta proliferativa de las células T periféricas como respuesta a fitohemaglutinina, concanavalina A y anticuerpos anti-CD2 [12, 13]. Parece existir un déficit en la fagocitosis y la capacidad de degradación intracelular de *T. whippleii* [8]. Estas alteraciones se han demostrado incluso muchos años después de curada la enfermedad, por lo que parece ser que existe una predisposición especial del huésped a la enfermedad.

ANATOMÍA PATOLÓGICA

El diagnóstico etiológico clásico se realiza a partir de la biopsia de la segunda porción duodenal (fig. 1).

Macroscópicamente se observa una mucosa duodenal edematosa y engrosada. En la duodenoscopia es frecuente la presencia de placas blanco-amarillentas. Se produce un engrosamiento de las vellosidades y sólo en muy pocos casos la mucosa carece por completo de ellas.

Microscópicamente se observa una infiltración de macrófagos en la lámina propia con inclusiones PAS-positivas, distorsionando la arquitectura habitual de las vellosidades. Los vasos linfáticos mucosos y submucosos pueden estar dilatados y son frecuentes las gotas de grasa en los espacios extracelulares.

Es importante realizar sobre las muestras tinción de Ziehl para diferenciar *Mycobacterium avium complex* de la enfermedad de Whipple.

Otros microorganismos que pueden mostrar PAS-positivas son *Rhodococcus equi, Bacillus cereus, Corynebacterium, Histoplasma* y distintos hongos [7]. Sin embargo, la imagen de lipodistrofia intestinal característica de la histología de la enfermedad de Whipple suele descartar otras posibilidades.

Al microscopio electrónico destacan las estructuras bacilares del *T. whippleii* en cualquier parte de la lámina propia intestinal. Muchos de estos bacilos se encuentran en el interior de los macrófagos, tras haber sido fagocitados por éstos.

Las biopsias gástricas y rectales no sirven para el diagnóstico puesto que pueden mostrar macrófagos PAS positivos en muchas otras situaciones [8].

CLÍNICA

La enfermedad de Whipple, aunque tradicionalmente se la ha clasificado dentro de la gastroenterología, se considera una enfermedad multisistémica. El síntoma más frecuentemente encontrado es la pérdida de peso (80 % de casos) [14] que suele ser de más del 20 % del peso inicial [8]. El segundo síntoma en frecuencia es la diarrea episódica (75 % de casos), que puede ser acuosa o esteatorreica [14]. La hemorragia digestiva es una presentación rara, pero la presencia de sangre oculta en heces es un hallazgo más usual [15].

El dolor abdominal se manifiesta en el 50 % de los pacientes y suele ser epigástrico y con frecuencia posprandial [14]. Así pues, el cuadro completo intestinal consistiría en pérdida de peso, debilidad, caquexia y todos los signos y síntomas secundarios a la malabsorción [8].

Alrededor de un 15 % de pacientes no presenta ningún síntoma digestivo [16], lo cual puede dificultar el diagnóstico.

Las artralgias suelen preceder durante años al diagnóstico y con frecuencia son la primera manifestación de la enfermedad. En muchos casos se asocia al HLA B27. La artropatía es característicamente crónica, migratoria, no destructiva, seronegativa y sobre todo de articulaciones periféricas [8]. Puede haber signos inflamatorios evidentes y las articulaciones más frecuentemente afectadas son las muñecas y las rodillas [16]; la articulación sacroilíaca se afecta hasta en un tercio de pacientes [17]. La presencia de fiebre también es un síntoma frecuente (45 % de casos) [14].

La afectación del sistema nervioso puede aparecer al inicio de la enfermedad, pero es más típica durante el tratamiento o tras la remisión de la enfermedad. La tríada neurológica típica consiste en demencia, oftalmoplejía y mioclonías. Es interesante remarcar que algunos casos de demencia han sido reversibles tras el tratamiento correcto de la enfermedad [18].

Un hallazgo patognomónico de la enfermedad de Whipple es la miorritmia oculomasticatoria, que consiste en un nistagmo pendular lento y suave convergente-divergente, asociado a contracciones sincrónicas de la mandíbula [18].

Pueden presentarse, además, todo tipo de trastornos psiquiátricos, cambios de personalidad, ataxia, crisis convulsivas, alteraciones de la visión y de la audición o alteraciones hipotalámicas. Entre éstas destacan poliuria, polidipsia, hipersomnia, insomnio e hiperfagia. Las alteraciones del sistema nervioso periférico del tipo polineuritis y mononeuritis se presentan con menos frecuencia [16].

La presencia de adenopatías es un hallazgo muy habitual y puede dar lugar a diagnóstico diferencial con procesos linfoproliferativos. Característicamente estas adenopatías suelen ser hipodensas en la TC e hipoecoicas en la ecografía [19].

Como manifestaciones cutáneas es típica la hiperpigmentación en la mitad de los casos [18] y menos frecuentemente púrpura no trombopénica [16].

Las manifestaciones cardiovasculares pueden ser de diversa índole y se observan hasta en un tercio de casos [7]. Puede haber pericarditis adhesiva, fibrosis miocárdica, miocarditis, endocarditis y alteraciones del ritmo cardíaco. La afectación cardiovascular puede ser parte de un elenco de manifestaciones multisistémicas o de una endocarditis con hemocultivos negativos sin ningún otro síntoma [20].

La afectación ocular suele ser poco frecuente (5-15 % de casos). Puede ser intrínseca o por afección del sistema nervioso central (oftalmoplejía supranuclear). Puede presentarse uveítis, retinitis, neuritis retrobulbar y papiledema, entre otros trastornos. Los síntomas habituales suelen ser visión borrosa o pérdida de visión [7].

La presencia de anemia es casi la norma (90 % de casos) y está causada por deficiente absorción de la vitamina B_{12}, pérdidas digestivas de sangre y por el déficit de hierro, entre otras causas [18].

La afectación respiratoria, aunque rara, puede dar lugar a tos crónica, derrames pleurales e infiltrados.

DIAGNÓSTICO

En primer lugar y como hallazgos de laboratorio pueden existir anemia, habitualmente microcítica, sideremia baja, eosinofilia, déficit de ácido fólico y de la vitamina B_{12}, proteínas totales y albúmina bajas, tiempo de protrombina alargado y en general cualquier manifestación de malabsorción.

El test de la D-xilosa suele estar alterado y el de Van de Kamer muestra con frecuencia una excesiva cantidad de grasa en las heces (esteatorrea).

El tránsito gastrointestinal evidencia engrosamiento de los pliegues y una imagen inespecífica de malabsorción con segmentación y dilución del contraste, así como dilatación de asas.

En la TC se suelen observar adenopatías múltiples de diverso tamaño que con frecuencia tienen la característica de ser hipodensas [19], pero no es la norma. En la TC craneal del Whipple neurológico se aprecian características lesiones focales en la sustancia gris y menos numerosas en la sustancia blanca [7].

La endoscopia oral puede mostrar gastritis erosiva, esofagitis y duodenitis, pero lo más típico de la enfermedad de Whipple es la presencia de placas blanco-amarillentas en el duodeno que se corresponden con linfangiectasias [21].

El diagnóstico etiológico se realiza a partir de la biopsia de la segunda porción duodenal, cuyas características ya hemos mencionado (fig. 1). Los macrófagos PAS-positivos están presentes en múltiples tejidos afectados.

Mediante la tinción PAS, la citología de distintos líquidos biológicos (cefalorraquídeo, sinovial, vítreo) también puede darnos el diagnóstico [19].

El microscopio electrónico muestra los bacilos del *T. whippleii* [9] y se emplea en los casos en que persista la duda diagnóstica.

La utilización del cultivo de la bacteria está limitada a laboratorios de investigación y no se realiza en la mayoría de los centros.

El diagnóstico por reacción en cadena de la polimerasa (PCR) sólo se realiza en laboratorios especializados, pero abre perspectivas muy interesantes, sobre todo para el diagnóstico de presentaciones atípicas que no muestran una biopsia duodenal característica. Sin embargo, la PCR continúa aportando falsos positivos por contaminación con otras bacterias que presentan reacción cruzada. Se ha planteado la posiblidad de realizar PCR cuantitativa para minimizar esos falsos positivos. Además, se recomienda realizar esta técnica al menos con dos cebadores correspondientes a dos genes diferentes de *T. whippleii* para garantizar la exactitud del diagnóstico [8]. La utilidad de esta técnica podría emplearse para el seguimiento y detección de recidiva de los pacientes tras el tratamiento, pues, como veremos, la histología puede seguir siendo positiva mucho tiempo después de la curación. Sin embargo, hay publicaciones contradictorias a este respecto [22, 23].

La PCR se puede realizar en el líquido cefalorraquídeo para el Whipple neurológico y aunque su eficacia no está totalmente contrastada [24], parece ofrecer buenos resultados en alguna serie [25]. No es un buen método para aplicarlo en la sangre, pues se precisa una alta carga bacteriana y esto habitualmente sólo se observa en pacientes esplenectomizados [26]. En heces y saliva no está claro si podría ser de utilidad [8].

TRATAMIENTO

La evolución de la enfermedad de Whipple sin tratamiento suele ser fatal. La utilización de antibióticos durante un largo período de tiempo ha cambiado radicalmente el pronóstico, consiguiéndose la desaparición de los síntomas en poco tiempo y la remisión completa en muchos casos.

El antibiótico que se utilizó al principio fue tetraciclina, observándose más tarde un 32 % de recidivas, por lo que ahora se recomienda el trimetoprim-sulfametoxazol (160/800 mg dos veces al día) durante al menos un año. Este fármaco atraviesa la barrera hematoencefálica y se asocia a un menor número de recidivas (3-4 %) [8]. Se recomienda realizar previamente dos semanas de tratamiento intravenoso con ceftriaxona únicamente (2 g/día i.v.) o penicilina G (1,2 MU/día i.v.) más estreptomicina (1 g/día i.v.).

En alérgicos a sulfamidas se recomienda cefixima, doxiciclina o penicilina oral como tratamiento a largo plazo durante un año, intentando evitar tetraciclinas si existen manifestaciones neurológicas.

Para los pacientes que recidivan no se dispone de ensayos controlados relativos a un tratamiento de segunda línea. Para las recidivas no neurológicas se puede repetir el mismo antibiótico [7]. Estos casos se asocian con muy mal pronóstico y se debe elegir un antibiótico que atraviese bien la barrera hematoencefálica. El interferón gamma y el meropenem se plantean como posibilidades en enfermedad de Whipple refractaria a pautas convencionales.

La respuesta al tratamiento se monitoriza mediante el peso, la resolución de los parámetros bioquímicos alterados y la desaparición de los síntomas. Si el paciente presenta una respuesta clínica adecuada, algunos autores [8] recomiendan realizar biopsias duodenales seriadas a los 6 y 12 meses tras el diagnóstico y entonces se puede interrumpir el tratamiento si no se identifica material PAS positivo en la biopsia. Sin embargo, con frecuencia persiste la positividad del PAS durante varios meses o años y en muchas ocasiones se trata de microorganismos muertos más que de recidivas, lo cual alarga y complica innecesariamente un tratamiento antibiótico que en el mejor de los casos debe durar al menos 12 meses.

En cuanto a la efectividad de la PCR sobre muestras duodenales para monitorización de la respuesta hay disparidad de criterios y se necesitan más estudios para evaluar esta técnica en esta indicación [19, 22, 23].

Por otra parte, surgen publicaciones [27] que no recomiendan realizar la endoscopia oral cada 6 meses, porque con frecuencia el diagnóstico de recidiva por persistencia de positividad del PAS sin PCR no se corresponde con verdadera recidiva, sino con un aspecto residual de la enfermedad en un paciente clínica y analíticamente asintomático. Los casos en que el microscopio electrónico muestra membranas bacterianas desestructuradas sin bacilos viables pueden considerarse curados (fig. 2). Sin embargo, se suelen

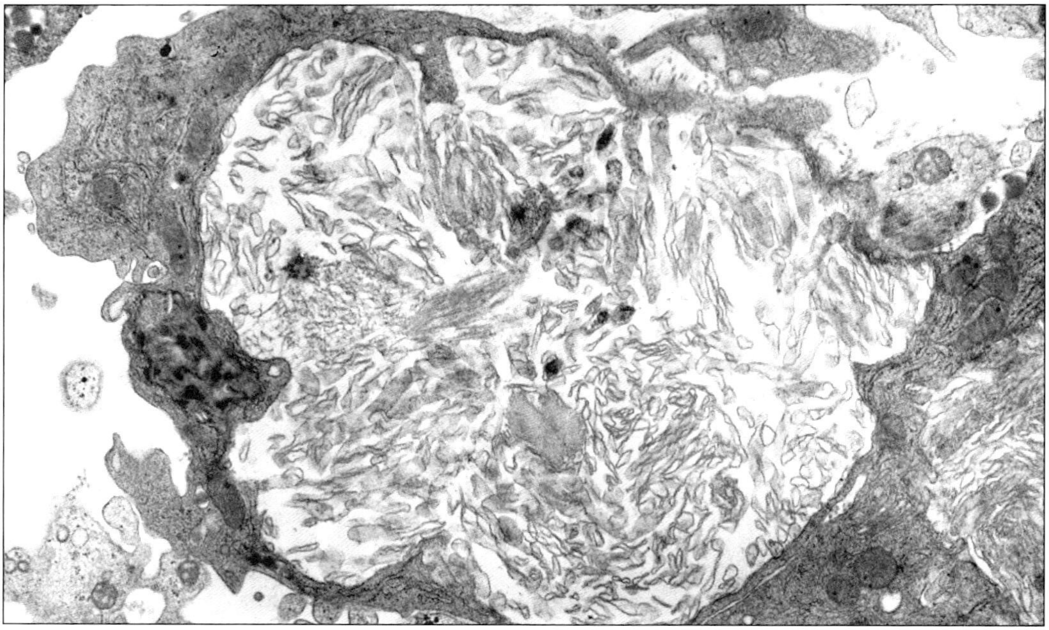

FIG. 2. La imagen de biopsia duodenal de un paciente con enfermedad de Whipple, obtenida mediante microscopio electrónico, muestra una respuesta completa al tratamiento. Restos de membranas bacterianas degeneradas. (Cedida por el Servicio de Anatomía Patológica del Hospital Ramón y Cajal de Madrid.)

observar imágenes intermedias de bacilos de dudosa viabilidad que hacen difícil dictaminar la curación completa.

En la enfermedad de Whipple neurológica se recomienda realizar punción lumbar y análisis de líquido cefalorraquídeo cada 6 meses hasta que el microorganismo sea indetectable por citología y por PCR [25].

BIBLIOGRAFÍA RECOMENDADA

1. Whipple GH. A hitherto undescribed disease characterized anatomically by deposits of fat and fatty acids in the intestinal and mesenteric lymphatic tissue. Bull Johns Hopkins Hosp 1907; 18: 382-391.
2. Hendrix JP, Black-Schaffer B, Withers RW, y cols. Whipple's intestinal lipodystrophy. Arch Intern Med 1950; 85: 91-131.
3. Paulley JW. A case of Whipple's disease (intestinal lipodystrophy). Gastroenterology 1952; 22: 128-133.
4. Relman DA, Schmidt TM, MacDermott RP, Falkow S. Identification of the uncultured bacillus of Whipple's disease. N Eng J Med 1992; 327: 293-301.
5. Schoedon G, Goldenberger D, Forrer R, Gunz A, Dutly F, Hochly M, y cols. Deactivation of macrophages with IL 4 is the key to the isolation of *Tropheryma whippleii*. J Infect Dis 1997; 176: 672-677.
6. Raoult D, Birg ML, La Scola B, Fournier PE, Enea M, Lepidi H, y cols. Cultivation of he bacillus of Whipple's disease. N Eng J Med. 2000; 342: 620-625.
7. Dutly F, Altwegg M. Whipple's disease and *Tropheryma whippleii*. Clin Microbiol Rev 2001; 14: 561-583.
8. Marth T, Raoult D. Whipple's disease. Lancet 2003; 361: 239-246.
9. Dobbins WO III, Ruffin JM. A light and electron microscopic study of bacterial invasion in Whipple's disease. Am J Pathol 1967; 51: 225-242.
10. Bentley SD, Maiwald M, Murphy LD, Pallen MJ, Yeats CA, Dover LG, y cols. Sequencing and analysis of the genome of the Whipple's disease bacterium Tropheryma whippleii. Lancet 2003; 361: 637-644.
11. Street S, Donoghue HD, Neild GH. *Tropheryma whippelii* DNA in saliva of healthy people. Lancet 1999; 354: 1178-1179.
12. Groll A, Valberg LS, Simon JB, Eiddinger D, Wilson D, Forsdyke DR. Immunological defect in Whipple's disease. Gastroenterology 1972; 63: 943-950.
13. Feurle GE, Dorken B, Schöpf E, Lenhard V. HLA B27 and defects in the T-cell system in Whipple's disease. Eur J Clin Invest 1979; 9: 385-389.
14. Ramaiah C, Boynton RF. Whipple's disease. Gastroenterol Clin North Am 1998; 27: 683-695.
15. Feldman M, Price G. Intestinal bleeding in patients with Whipple's disease. Gastroenterology 1989; 96: 1207-1209.
16. Durand DV, Lecomte C, Cathebras P, Rousset H, Godeau P. Whipple disease. Clinical review of 52 cases. Medicine (Baltimore) 1997; 76: 170-184.
17. Canoso JJ, Saini M, Hermos JA. Whipple's disease and ankylosing spondylitis: simultaneous occurrence in HLA B27 positive male. J Rheumatol 1978; 5: 79-84.
18. Ratnaike RN. Whipple's disease. Postgrad Med J 2000; 76: 760-766.
19. Maiwald M, Relman DA. Whipple's disease and *Tropheryma whippelii*: secrets slowly revealed. Clin Infect Dis 2001; 32: 457- 463.
20. Fenollar F, Lepidi H, Raoult D. Whipple's endocarditis: review of the literature and comparisons with Q fever, bartonella infection and blood culture-positive endocarditis. Clin Infect Dis 2001; 33: 1309-1316.
21. Trier JS. Enfermedad de Whipple. En Feldman M, Scharschmidt BF, Sleisenger MH (eds). Sleisenger and Fordtran. Enfermedades gastrointestinales y hepáticas. Panamericana. Buenos Aires, 2000: 1701-1710.
22. Ramzan NN, Loftus E, Burgart LJ, Rooney M, Batts KP, y cols. Diagnosis and monitoring of Whipple disease by polymerase chain reaction. Ann Intern Med 1997; 126: 520-527.
23. Von Herbay A, Ditton HJ, Schumacher F, Maiwald M. Diagnostic application of a polymerase chain reaction assay for Whipple's disease bacterium to intestinal biopsies. Gastroenterology 1996; 110: 1735-1743.
24. Lynch T, Odel J, Fredericks DN, Louis ED, Forman S, Roterdam H, y cols. Polymerase chain reaction-based detection of *Tropheryma whippelii* in central nervous system Whipple's disease. Ann Neurol 1997; 42: 120-124.
25. Von Herbay A, Ditton HJ, Schumacher F, Maiwald M. Whipple's disease: staging and monitoring by cytology and polymerase chain reaction analysis of cerebrospinal fluid. Gastroenterology 1997; 113: 434.
26. Lowsky R, Archer GL, Fyles G, y cols. Brief report: diagnosis of Whipple's disease by molecular analysis of peripheral blood. N Engl J Med 1994; 331: 1343.
27. Wallace MB, Apstein MD. Whipple's disease. Uptodate (revista electrónica) 2003; 11 (2) (consultado 01-08-2003). http://www.uptodate.com.

CAPÍTULO 5

VARÓN DE 65 AÑOS CON ANEMIA FERROPÉNICA

E. ALBÉNIZ ARBIZU
A. LÓPEZ SAN ROMÁN

CASO CLÍNICO

Motivo de consulta: pirosis.

Antecedentes personales:
- Alergia a penicilinas.
- No presenta factores de riesgo cardiovascular ni cardiobroncopatías conocidas.
- Ausencia de hábitos tóxicos.
- Apendicectomía en la infancia.

Enfermedad actual: varón de 65 años de edad que acude a consultas externas del servicio de gastroenterología por síntomas sugestivos de reflujo gastroesofágico: pirosis intensa y regurgitación de contenido ácido hasta la faringe, que se intensificaban con el decúbito supino. No presentaba otros síntomas digestivos ni tampoco síndrome constitucional. Tampoco tomaba AAS o AINE.

Exploración física:
- Cabeza y cuello: normales.
- Tórax: *pectus excavatum*, auscultación cardiopulmonar normal.
- Abdomen: cicatriz de laparotomía en la FID; resto sin hallazgos anormales.
- Extremidades: normales.

Analítica:

- Hemograma: Hb 10,1 g/dl; hematócrito 36,5 %; VCM 71 fl; CHCM 25 g/dl; leucocitos y plaquetas normales.
- VSG: 35 mm a la 1.ª hora (normal entre 10-20 mm).
- Hemostasia: normal.
- Bioquímica: glucosa, creatinina, iones, perfil hepático, colesterol y triglicéridos normales.
- Hierro sérico: 20 µg/ml; ferritina 11 ng/ml.
- Proteinograma y espectro electroforético en suero: normales.

Pruebas complementarias: ante la presencia de anemia ferropénica, se realizó panendoscopia oral que mostró una mucosa en esófago distal sugestiva de síndrome esofágico de Barrett de unos 3 cm de longitud con una pequeña úlcera de 4 mm recubierta en su práctica totalidad por fibrina y varias erosiones lineales y circunferenciales también en esófago distal, compatibles con esofagitis péptica. Se tomaron biopsias múltiples que confirmaron el esófago de Barrett, sin identificarse displasia celular. Asimismo, se inició tratamiento con pantoprazol 40 mg/día.

Como estos hallazgos no justificaban la anemia ferropénica, se continuó el estudio mediante una colonoscopia completa, que evidenció una masa en el colon ascendente, de unos 4 cm de longitud, excrecente, polipoidea, friable y que ocupaba la mitad de la circunferencia colónica. Las biopsias fueron diagnósticas de adenocarcinoma de colon.

Evolución y tratamiento: el estudio de extensión preoperatorio fue negativo. Posteriormente el paciente fue intervenido, encontrándose en la pieza de resección quirúrgica infiltración del mesocolon; se demostró invasión en tres de los ganglios pericólicos estudiados. Dado que el paciente se hallaba en estadio III de la clasificación TNM, se comenzó tratamiento quimioterápico convencional, el cual continúa cumplimentando en la actualidad.

DIAGNÓSTICO DEFINITIVO

- **Anemia ferropénica.**
- **Úlcera benigna sobre esófago de Barrett.**
- **Adenocarcinoma de colon estadio III de la clasificación TNM.**

COMENTARIOS

MANEJO CLÍNICO DE LA ANEMIA FERROPÉNICA SECUNDARIA A PÉRDIDAS DIGESTIVAS INADVERTIDAS. ¿CUÁNDO INVESTIGAR Y HASTA CUÁNDO?

DEFINICIÓN

La anemia ferropénica se define como aquella en la que se produce eritropoyesis deficiente por falta o disminución de hierro en el organismo [1].

INCIDENCIA

La incidencia de la anemia ferropénica es del 2 al 5 % en los varones adultos y mujeres posmenopáusicas del mundo desarrollado.

Constituye el 4-13 % de las consultas referidas al gastroenterólogo [1].

PATOGÉNESIS

La anemia ferropénica se puede producir por cinco mecanismos:

- Pérdidas excesivas.
- Disminución del aporte.
- Aumento de las necesidades.
- Disminución de la absorción.
- Alteración del transporte.

Las pérdidas gastrointestinales constituyen la causa más frecuente en los varones adultos y mujeres posmenopáusicas en los países occidentales (tabla 1).

CLÍNICA

Comprende las manifestaciones generales del síndrome anémico, de la ferropenia propiamente dicha y, eventualmente, de la entidad causante.

Las manifestaciones más constantes debidas a la ferropenia son adinamia y fatiga muscular,

TABLA 1. Trastornos gastrointestinales que provocan ferropenia

Pérdidas gastrointestinales ocultas
Causas comunes
Antiinflamatorios no esteroideos
Adenomas o adenocarcinomas de colon
Cáncer gástrico
Angiodisplasias
Enfermedad inflamatoria intestinal
Causas poco frecuentes
Esofagitis
Úlcera péptica
Cáncer de esófago
Estómago en «sandía»
Telangiectasia intestinal
Tumores de intestino delgado
Carcinomas ampulares
Divertículo de Meckel
Parasitosis
Malabsorción
Enfermedad celíaca
Gastrectomías
Gastritis atróficas
Resección o *bypass* intestinal
Sobrecrecimiento bacteriano
Enfermedad de Whipple
Linfangiectasia

Tomado de Goddard y cols. [1].

mucho más intensa de lo que correspondería al grado de anemia. Existen también alteraciones tróficas de piel y mucosas (glositis, ragadías, fragilidad capilar, uñas también frágiles y con estrías longitudinales, coiloniquia o uñas en cuchara). La disfagia, asociada o no a membranas poscricoideas (síndrome de Plummer-Vinson o de Paterson-Kelly), es un signo muy infrecuente en países desarrollados. Los pacientes pueden referir digestiones pesadas y molestias en el epigastrio. También infrecuente es una alteración particular del apetito llamada pica, consistente en la ingesta compulsiva de sustancias no nutritivas (hielo, granos de café, almidón de lavandería, tierra, piedrecitas, pintura y cal de las paredes, etc.). Otras alteraciones que se pueden hallar son irritabilidad, pérdida de concentración y en niños retraso psicomotor. Se ha asociado la anemia ferropénica con cefaleas, parestesias, síndrome de las piernas inquietas y acatisia. Se han comprobado también distintas alteraciones en las funciones granulocitaria y linfocitaria, que explicarían una mayor susceptibilidad a infecciones [1-8].

DIAGNÓSTICO

Historia clínica

Es fundamental obtener una detallada historia clínica del paciente. La anamnesis debe incluir los hábitos dietéticos, la ingesta de antiinflamatorios o de anticoagulantes y los antecedentes familiares de trastornos hematológicos, entre otros.

La presencia de algunos de estos desencadenantes de ferropenia no debe interrumpir el estudio gastrointestinal completo y los síntomas gastrointestinales no se correlacionan de forma adecuada con los hallazgos de las pruebas diagnósticas [2-5].

Hemograma

Existe anemia cuando las cifras de hemoglobina descienden a partir de 10-11,5 g/dl de hemoglobina en la mujer y de 12,5-13,8 g/dl en el varón. El grado de anemia puede variar ampliamente.

En la mayoría de los casos hay microcitosis e hipocromía, pero estas características pueden no estar presentes. Además, también aparecen en otros tipos de anemia como la talasemia y en las enfermedades crónicas.

El examen morfológico de los hematíes en la extensión de sangre periférica puede revelar hipocromía, microcitosis, anisocitosis y poiquilocitosis. Se denomina anulocitos a los hematíes muy hipocrómicos con ampliación de la claridad central. El recuento de reticulocitos suele estar bajo (anemia arregenerativa). Puede haber trombocitosis de grado moderado.

Hay que tener en cuenta que la hemoglobina glucosilada puede incrementarse en la anemia ferropénica y, por lo tanto, inducir a error en el seguimiento de pacientes diabéticos [1, 2, 6-10].

Estudio del hierro

El patrón característico consiste en sideremia baja, capacidad total de fijación del hierro alta y, por lo tanto, índice de saturación de transferrina bajo.

La concentración sérica de la ferritina es el test más potente para el diagnóstico de ferropenia; una ferritina por debajo de 12 µg/dl es diagnóstica de deficiencia de hierro. De todas formas, se recomienda que el estudio digestivo comience cuando se confirman valores de ferritina por debajo de 45 µg/dl. Sin embargo, los valores de ferritina sérica pueden aumentar en pacientes con déficit de hierro y procesos inflamatorios crónicos, neoplasias o enfermedades hepáticas concomitantes. De todos modos, valores por encima de 100 µg/dl obligan a considerar otros diagnósticos.

Aquellos pacientes en los que se dude del diagnóstico de ferropenia deben ser remitidos al hematólogo, el cual valorará la posibilidad de la existencia de otras causas de anemia [2].

El diagnóstico de confirmación se basa en la respuesta terapéutica (elevación de niveles séricos de hierro y ferritina) a las 3 semanas de tratamiento con hierro oral o en el aspirado o biopsia medular. No obstante, esta última prueba se requiere solamente en ocasiones especiales.

Otras pruebas menos utilizadas o de poca disponibilidad clínica son la concentración de protoporfirina eritrocitaria libre y el cociente entre los niveles séricos del receptor de la transferrina y la ferritina sérica.

Hemos de recordar que los pacientes con ferropenia pero sin anemia requieren un estudio similar al de los pacientes con anemia establecida.

Estudio gastroenterológico

El estudio del tubo digestivo debe ser considerado en todo paciente con anemia ferropénica si se han descartado claramente otros causas extradigestivas que la produzcan.

En ausencia de síntomas digestivos, el orden de las pruebas diagnósticas será determinado por la disponibilidad del hospital. Generalmente se comienza por la panendoscopia oral, aunque en mayores de 65 años la investigación del colon es generalmente más productiva. La endoscopia digestiva alta es diagnóstica en el 30-50 % de los pacientes. Se deben tomar biopsias de la segunda porción duodenal, ya que hasta el 3 % de los pacientes que presentan anemia ferropénica tienen enfermedad celíaca. Si la endoscopia alta no es posible, se realizará un esofagoduodenograma y anticuerpos antiendomisio, si bien la sensibilidad y especificidad de estas pruebas son limitadas.

Aunque la panendoscopia oral revele patología que pueda causar ferropenia, incluso un carcinoma o una enfermedad celíaca, es recomendable que todos los pacientes sean sometidos a examen del tracto gastrointestinal bajo, ya que existe patología concomitante hasta en un 15 % de pacientes.

Till y Grundmann realizaron un estudio retrospectivo en 89 pacientes que consultaron por anemia ferropénica y encontraron 14 pacientes (15 %) con neoplasia de colon y una causa gastrointestinal alta de anemia en 6 de ellos (46 %). Todas las neoplasias colónicas eran proximales a la flexura esplénica y la edad era superior a 60 años en todos ellos. En 3 de los 6 pacientes, la cirugía se retrasó incluso hasta 12 meses, debido al diagnóstico inicial obtenido en la gastroscopia [8].

La realización de colonoscopia y panendoscopia oral en la misma sesión («endoscopia bidireccional») es la estrategia más efectiva, ya que evita gran número de los retrasos diagnósticos comentados.

Si la colonoscopia no es de fácil acceso (generalmente por motivos asistenciales), el enema opaco de doble contraste más la sigmoidoscopia son una alternativa válida, aunque de menor sensibilidad; esta última se puede omitir en pacientes sin alteración del ritmo intestinal o sangrado rectal, realizando, por supuesto, un examen digital del recto. De todas formas, esta conducta conlleva numerosos falsos negativos: Mitchell y cols. objetivan que el enema opaco de doble contraste no diagnostica el 26 % de los carcinomas y de los pólipos mayores de un centímetro en el sigma. Comparando la colonoscopia, el enema opaco de doble contraste más la sigmoidoscopia y el enema opaco de doble contraste de manera aislada, encuentran unas cifras de sensibilidad del 96, 71 y 58 %, respectivamente, y del 77, 60 y 32 % si los pólipos son menores de 5 mm [11].

Solamente en aquellas situaciones en las que se sospechen otras patologías determinadas, o en las que la anemia precise transfusiones repetidas, se necesitarán otras exploraciones complementarias.

En estos casos, para el estudio del intestino delgado utilizaremos la enteroscopia o la cápsula endoscópica [12].

La radiología de intestino delgado es generalmente de poco utilidad, salvo en patología tumoral y en la enfermedad de Crohn.

La angiografía mesentérica tiene una aplicación limitada, pero puede ser diagnóstica en las malformaciones vasculares.

La laparotomía diagnóstica junto con la enteroscopia intraoperatoria debe ser considerada en casos extremos de anemia transfusión-dependiente.

Es poco frecuente que el divertículo de Meckel produzca anemia ferropénica como síndrome clínico, ya que normalmente se manifiesta como hemorragia macroscópica en forma de melenas. Los estudios de medicina nuclear tienen muy poca sensibilidad diagnóstica, siendo la laparotomía la prueba más sensible para el diagnóstico.

Los tests de sangre oculta en heces no aportan ninguna utilidad en el estudio de la anemia ferropénica, debido a su baja sensibilidad y especificidad [1, 2, 12].

Estudio de la mujer premenopáusica con ferropenia aislada y del varón joven

- Las mujeres con más de 45 años deben ser estudiadas según las pautas anteriores. En las menores de 45 años:
  - Se efectuará panendoscopia oral con toma de biopsias de la segunda porción duodenal si presentan síntomas digestivos altos o tienen antecedentes familiares de enfermedad celíaca o personales de diabetes; en su lugar, se puede optar por el estudio de anticuerpos antiendomisio.
  - La investigación del colon en estas pacientes se realizará: *a*) en presencia de síntomas colónicos; *b*) historia familiar de cáncer colorrectal, pólipos o EII, y *c*) si persiste la anemia ferropénica tras la corrección de las causas potenciales de pérdidas. En el resto de las pacientes menores de 45 años, se asumirá que la ferropenia es de causa ginecológica, procediendo a la repleción de los depósitos, con seguimiento periódico y reanudación de las investigaciones si se reproduce.

- Estudio en el varón joven. Aunque la incidencia de patología gastrointestinal importante en el varón joven sea baja, dada la falta de estudios concluyentes se recomienda seguir el protocolo de actuación anteriormente citado.

TRATAMIENTO

El objetivo básico e inicial es tratar la causa que produce la anemia, aparte también de aplicar tratamiento a esta última. En general, no es necesario administrar concentrados de hematíes, ya que la situación clínica suele permitir empezar el tratamiento con hierro oral.

El tratamiento de elección consiste en la administración de un compuesto de sales ferrosas por vía oral, siendo la más empleada el sulfato ferroso, que se absorbe mejor en ayunas. La vitamina C y los tejidos animales (carnes y pescados) potencian la absorción intestinal de hierro, mientras que los fosfatos, fitatos, oxalatos, polifenoles, el té, el café, las yemas de huevo, las tetraciclinas y los antiácidos la inhiben. Los preparados de hierro que incorporan otros «hematínicos» (ácido fólico, vitaminas) deben proscribirse, ya que pueden enmascarar el tipo de anemia y aumentan el coste del tratamiento.

La dosis habitual diaria es de 100-200 mg al día y a los 7-10 días de iniciado el tratamiento se produce un aumento de la cifra de reticulocitos.

El tratamiento debe mantenerse unos 6 meses después de corregir la anemia, con el fin de restituir los depósitos de hierro.

Si al cabo de un mes no existe una respuesta terapéutica adecuada, deben considerarse las siguientes posibilidades: *a*) incumplimiento del tratamiento; *b*) pérdidas superiores al aporte; *c*) malabsorción de hierro, y *d*) diagnóstico incorrecto o coexistencia de otro tipo de anemia.

Existe un subgrupo de pacientes en los que el suministro de hierro oral no es suficiente para tratar su déficit de hierro:

- Déficit funcional de hierro en pacientes tratados con eritropoyetina. El déficit funcional de hierro se define como aquella situación en la que el hierro no es liberado con la rapidez suficiente como para satisfacer las demandas de la médula ósea para la eritropoyesis, a pesar de presentar un depósito corporal de hierro adecuado o incluso aumentado.
- Intolerancia al hierro oral.

- Incumplimiento del tratamiento.
- Malabsorción de hierro: cirugías y enfermedad inflamatoria, entre otras.
- Condiciones graves que exigen una solución terapéutica rápida.

En la actualidad, se desaconseja la utilización de hierro dextrano intramuscular o intravenoso, debido a sus efectos adversos y en especial reacciones anafilácticas graves.

Actualmente las preparaciones intravenosas utilizan generalmente hierro sacarosa, que presenta un adecuado perfil de seguridad. En estos casos el déficit total de hierro se calcula mediante la siguiente fórmula:

Déficit total de hierro (mg) = peso (kg) × (Hb deseada – Hb real en g/l) × 0,24 + depósito de hierro (mg).

Hasta 35 kg de peso: Hb deseada = 130 g/l y hierro de depósito = 15 mg/kg de peso.

Más de 35 kg de peso: Hb deseada = 150 g/l y hierro de depósito = 500 mg.

El empleo de ferroterapia intravenosa está contraindicado en:

- Anemias no atribuibles al déficit de hierro.
- Sobrecarga o trastornos en la utilización del hierro.
- Antecedentes de asma, eccema u otras alergias atópicas.
- Hepatopatías.
- Infecciones agudas o crónicas, ya que se pueden exacerbar [13].

BIBLIOGRAFÍA RECOMENDADA

1. Goddard AF, McIntyre AS, Scott BB. Guidelines for the management of iron deficiency anaemia. British Society of Gastroenterology. Gut 2000; 46 (supl. 3-4): 1-5.
2. Ioannou GN, Spector J, Scott, Rockey DC. Prospective evaluation of a clinical guideline for the diagnosis and management of iron deficiency anemia. Am J Med 2002; 113: 281-287.
3. Arija V, Fernández J, Salas J. Iron deficiency and ferropenic anemia in the Spanish population. Med Clin 1997; 109: 425-430.
4. Rockey DC. Occult gastrointestinal bleeding. N Eng J Med 1999; 341: 38-46.
5. Junca J. A diagnostic algoritm for ferropenia. Med Clin 2001; 116: 146-149.
6. Bini EJ. *Helicobacter pylori* and iron deficiency anemia: guilty as charged? Am J Med 2001; 111: 495-497.
7. Broolyn TN, Di Mambro AJ, Haslam N. Patients over 45 years with iron deficiency require investigation. Eur J Gastroenterol Hepatol 2003; 15: 535-538.
8. Till SH, Grundmann MJ. Prevalence of concomitant disease in patients with iron deficiency anaemia. BMJ 1997; 314: 206-208.
9. Logan EC, Yates JM, Stewart RM, Fielding K , Kendrick D. Investigation and management of iron deficiency anaemia in general practice: a cluster randomised controlled trial of a simple management prompt. Postgrad Med J 2002; 78: 533-577.
10. Lindsay JO, Robinson SD, Jackson JE, Walters JR. The investigation of iron deficiency anemia: a hospital based audit. Hepatogastroenterology 1999; 46: 2887-2890.
11. Mitchell RMS, Byrne MF, Baillie J. Colonoscopy or barium enema for population colorectal cancer screening? Dig Liver Dis 2003; 35: 207-211.
12. Alquist D, Fennerty B, Fleischer D, McDonnell M, McGill D, Waring P, y cols. American Gastroenterological Association Medical Position Statement: Evaluation and management of occult and obscure gastrointestinal bleeding. Gastroenterology 2000; 118: 197-200.
13. Gasche C, Dejaco C, Waldhoer T, Tillinger W, Reinisch W, Feuger GF, y cols. Intravenous iron and erythropoietin for anemia associated with Crohn disease. Ann Intern Med 1997; 126: 782-787.

Nota de los editores: *otras citas de interés*

Annibale B, Capurso G, Delle Fave G. The stomach and iron deficiency anaemia: a forgotten link. Dig Liver Dis 2003; 35: 288-295.

Annibale B, Severi C, Chistolini A, Antonelli G, Lahner E, Marcheggiano A, y cols. Efficacy of gluten-free diet alone on recovery from iron deficiency anemia in adult celiac patients. Am J Gastroenterol 2001; 91: 132-137.

Kepezyk T, Kadakia SC. Prospective evaluation of gastrointestinal tract in patients with iron deficiency anemia. Dig Dis Sci 1995; 40: 1283-1289.

Zuckerman G, Benítez J. A prospective study of bidirectional endoscopy (clonoscopy and upper endoscopy) in the evaluation of patients with occult gastrointestinal bleeding. Am J Gastroenterol 1992; 87: 62-66.

CAPÍTULO 6

DOLOR EPIGÁSTRICO Y SÍNDROME CONSTITUCIONAL EN UN VARÓN JOVEN

CASO CLÍNICO

Motivo de consulta: dolor abdominal.

Antecedentes personales:
- Fumador de un paquete de cigarrillos/día.
- Enfermedad ulcerosa de larga evolución:
  - Úlcera duodenal perforada con sutura de la misma en 1989.
  - En 1991 presentó un cuadro de vómitos de alimentos y dolor abdominal, encontrándose en la endoscopia oral, una úlcera prepilórica y otra en la cara anterior del bulbo duodenal. Se trató con antisecretores que mejoraron la sintomatología.
  - En 1992 presentó síntomas similares, hallándose, en la endoscopia oral, una nueva úlcera de un cm con fondo de fibrina en el antro prepilórico que dificultaba el paso del endoscopio hacia el duodeno por el intenso edema alrededor de la úlcera. Se trató igualmente con antisecretores.

Enfermedad actual: varón de 31 años que acudió al servicio de urgencias en mayo de 2003 por presentar desde hacía varios meses dolor en epigastrio con plenitud posprandial, vómitos de alimentos que cedían parcialmente el dolor y pérdida de 10 kg de peso. Había sido tratado, por su médico de atención primaria, con antiH_2, experimentando ligera mejoría inicial de su sintomatología.

Exploración física: abdomen con cicatriz de laparotomía media. Percusión timpánica con dolorimiento a la palpación en epigastrio. El resto de la exploración era normal.

Analítica (en urgencias):
- Bioquímica: completa con perfil hepático y amilasa dentro de los límites normales.

E. CARRERA ALONSO
C. MARTÍN DE ARGILA

- Hemograma: Hb 14 g/dl; VCM 90 fl; leucocitos 8 × 10^3/μl (fórmula normal); plaquetas 324 × 10^3/μl.
- Hemostasia: normal.
- Radiografía de abdomen: gran dilatación gástrica. Resto de luminograma intestinal normal.
- Radiografía de tórax: normal.

Evolución y tratamiento: tras la colocación de una sonda nasogástrica, se aspiró gran cantidad de contenido alimentario, con lo que cedieron los vómitos y las molestias digestivas. Se realizó entonces una endoscopia digestiva alta que mostró una esofagitis péptica grado II. En el estómago todavía persistía gran cantidad de restos alimentarios. El píloro presentaba un aspecto deformado, con una imagen ulcerosa de un cm de tamaño con fondo de fibrina que impedía el paso del endoscopio hacía el duodeno.

Las biopsias de antro y cuerpo gástrico presentaban gastritis crónica asociada a *Helicobacter pylori.*

Se prescribió al paciente dieta absoluta y se comenzó tratamiento intravenoso con inhibidores de la bomba de protones. A los cinco días se inició tolerancia oral con líquidos, sin que se presentasen problemas, progresándose en la dieta los días siguientes. A su vez, se administró tratamiento erradicador para *Helicobacter pylori* mediante omeprazol 20 mg cada 12 horas, amoxicilina 1.000 mg cada 12 horas y claritromicina 500 mg cada 12 horas durante siete días. El paciente presentó mejoría importante de su sintomatología y hasta la fecha (diciembre de 2003) no ha experimentado recidiva de su patología ulcerosa. A los tres meses se comprobó mediante test del aliento la ausencia de infección por *Helicobacter pylori*.

DIAGNÓSTICO DEFINITIVO

- **Enfermedad ulcerosa crónica.**
- **Infección por *Helicobacter pylori.*** Tratamiento erradicador de la misma.

COMENTARIOS

INDICACIONES ACTUALES PARA EL TRATAMIENTO DE LA INFECCIÓN POR *HELICOBACTER PYLORI*

INTRODUCCIÓN

La infección por *Helicobacter pylori* (*H. pylori*) es probablemente la infección humana más frecuente en todo el mundo, calculándose, según los estudios epidemiológicos, que afecta aproximadamente al 50 % de la población mundial [1]. Sin embargo, la presencia de la bacteria en el organismo no es siempre sinónimo de patología, pues solamente una pequeña proporción de los pacientes con la infección desarrollarán úlcera péptica (aproximadamente el 20 %) y un porcentaje todavía más bajo sufrirá gastritis atrófica, adenocarcinoma gástrico o linfoma gástrico tipo MALT.

Por tratarse de una infección tan prevalente que conlleva una tasa baja de enfermedad, es necesario establecer qué pacientes van a beneficiarse del tratamiento erradicador de la bacteria, teniendo en cuenta, además, que éste también tiene sus efectos secundarios y un gran coste para el sistema sanitario. Asimismo, existen datos que sugieren que la infección por *H. pylori* podría tener un efecto protector para algunas enfermedades como, por ejemplo, la enfermedad por reflujo gastroesofágico y sus complicaciones y, por otra parte, resulta que los inhibidores de la bomba de protones son más eficaces en los pacientes infectados que en los no infectados por *H. pylori*, lo cual puede tener importancia en el tratamiento y la profilaxis de la gastropatía por AINE.

El tratamiento erradicador de *H. pylori* tiene una alta eficacia, hasta del 75-95 % en la mayoría de los estudios, pero hay un porcentaje importante de personas que no responden al mismo y requieren segundas terapias e incluso un tercer tratamiento erradicador para eliminar la infección. Se ha de tener en cuenta que el tratamiento erradicador puede provocar algunos efectos secundarios, inducir resistencias antibióticas bacterianas y, aunque cada vez se ajusta más su duración, tiene un coste económico importante [2].

Así, por lo tanto, sólo se debe investigar la infección por *H. pylori* en los pacientes que se vayan a beneficiar del tratamiento erradicador de esta bacteria y, al mismo tiempo, sólo deben tratarse los pacientes con clara indicación de erradicación [3].

EVOLUCIÓN HISTÓRICA DE LAS INDICACIONES PARA EL TRATAMIENTO

Desde que se descubrió la bacteria *H. pylori* hasta la actualidad, las indicaciones para su tratamiento han pasado por diversas fases. Al principio la erradicación tan sólo estaba indicada en aquellas úlceras que no respondían al tratamiento convencional con antisecretores. En 1990 se aconsejaba el empleo del tratamiento erradicador en las úlceras refractarias al tratamiento con antisecretores [3], con recurrencias frecuentes que precisaban tratamiento de mantenimiento, con complicaciones previas o cuando se planteaba un tratamiento quirúrgico [4].

Posteriormente, en 1994, en una conferencia de consenso por el INH de Estados Unidos, se planteó cuál era el papel de la infección por *H. pylori* en la enfermedad ulcerosa gastroduodenal, llegándose a la conclusión que debería tratarse a todos los pacientes con úlcera duodenal o gástrica activa, o con historia ulcerosa previa [3].

En 1996 se celebró en Maastricht la Conferencia Europea de Consenso para el manejo de la infección por *H. pylori* [5], que recomendó el tratamiento erradicador a todos los pacientes con úlcera péptica e infección por *H. pylori.* Además se añadieron algunas nuevas indicaciones: en el ámbito de atención especializada de aparato digestivo se establecieron como indicaciones de tratamiento claramente recomendadas el linfoma gástrico tipo MALT de bajo grado, las gastritis con alteraciones macroscópicas o microscópicas graves y los pacientes sometidos a una resección gástrica parcial por cáncer gástrico precoz [5, 6].

En el ámbito de atención primaria se admitía el tratamiento erradicador en los pacientes jóvenes con síntomas de dispepsia que no asociaran síntomas de alarma, es decir, lo que se ha pasado a denominarse estrategia de «prueba y tratamiento» («test and treat»). En el año 1997 se celebraron otras conferencias internacionales de actualización sobre *H. pylori* en las que se coincidió con las recomendaciones principales de la Conferencia de Maastricht pero con la excepción de [7, 8]:

- No recomendar el tratamiento erradicador de forma generalizada en la dispepsia funcional.
- Recomendar la erradicación en aquellos pacientes con dispepsia que requieren tratamiento crónico con AINE.
- Recomendar tratamiento de las personas infectadas con historia familiar de cáncer gástrico [7].

En 1999 se organizó en Madrid una Conferencia Española de Consenso con el fin de establecer las indicaciones precisas del diagnóstico y el tratamiento de la infección en nuestro país, así como para fomentar la generalización de los tratamientos erradicadores en las indicaciones adecuadas. Además de las cuatro indicaciones básicas, se aceptó como indicación de tratamiento la erradicación en la duodenitis erosiva, por considerarla parte de la enfermedad ulcerosa duodenal [9].

En el año 2000 se realizó una actualización de la Conferencia de Consenso de Maastricht denominada Maastricht 2, que estableció las siguientes indicaciones de erradicación de *H. pylori* [10, 11]:

- Úlcera duodenal y gástrica (evidencia científica 1).
- Linfoma gástrico MALT (evidencia científica 2).
- Gastritis atrófica (evidencia científica 2).
- Tras resección de cáncer gástrico (evidencia científica 3).
- Familiares de primer grado de pacientes con cáncer gástrico (evidencia científica 3).
- Deseo del paciente (evidencia científica 4).

INDICACIONES ACTUALES ACEPTADAS PARA LA ERRADICACIÓN DE H. PYLORI

Se establece el empleo de tratamiento erradicador en las tres indicaciones siguientes [2]:

- Úlcera péptica duodenal o gástrica, actual o pasada, documentada.
- Linfoma gástrico tipo MALT de bajo grado.
- Cáncer gástrico precoz resecado por vía endoscópica.

A continuación se revisan las enfermedades relacionadas con la bacteria en las que se recomienda su erradicación.

Úlcera péptica

La erradicación de *H. pylori* en la úlcera péptica es sin duda la indicación más importante y está recogida en todas las conferencias de consenso como indiscutible y de gran trascendencia práctica [3].

La asociación entre la erradicación de *H. pylori* y la reducción casi total de recidivas ulcerosas fue descrita inicialmente en los pacientes con úlcera duodenal y confirmada posteriormente para la úlcera gástrica. Además, la erradicación de la infección favorece la cicatrización ulcerosa. Algunos estudios han demostrado que tras la erradicación de *H. pylori* se produce la cicatrización del 97 % de las úlceras duodenales y del 90 % de las úlceras gástricas al mes de finalizar el tratamiento [12].

La relación entre coste y beneficio del tratamiento erradicador es claramente más favorable que la terapia antisecretora gástrica tradicional. Esto se debe fundamentalmente a la elevada tasa de recidivas ulcerosas tras la supresión de la misma, así como al elevado coste del tratamiento de mantenimiento con dicha terapia [3].

Por lo tanto, está indicado la investigación y el tratamiento del *H. pylori* en todos los pacientes con enfermedad ulcerosa activa (duodenales y gástricas), tanto de las no complicadas como de las complicadas, y en todos los casos con antecedentes documentados de enfermedad ulcerosa, aunque se encuentren asintomáticos en aquel momento [3, 9].

Duodenitis y gastritis erosiva

La duodenitis erosiva está considerada como parte de la enfermedad ulcerosa duodenal, asociándose a infección por *H. pylori* hasta en un 100 % de los casos según algunas series y respondiendo favorablemente a su erradicación [3].

Por ello, alguna de las conferencias de consenso incluye la duodenitis erosiva entre las enfermedades que se benefician de la terapia erradicadora. En los casos de gastritis erosiva no relacionados con el consumo de AINE, se carece de evidencia científica para cualquier tipo de recomendación [9].

Linfoma gástrico tipo MALT de bajo grado

En condiciones normales no existe tejido linfoide en la mucosa gástrica, con excepción de linfocitos aislados. Sin embargo, la infección por *H. pylori* se acompaña de la aparición de tejido linfoide asociado a la mucosa (MALT), identificándose folículos linfoides en la mucosa gástrica hasta en el 100 % de los sujetos infectados [3]. Existen diversos estudios epidemiológicos que apoyan un papel causal de *H. pylori* en los linfomas gástricos tipo MALT, asociándose a los mismos hasta en el 80-100 % de los casos. Además, se ha observado regresión histológica en el 50-93 % de los casos de linfoma MALT de bajo grado. En los linfomas de alto grado es necesario un tratamiento quirúrgico o quimioterápico, si bien la erradicación de la infección podría actuar como tratamiento adyuvante [3, 13].

Por lo tanto los pacientes con linfomas gástricos tipo MALT de bajo grado y con un estadio I-E1 de la clasificación de Ann Arbor modificada, deben ser tratados primariamente con erradicación de *H. pylori*. En los linfomas de alto grado la erradicación será complementaria de la terapéutica convencional (quimioterapia y cirugía) [9].

Cáncer gástrico

Mediante estudios epidemiológicos se ha demostrado la asociación entre la infección por *H. pylori* y el cáncer gástrico, habiéndose determinado que los sujetos que presentan colonización de la mucosa gástrica por *H. pylori* tienen dos veces más riesgo de desarrollar cáncer gástrico que los controles no infectados. A pesar de esta evidencia, y teniendo en cuenta la alta prevalencia mundial de la infección, es impensable recomendar una táctica erradicadora indiscriminada como prevención del cáncer gástrico a toda la población [2].

Sin embargo, se considera recomendable la terapia erradicadora en los familiares de primer grado de pacientes con cáncer gástrico. También se han observado efectos beneficiosos de la erradicación en pacientes a quienes se ha realizado resección endoscópica de cáncer gástrico precoz. Asimismo, parece razonable indicar la erradicación en los pacientes intervenidos con resección de cáncer gástrico para eliminar el microorganismo del muñón gástrico [2].

PATOLOGÍAS EN LAS QUE NO ESTÁ INDICADA LA ERRADICACIÓN DE H. PYLORI

Úlcera péptica asociada al tratamiento con AINE

La infección por *H. pylori* y el consumo de AINE son los dos factores etiológicos más frecuentes de la enfermedad ulcerosa gastroduodenal. Como la infección por *H. pylori* es muy prevalente, ambos factores suelen asociarse en un mismo individuo. Se plantea si la presencia de ellos aumenta o potencia el riesgo de aparición de lesiones gastroduodenales [3]. Según los datos que disponemos hasta la fecha, parece que *H. pylori* y los AINE son dos factores de riesgo independientes, cuya interacción no es aditiva, sin que exista una potenciación de los efectos de los mismos sobre la aparición de lesiones mucosas. La erradicación de la infección no parece prevenir la aparición de lesiones gastroduodenales. Además, los fármacos antisecretores pierden parte de su eficacia en la prevención de las úlceras inducidas por AINE en los pacientes *H. pylori* negativos [3].

Sin embargo, en el caso del ácido acetilsalicílico el papel de *H. pylori* podría ser diferente que en el resto de los AINE. Algunos estudios demuestran que *H. pylori* podría potenciar el riesgo de presentar una complicación hemorrágica en los pacientes tratados con ácido acetilsalicílico a dosis bajas. Por lo tanto, en este grupo de pacientes la erradicación de *H. pylori* podría ser igual de eficaz que el omeprazol en la prevención de la hemorragia digestiva alta [3].

En consecuencia, y como resumen, no se debe investigar ni tratar la infección por *H. pylori* en un individuo asintomático que tiene previsto tratamiento con AINE. Además, un paciente con antecedentes de úlcera gastroduodenal que necesita ser tratado con AINE debe ser protegido con inhibidores de la bomba de protones, pero no hay que erradicar *H. pylori* hasta que finalice el consumo de AINE. En el caso de que se diagnostique una úlcera gastroduodenal asociada a *H. pylori* en un paciente en tratamiento con AINE, se debe posponer la erradicación de la bacteria hasta que finalice la administración de los AINE [3].

Dispepsia funcional

Desde hace años se está intentando relacionar la infección por *H. pylori* con la dispepsia funcional. La prevalencia de la infección en este grupo de pacientes parece similar a la de los controles asintomáticos. Tampoco parece existir una correlación de los síntomas con la presencia de la bacteria. Además, los trabajos que estudian la evolución de los síntomas dispépticos tras la erradicación de la bacteria, demuestran que más del 70 % de los pacientes con dispepsia funcional no mejoran tras el tratamiento erradicador, lo cual sugiere que la infección por *H. pylori* no es el agente causal en la mayoría de los casos de esta patología [3]. De todas formas el debate continúa.

Enfermedad por reflujo gastroesofágico (ERGE)

La relación entre la enfermedad por reflujo gastroesofágico y la infección por *H. pylori* no está del todo aclarada. Los datos actuales sugieren que la infección no sólo no está implicada en su patogenia sino que parece ser un factor protector frente a ella y sus complicaciones. La mayoría de los estudios han demostrado prevalencias de infección en los pacientes con ERGE similares o incluso más bajas a la de los sujetos control [3]. En la reunión Europea de Consenso de Maastricht se consideró recomendable realizar tratamiento erradicador en los pacientes con ERGE que requerían tratamiento de mantenimiento con omeprazol. Sin embargo, según la Conferencia Española de Consenso sobre la infección por *H. pylori* de 1999, se considera que la ERGE no es una indicación de tratamiento de *H. pylori*, incluso en los pacientes que requieran tratamiento de mantenimiento con IBP [9].

Lesiones precancerosas gástricas

Gastritis superficial o atrófica

La relación del *H. pylori* con las gastritis ha sido confirmada en numerosos estudios, habiéndose demostrado una prevalencia de la infección en el 77 % de las gastritis [14]. En la reunión Europea de Consenso se recomendaba el tratamiento erradicador en los pacientes afectos de formas evolucionadas de gastritis, con metaplasia intestinal o atrofia glandular. Sin embargo, no existen evidencias que demuestren que la erradicación de la infección en estos pacientes sea efectiva para revertir la metaplasia intestinal ni, por lo tanto, para prevenir la evolución a displasia o adenocarcinoma [9].

Gastropatía hipertrófica o enfermedad de Ménétrier

En algún estudio se comprobó que el 90 % de los casos tenían infección por *H. pylori*, habiéndose sugerido que ésta podría ser su causa. Se han publicado casos aislados de remisión de la enfermedad tras la erradicación de la bacteria, por lo que se podría intentar esta decisión como primera opción terapéutica [2].

Enfermedades en tratamiento de mantenimiento con inhibidores de la bomba de protones

Algunos estudios han sugerido que en pacientes infectados por *H. pylori* y que precisan tratamiento prolongado con inhibidores de la bomba de protones, el tratamiento antisecretor podría favorecer la progresión y extensión de la gastritis atrófica a toda la cavidad gástrica y aumentar así el riesgo de adenocarcinoma gástrico. Sin embargo, otros estudios no han confirmado esta hipótesis [15, 16].

Enfermedades extradigestivas

La infección con *H. pylori* se ha relacionado con múltiples procesos extradigestivos como cardiopatía isquémica, diabetes mellitus, rosácea, urticaria crónica idiopática, síndrome de Reynaud, colelitiasis, encefalopatía hepática, dolor abdominal recurrente en el niño, retraso de crecimiento en los niños y migraña, entre otros. Los estudios sobre los efectos de la erradicación de la bacteria son muy escasos y contradictorios, por lo que de momento no está indicada la investigación de *H. pylori* ni el tratamiento en ninguna de las patologías extradigestivas que se han relacionado con la bacteria [9].

POSIBLES EFECTOS PERJUDICIALES DE LA ERRADICACIÓN DE H. PYLORI

La infección por *H. pylori* está muy extendida por todo el mundo, pero sólo provoca patologías significativas en aproximadamente el 20 % de los infectados. Diversos estudios epidemiológicos sugieren que *H. pylori* puede tener algunos efectos positivos en la salud de los sujetos infectados y que su eliminación podría ser perjudicial. Entre los efectos negativos de la erradicación de la bacteria destacan los siguientes:

- Incremento de la enfermedad por reflujo gastroesofágico y del adenocarcinoma de Barrett. En los países desarrollados, donde existe una lenta disminución de la prevalencia de *H. pylori*, se ha observado un incremento en la incidencia de la ERGE y del adenocarcinoma de Barrett, lo que podría sugerir que esta bacteria tiene un efecto protector que evita la gravedad de la ERGE y su complicación más importante [2].
- Aumento de peso. Algunos autores han sugerido que el tratamiento de *H. pylori* provoca un aumento significativo de peso. Sin embargo, este efecto se debe posiblemente a la mejoría de sus síntomas digestivos que favorece dietas más liberales y abundantes [2].
- Menor eficacia de los fármacos antisecretores. Aunque existen pocos trabajos que otorguen trascendencia clínica a este hecho, parece ser que la erradicación del *H. pylori* disminuye el efecto de los antisecretores [2].

BIBLIOGRAFÍA RECOMENDADA

1. Martín de Argila C, Boixeda D. Epidemiología de la infección por *Helicobacter pylori*. En Boixeda D, Martín de Argila C (eds). *Helicobacter pylori* ¿más allá del límite? Prous Science. Barcelona, 2001: 47-73.
2. Monés J. Beneficios del tratamiento erradicador. En Boixeda D, Martín de Argila C (eds). *Helicobacter pylori* ¿más allá del límite? Prous Science. Barcelona, 2001: 375-390.
3. Santolaria S, Ruiz R. ¿Cuándo se debe tratar la infección por *Helicobacter pylori*? En Boixeda D, Martín de Argila C (eds). Helicobacter pylori ¿más allá del límite? Prous Science. Barcelona, 2001: 323-337.
4. Peterson WL. *Helicobacter pylori* and peptic ulcer disease. N Engl J Med 1991; 324: 1043-1048.
5. Malfertheiner P, Mégraud F, O´Morein C, y cols. Current European concept in the management of *Helicobacter pylori* infection. The Maastricht Consensus Report. The European Helicobacter Study Group. Eur J Gastroenterol Hepatol 1997; 9: 1-2.
6. Current European concepts in the management of *Helicobacter pylori* infection. The Maastricht Consensus Report. Gut 1997; 41: 8-13.
7. Lam SK, Talley NJ. Report of the 1997 Asia Pacific Consensus on the management of *Helicobacter pylori* infection. J Gastroenterol Hepatol 1998; 13: 1-12.
8. The report of the digestive health initiative international update conference on *Helicobacter pylori*. Gastroenterology 1997; 113: S3-S8.
9. Sainz R, Borda F, Domínguez E, Gisbert JP y grupo Conferencia Española de Consenso. Conferencia Española de Consenso sobre la infección por *Helicobacter pylori*. Rev Esp Enferm Dig 1999; 91: 777-784.

10. Malfertheiner P, Megraud F, O´Morain C, y cols. Current concepts in the management of *Helicobacter pylori* infection. The Maastricht 2-2000 consensus report. Aliment Pharmacol Ther 2002; 16: 167-180.

11. Bazzoli F. Key points from the revised Maastricht consensus report: the impact on general practice. Eur J Gastroenterol Hepatol 2001; 13: S3-S7.

12. Gomollón F, Santolaria S, Ducons JA, Guirao R, Vera J, Montoro M. ¿Erradicar significa curar en la úlcera duodenal? Resultados de un estudio prospectivo en nuestro medio. Gastroenterología y Hepatología 2000; 23: 62-65.

13. Montalbán C, Bellas C. Helicobacter pylori y linfomas gástricos derivados del tejido linfoide asociado a mucosas (MALT). En Boixeda D, Martín de Argila C (eds). *Helicobacter pylori* ¿más allá del límite? Prous Science. Barcelona, 2001: 233-253.

14. Boixeda D, Martín de Argila C. Epidemiología de la infección por *Helicobacter pylori*. En Boixeda D, Martín de Argila C (eds). *Helicobacter pylori* ¿más allá del límite? Prous Science. Barcelona, 2001: 123-141.

15. Klinkenberg-Knol EC, Nelis F, Dent J, y cols. Long-term omeprazole treatment in resistant gastroesophageal reflux disease: efficacy, safety, and influence on gastric mucosa. Gastroenterology 2000; 8: 661-669.

16. Kuipers EJ, Lundell L, Klinkenberg-Knol EC. Atrophic gastritis and *Helicobacter pylori* infection in patients with reflux esophagitis treated with omeprazole or fundoplication. N Engl J Med 1996; 334: 1018-1022.

CAPÍTULO 7

VARÓN DE 75 AÑOS CON MOLESTIAS CONTINUAS EN HIPOCONDRIO DERECHO DESDE LA COLECISTECTOMÍA

J. R. FORUNY OLCINA
E. MEROÑO GARCÍA

CASO CLÍNICO

Motivo de consulta: dolor abdominal.

Antecedentes personales:
- HTA de larga evolución.
- ACVA en 1989 sin secuelas posteriores.
- Resección transuretral de tumor vesical (papilar no infiltrante) en 1997.
- Cardiopatía isquémica e hipertensiva (angina estable con revascularización quirúrgica en 1998).
- Policitemia de estrés (síndrome de Gaisböck) en 1999.
- Colecistectomía laparoscópica reconvertida en octubre de 2002.
- Amigdalectomía en la infancia.

Enfermedad actual: varón de 75 años remitido a las consultas de gastroenterología a principios de febrero de 2003 por presentar molestias abdominales en hipocondrio derecho desde que le efectuaron la colecistectomía en 2002. Molestias poco intensas mal localizadas, continuas, no irradiadas, sin relación con la ingesta ni con la deposición. Sin náuseas ni vómitos asociados. Ritmo intestinal sin cambios en este tiempo, aunque algo irregular con marcado reflejo gastrocólico. No refería presencia de productos patológicos en heces, así como tampoco síndrome constitucional, ni sensación febril.

Exploración física: afebril. Tensión arterial 145/75. Consciente y orientado. Bien hidratado, nutrido y perfundido. Buena coloración cutaneomucosa. Cabeza y cuello sin adenopatías. Pulsos carotídeos y presión venosa yugular normales.

AC rítmica a 55 lpm. Soplo sistólico eyectivo II/IV. Ap sin ruidos patológicos. Abdomen blando, no doloroso y depresible, sin masas ni visceromegalias palpables. Puñopercusión renal bilateral negativa. Extremidades con pulsos periféricos conservados, sin edemas ni signos de trombosis venosa profunda.

En la consulta se solicitaron las siguientes analíticas y pruebas complementarias:

Analítica:
- Hemograma: Hb 15,1 g/dl; Ht 44,7 %; VCM 81 fl; plaquetas 206 × 10³/µl; leucocitos 6,3 × 10³/µl (fórmula normal); VSG 14 mm.
- Bioquímica: normal incluyendo iones, calcio, hierro, perfil hepático y lipídico. Ferritina 48,1 ng/ml.
- Hemostasia: normal.

Exploraciones complementarias:
- Enema opaco: apéndice retrocecal. Resto normal
- Panendoscopia: normal.
- ECO abdominal: colecistectomía. Vía biliar no dilatada. Hígado y bazo normales. Páncreas no visualizado, observando en la zona teórica del cuerpo del páncreas y sin poder discriminar si corresponde a retroperitoneo, una masa hipoecoica polilobulada de 3-4 cm, descartándose adenopatías o patología primaria de páncreas (fig. 1).

Ante estos hallazgos y el antecedente de tumor vesical operado se solicitaron:

- PSA: 4 ng/ml (normal).
- Citología de orina: sin alteraciones de interés.
- ECO urológica: riñones normales. Próstata normal.
- Tránsito intestinal: masa intraluminal no ulcerada de unos 4 cm en asa ileal o yeyunal de la fosa ilíaca derecha. Proximal a esta lesión las asas presentan pliegues «peinados» sugerentes de retracción mesentérica.
- TC abdominal: hígado, bazo y páncreas normales. En el yeyuno se evidencia una masa de 4 cm de diámetro, con calcificaciones en su interior, con efecto de retracción de la grasa mesentérica adyacente, hallazgo que pudiera corresponder a un tumor carcinoide de intestino delgado, sin visualizar cambios obstructivos en el momento de la exploración. El páncreas era normal (fig. 2).

Seguidamente se efectuaron los siguientes estudios:

- 5-hidroxindolacético (orina/24 h): 18,8 mg (normal < 8).
- Gammagrafía con octreótido marcado ^{111}In: depósito único y selectivo abdominal, topográ-

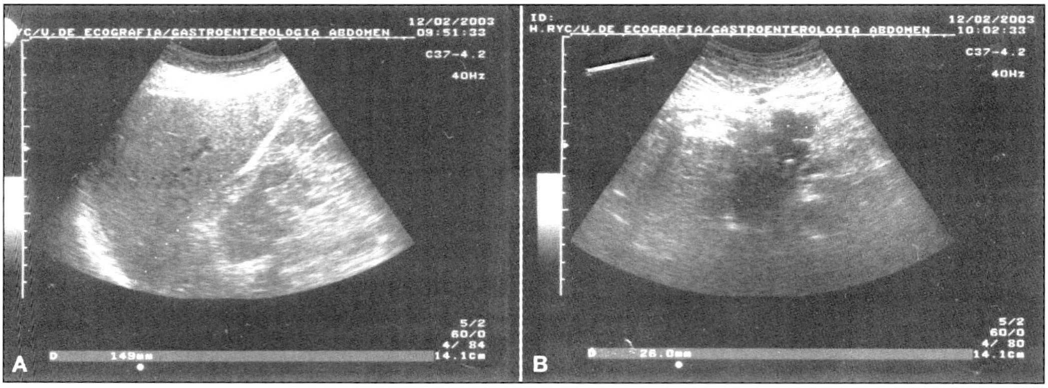

FIG. 1. Imágenes ecográficas correspondientes a cortes longitudinal epigástrico (A) y transversal epigástrico (B) que muestran la presencia de una masa hipoecoica polilobulada de unos 4 cm de diámetro, localizada posiblemente en el retroperitoneo.

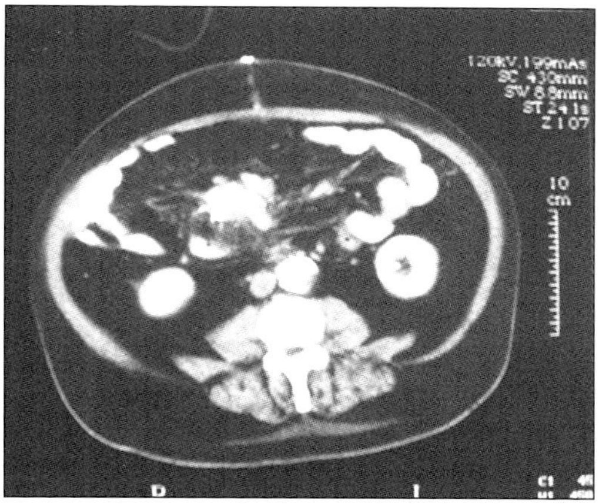

FIG. 2. Imagen de TC abdominal que muestra la presencia de masa sólida de unos 4 cm de diámetro, con calcificaciones en su interior, dependiente del asa yeyunal y retracción de la grasa mesentérica adyacente, sugestiva de tumor carcinoide intestinal.

ficamente localizado en el hipogastrio, y que probablemente corresponde a íleon preterminal o a yeyuno, sugestivo de tumor carcinoide. No se observan otros depósitos que sugieran la presencia de metástasis.

- Gammagrafía ósea con MDP-^{99}TC: sin datos sugestivos de metástasis óseas de carácter osteoblástico.
- TC torácica: sin evidencias de metástasis pulmonares ni de derrame pleural.

Además, ante la probable intervención quirúrgica, se realizaron las siguientes pruebas:

- Radiografía de tórax: normal.
- ECG: bradicardia sinusal e hipertrofia ventricular izquierda, con alteración secundaria de la repolarización.
- Ecocardiograma: dilatación de ventrículo izquierdo con hipertrofia ventricular. Fracción de eyección normal. Esclerosis y depósitos de calcio en el anillo aórtico.

Evolución y tratamiento: ante los hallazgos descritos y con el diagnóstico de tumor carcinoide yeyunal, se contactó con el servicio de cirugía general y aparato digestivo. El 3 de abril de 2003 se efectuó una laparotomía que mostró un tumor de 5 cm dependiente de un asa yeyunal, que se extendía por el mesenterio afectando a la arteria mesentérica superior en su raíz y contactando además con el duodeno. Se observaron también nódulos superficiales en el lóbulo hepático izquierdo sugestivos de metástasis. Se tomaron biopsias intraoperatorias del tumor y de las metástasis que fueron diagnósticas de tumor carcinoide.

Ante la extensión de la afección que hacía casi imposible la resecabilidad, junto con las metástasis hepáticas, se decidió no adoptar actitud quirúrgica alguna.

Posteriormente se inició tratamiento con lanreótido 1 ampolla de 40 mg s.c. cada 14 días.

Dado que con este tratamiento no se produjo mejoría clínica de las molestias abdominales, el paciente fue valorado por el servicio de oncología médica, que el 25 de abril añadió tratamiento quimioterápico con carboplatino y etopóxido.

En su última revisión por el servicio de oncología en el mes de mayo, el paciente presentaba una leve mejoría de la sintomatología y su analítica era normal.

DIAGNÓSTICO DEFINITIVO

Tumor carcinoide intestinal (yeyuno) con metástasis hepáticas.

COMENTARIOS

TUMORES CARCINOIDES GASTROINTESTINALES

INTRODUCCIÓN

Los tumores carcinoides son un grupo heterogéneo de neoplasias derivadas de las células de Kulchitsky. El primero que utilizó el término de tumor carcinoide fue Oberndorfer en 1907, aunque previamente, en 1888, Lusbarsch había hecho dos descripciones anatomopatológicas que correspondían a este tipo de neoplasias.

La característica principal de estas neoplasias es la capacidad de producción de aminas biógenas (serotonina, histamina, dopamina, norepinefrina) y de hormonas polipeptídicas (ACTH, calcitonina, calicreína, polipéptido pancreático, cromogranina), así como su afinidad por tinciones de plata y la expresión de marcadores neuroendocrinos.

Además de la localización gastrointestinal (GI) (67,5 %), podemos encontrar, aunque con menor frecuencia, tumores carcinoides en pulmón (25,3 %) y raramente en ovario, vesícula y vías biliares [1, 2].

EPIDEMIOLOGÍA

Aunque la prevalencia exacta de los tumores carcinoides es desconocida, ya que muchos cursan de forma asintomática, son, sin duda, los tumores neuroendocrinos GI más frecuentes. En estudios realizados con cadáveres se ha estimado una prevalencia de 8,4 casos por cada 100.000 cadáveres examinados. En el 90 % de los casos el tumor se encuentra de manera incidental y la incidencia es de 1-2 casos por cada 100.000 en un año. En Estados Unidos la frecuencia es mayor en pacientes de raza negra [2-4].

CLASIFICACIÓN

Tradicionalmente, según su supuesto origen en las divisiones embriológicas del tracto digestivo, estos tumores se han clasificado en:

- Carcinoides del intestino anterior o cefálico. Tumores que aparecen en esófago, estómago, duodeno, sistema biliar, bronquios, timo y pulmón.
- Carcinoides del intestino medio. Tumores de yeyuno, íleon, divertículo de Meckel, apéndice y colon ascendente.
- Carcinoides del intestino posterior o caudal. Tumores que aparecen en el colon transverso, colon descendente y recto.

En una revisión de 8.305 casos, Modlin y Sandor observaron en términos generales que el pronóstico de los tumores carcinoides de intestino anterior o cefálicos era peor que en otras localizaciones [1, 3].

En clasificaciones posteriores, muchos autores han considerado no sólo el lugar de origen del tumor, sino también las características histológicas del mismo (grado de diferenciación, presencia de atipias celulares, índice mitótico y capacidad de invasión de los tejidos adyacentes) [3].

ANATOMÍA PATOLÓGICA

Macroscópicamente suelen ser tumores sólidos, de coloración amarillenta y únicos, salvo los que aparecen en estómago e íleon, que a menudo son multicéntricos. A pesar de que suelen localizarse en la submucosa, a veces pueden producir ulceración de la mucosa. Es característica la reacción desmoplásica, fibrótica acompañante, que explica en muchos casos los cuadros clínicos de obstrucción intestinal y afectación vascular.

Microscópicamente están formados por células redondeadas uniformes y suelen teñirse con tinciones argénticas. La presencia de marcadores neuroendocrinos permite la realización de tinciones inmunohistoquímicas con cromogranina A, B y C, sinaptosina y enolasa neuroespecífica. La tinción con cromogranina A es positiva en el 80 % de los carcinoides, pero también puede darse en otros tumores neuroendocrinos. Sin embargo, cuando también es positiva para cromogranina B, la especificidad en el diagnóstico aumenta de manera considerable.

La microscopia electrónica permite detectar la presencia de gránulos y vesículas intracitoplásmicas que contienen neurotransmisores [1, 4].

CLÍNICA

Como ya hemos comentado anteriormente, a menudo son tumores asintomáticos, que se diagnostican casualmente por hallazgos en pruebas de imagen o durante exploraciones endoscópicas o quirúrgicas.

Cuando producen sintomatología, ésta puede ser debida al propio tumor (efecto masa) y a la reacción fibrosa peritoneal y mesentérica, o también a la producción hormonal y de aminas biógenas, con aparición del denominado síndrome carcinoide.

La sintomatología asociada al propio tumor es a menudo inespecífica, pudiendo aparecer malestar general, molestias o dolor abdominal, datos clínicos de obstrucción intestinal y con menos frecuencia de hemorragia digestiva [1, 5].

Naturalmente, la clínica secundaria a la producción de aminas vasoactivas en el seno del tumor varía en función del tipo de sustancia sintetizada por la célula carcinoide (histamina en carcinoides gástricos, serotonina en carcinoides intestinales, etc.). Las sustancias producidas por los carcinoides suelen liberarse a la circulación portal y son depuradas en un primer paso hepático, por lo que la aparición de síntomas compatibles con un síndrome carcinoide debe sugerir que se ha producido la diseminación hepática de la neoplasia, con liberación de sustancias directamente a la circulación sistémica. El síndrome carcinoide se produce en el 30-60 % de los carcinoides de intestino medio, mientras que sólo aparece en el 1 % de los tumores apendiculares.

La presentación típica del síndrome carcinoide, generalmente secundario a la producción de serotonina, comprende la tríada clásica de:

- *Rubefacción cutánea facial y cervical* (30-94 %). Desencadenada por diferentes estímulos, entre ellos el estrés, la ingesta de alcohol, algunos alimentos como queso y chocolates, y determinados medicamentos (calcio y pentagastrina); tiene una duración variable (minutos/horas) y en ocasiones se acompaña de lagrimeo. Ante este síntoma debemos considerar el diagnóstico diferencial con el carcinoma medular de tiroides, el feocromocitoma, la anafilaxia y la mastocitosis. Los carcinoides bronquiales, a diferencia de los gastrointestinales, producen una reacción de rubefacción más generalizada.
- *Diarrea* (38-85 %). Aparece acompañando a la rubefacción en el 85-90 % de las ocasiones. Aunque la etiopatogenia no está claramente establecida, la serotonina parece tener un papel fundamental, ya que con fármacos antiserotoninérgicos, especialmente con ondansetrón, se obtienen muy buenos resultados terapéuticos.
- *Cardiopatía valvular.* Se detecta en el 45-77 % de los pacientes mediante ecocardiografía. Dado que las válvulas afectadas son especialmente las del lado derecho (insuficiencia tricuspídea 84 %, insuficiencia pulmonar 32 % y estenosis pulmonar 31 %), podemos encontrar en un paciente concreto un aumento de la presión venosa yugular, hepatomegalia, ascitis, edemas y otros datos de fallo cardíaco derecho [1, 3, 5].

Manifestaciones menos frecuentes en el seno del síndrome carcinoide son los episodios de broncoespasmo y las lesiones cutáneas por déficit de niacina [1].

DIAGNÓSTICO

El enfoque diagnóstico de los pacientes con tumores carcinoides varía en función de la existencia o no de sintomatología funcional (síndrome carcinoide).

Si el paciente no presenta clínica que haga sospechar la existencia de un síndrome carcinoide y consulta por molestias generadas por la propia tumoración, como dolor abdominal, hipersensibilidad local o malestar, las determinaciones analíticas apenas aportan utilidad, siendo de más valor las pruebas radiológicas y endoscópicas:

- *Radiografía simple.* Puede aportar datos inespecíficos únicamente, en especial signos indirectos de efecto masa o de obstrucción intestinal, pero lo normal es que sea anodina.
- *Estudios radiológicos baritados* (tránsito gastrointestinal y enteroclisis). Especialmente útiles en la detección de tumores localizados en yeyuno e íleon, pero tienen poca sensibilidad para los tumores pequeños y submucosos.
- *TC abdominal.* Puede detectar lesiones primarias mayores de 1-2 cm localizadas en asas intestinales. En ocasiones, los tumores presentan calcificaciones en su interior. Es bastante característica la reacción desmoplásica con retracción fibrótica del mesenterio y del peritoneo. También permite la detección de metástasis ganglionares y hepáticas. Estas últimas suelen ser múltiples, hipodensas, no calcificadas y se pueden identificar en el 75 % de los casos.
- *Resonancia magnética.* No aporta ventajas con respecto a la TC.
- *Estudios gammagráficos.* Basados en la existencia de receptores tipo II de somatostatina en el 80-90 % de los tumores neuroendocrinos. Clásicamente se realizaban con metaiodobenzilguanidina, que ha sido desplazada en la actualidad por octreótido marcado con ^{111}Indio (octreoscan). Con esta técnica se detectan el 70-90 % de las metástasis extrahepáticas. La mayoría de los autores opinan que debe utilizarse como técnica complementaria a la TC, siendo sus indicaciones principales las siguientes:
  - Búsqueda de tumores primarios ocultos tras la realización de pruebas diagnósticas de imagen de primera línea.

- Estadiaje de pacientes con tumores carcinoides conocidos y diseminación hepática diagnosticada mediante otras pruebas de imagen.
- Predicción de respuesta al tratamiento con análogos de somatostatina.
- Seguimiento del paciente tratado. La aparición de falsos negativos con el octreoscan ocurre en tumores de pequeño tamaño (< 1 cm) y en aquellos con pocos receptores o baja afinidad para la somatostatina. Para la detección de metástasis óseas el radioisótopo utilizado es el ^{99}Tc.

- *Tomografía de emisión de positrones.* En algunos estudios comparativos mediante técnicas gammagráficas con octreótido marcado se observan resultados positivos por lo que se refiere a la detección de enfermedad sistémica. Hasta el momento, la sustancia más utilizada en este tipo de estudios es la Cu-TETA-octreótido.
- *Exploraciones endoscópicas.* Permiten tomar muestras de las lesiones sospechosas para realizar el diagnóstico anatomopatológico. Endoscópicamente, los carcinoides de recto suelen ser únicos, de coloración amarillenta, con aspecto polipoideo, implantación sésil e importante vascularización capilar superficial. Los carcinoides gástricos generalmente son múltiples (50 %), submucosos, con superficie granular de coloración blanquecina. En algunos casos la superficie puede estar ulcerada. La ecoendoscopia es especialmente útil en el estadiaje y cuando hay que decidir entre una actitud más o menos conservadora, ya que permite valorar el grado de infiltración de estos tumores [1, 5, 6].

Si el paciente refiere síntomas funcionales sugestivos de síndrome carcinoide, se debe determinar la excreción urinaria en 24 horas de 5-hidroxiindolacético (5-HIA), el metabolito principal de la serotonina. Los límites superiores de la normalidad oscilan entre 6-15 mg/24 horas según los laboratorios. Se calcula que con cifras superiores a 15 mg, una vez descartada la ingesta de determinados alimentos (plátanos, kiwis, piña, nueces, ciruelas y aguacate) y fármacos como el paracetamol, la sensibilidad de esta determinación para el diagnóstico de síndrome carcinoide es del 75 % y la especificidad se acerca al 100 %. Además, los niveles se suelen correlacionar con la intensidad de los síntomas y el tamaño tumoral, permitiendo el seguimiento del paciente durante el tratamiento. Si con la determinación del 5-HIA en orina se obtienen resultados negativos, pero persiste alta sospecha de síndrome carcinoide, puede ser útil la determinación plasmática e intraplaquetaria de niveles de serotonina [1, 5, 6].

El valor diagnóstico de la determinación de cromogranina A en sangre se ha intentado establecer en distintos estudios. La sensibilidad diagnóstica para tumores carcinoides oscila entre el 50-60 % (valores > 5 U/l). Además, también se detectan cifras elevadas de otros tumores neuroendocrinos, fundamentalmente gastrinomas. Parece existir correlación entre los niveles de cromogranina y la masa tumoral y la presencia de enfermedad metastásica, por lo que podría ser útil cuando se deba monitorizar la respuesta al tratamiento. Hemos de tener en cuenta que la insuficiencia renal crónica aumenta los niveles de cromogranina en pacientes sin tumores neuroendocrinos y que el tratamiento con fármacos análogos de la somatostatina provoca su descenso [7].

Recientemente, mediante técnicas de hibridación genética, se han podido detectar defectos en los cromosomas 18q y 18p en el 38 % y 33 %, respectivamente, de los carcinoides gastrointestinales. Estas alteraciones no aparecen en el carcinoide bronquial [8].

TRATAMIENTO

Manejo local

Carcinoides gástricos

Todos derivan de las células «enterocromafin-like», pero se distinguen tres grupos que condicionan el modo de actuación terapéutica:

- *Carcinoides gástricos asociados a gastritis crónica atrófica tipo A* (75 %). Suelen localizarse en cuerpo-fundus y generalmente tienen un diámetro inferior a 1 cm. En estas condiciones, y si las lesiones se presentan en número menor de 5, pueden tratarse simplemente con escisión endoscópica, ya que el riesgo de metástasis es inferior al 10 %. Posteriormente son necesarios controles endoscópicos semestrales. Si se detectan recurrencias se procederá a la escisión quirúrgica de las lesiones, asociando además una antrectomía quirúrgica. Con este último procedimiento se pretende eliminar el supuesto estímulo que la hipergastrinemia ejerce sobre las células enterocromafines. En tumores mayores de 1 cm o si existen más de 5 lesiones, el tratamiento inicial es la antrectomía más la escisión local de las lesiones. En caso de recurrencias posteriores, la gastrectomía es el tratamiento de elección.

- *Carcinoides asociados al síndrome de Zollinger-Ellison* (5-10 %). También se localizan en cuerpo-fundus y habitualmente aparecen en pacientes con el síndrome de neoplasia endocrina múltiple tipo MEN I. El tratamiento es similar al grupo anterior de carcinoides gástricos. Existen casos de regresión en pacientes con este tipo de tumores tratados con análogos de la somatostatina.
- *Carcinoides gástricos esporádicos* (15-25 %). Suelen ser únicos, de diámetro superior a 1 cm y tienen un comportamiento más agresivo, por lo que deben ser tratados mediante extirpación quirúrgica, incluyendo los ganglios linfáticos adyacentes [1, 5].

Carcinoides duodenales y de la ampolla de Vater

Representan únicamente el 2 % de los tumores carcinoides gastrointestinales y su tamaño casi siempre es menor de 2 cm de diámetro. En estas circunstancias el tratamiento idóneo es la resección local quirúrgica o endoscópica. En tumores de mayor tamaño suelen realizarse resecciones quirúrgicas más extensas, sin que esto haya demostrado, en parte por el escaso número de pacientes descritos, que estos procedimientos incrementen de manera significativa la supervivencia de los pacientes [1, 5].

Carcinoides de intestino delgado

Derivan de las células endocrinas epiteliales. Habitualmente localizados en el íleon terminal, suelen ser multicéntricos y su tamaño se relaciona de modo directamente proporcional con la presencia de metástasis en el diagnóstico (45-80 % en tumores > 2 cm).

Debido al frecuente desarrollo de síntomas (dolor abdominal secundario a obstrucción intestinal o vascular, por el propio tumor o la reacción desmoplásica), el tratamiento de los carcinoides intestinales siempre es quirúrgico, aun en presencia de enfermedad metastásica, con resección de la masa tumoral, del mesenterio y de los ganglios regionales. Además, se ha demostrado que cuanto mayor es la masa tumoral extirpada, mayor es la supervivencia del paciente [1, 5].

Carcinoides apendiculares

Derivan de las células endocrinas subepiteliales y en el 95 % de los casos tienen un tamaño menor de 2 cm. El tamaño tumoral también se relaciona con la presencia de metástasis en el momento del diagnóstico. En tumores menores de 1 cm, la apendicectomía es suficiente, pero cuando el tamaño es mayor de 2 cm es necesaria la hemicolectomía derecha más la gangliectomía regional. El problema surge en los tumores de entre 1 y 2 cm, en que el tratamiento debe individualizarse, teniendo en cuenta la edad del paciente, la existencia de patologías de base asociadas, la localización del tumor y la invasión linfática, vascular y mesentérica. En pacientes jóvenes, con tumores en la parte proximal del apéndice o con invasión de estructuras vasculares, serosas o linfáticas se aconseja la hemicolectomía [1, 5].

Carcinoides del colon

Se originan de las células endocrinas epiteliales, localizándose casi siempre en el colon derecho (70 %). La media de tamaño en el momento del diagnóstico es de 5 cm, presentando con frecuencia metástasis hepáticas y ganglionares. Si el tumor es menor de 2 cm, puede ser tratado mediante escisión endoscópica o quirúrgica, pero en tumores de mayor tamaño el tratamiento es la colectomía [1, 5].

Carcinoides del recto

Tienen el mismo origen que los carcinoides colónicos. Suelen ser tumores únicos de tamaño variable, localizados en los primeros 12-13 cm del recto. Cuando son menores de 1 cm, la escisión local es el tratamiento de elección. Si en el estudio histológico no presentan atipia, invasión más allá de la capa submucosa ni invasión ganglionar, la escisión puede hacerse endoscópicamente. En este sentido, la ultrasonografía endoscópica tiene un papel primordial en la selección de pacientes. Tras la resección deben comprobarse los márgenes de la pieza y en el caso de detectar células tumorales es necesario realizar tratamiento quirúrgico adicional.

Los carcinoides rectales mayores de 2 cm deben tratarse mediante resección abdominoperineal o resección anterior baja. Entre 1 y 2 cm de diámetro, como también sucede con los carcinoides apendiculares, el tratamiento es controvertido. La presencia de alguno de los factores de mal pronóstico (invasión de la muscular propia, invasión ganglionar, atipia en el estudio histológico, ulceración superficial), así como la juventud del paciente y la ausencia de riesgo quirúrgico suelen decantar la balanza hacia el tratamiento quirúrgico agresivo [1, 5].

Tratamiento de la enfermedad metastásica

Medidas generales

Con el fin de impedir la aparición de crisis carcinoides se debe evitar el ejercicio físico intenso, el alcohol y determinados alimentos como queso, chocolate y tabaco. Se recomiendan las dietas hipercalóricas ricas en grasas y proteínas, así como la administración de suplementos de niacina (50 mg/12 horas) para evitar la aparición de pelagra.

Tratamiento farmacológico

Como tratamiento sintomático del síndrome carcinoide, tradicionalmente se han utilizado fármacos con actividad antiserotoninérgica. Los inhibidores de la síntesis de serotonina como metildopa y paraclorfenamina, aunque clínicamente son efectivos, en la actualidad no deben utilizarse debido a sus importantes efectos secundarios, sobre todo reacciones de hipersensibilidad y trastornos psiquiátricos. Por el mismo motivo, tampoco se aconseja el empleo de metisergida y ketanserina, dos antagonistas de los receptores serotoninérgicos. En situaciones leves, la ciproheptadina (antagonista de receptores 5-HT1, 5-HT2 y antiH1), 4-8 mg tres veces al día, controla la diarrea en el 50-60 % de los casos y sus efectos adversos son tolerables (sequedad de boca, inestabilidad, náuseas, vómitos, sedación). También pueden utilizarse antagonistas de los receptores 5-HT3 como ondansetrón, alosetrón y tropisetrón [1].

En situaciones graves los fármacos análogos de la somatostatina son el tratamiento de elección. El más utilizado es el octreótido, que disminuye los niveles de 5-HIAA en orina más del 50 %, asociándose a una mejoría de la diarrea en el 80 % y del broncoespasmo y la rubefacción en el 90 %. En algunos estudios se ha demostrado un efecto antitumoral de estos fármacos, con estabilización de la enfermedad e incluso remisión parcial, y de forma secundaria un aumento de la supervivencia. La dosis inicial ha de ser de 100 µg subcutáneos cada 8 horas, pudiendo aumentarse hasta 500 µg cada 8 horas. A pesar de que puede provocar hiporexia, náuseas, flatulencia, esteatorrea, descompensación hiperglucémica y colelitiasis, en general es un fármaco bien tolerado. Dado que con el uso crónico se ha descrito la aparición de taquifilaxia, debe emplearse únicamente cuando el síndrome carcinoide repercute de manera significativa en la calidad del paciente. Otros análogos de la somatostatina empleados son el lanreótido, 30 mg cada 7-14 días por vía intramuscular, y el acetato de octreótido, también por vía intramuscular, 20 mg cada 4 semanas. Ambos han mostrado la misma eficacia que el octreótido y similares efectos secundarios [5, 8, 9].

En pacientes que no responden a la terapia con análogos de somatostatina, puede utilizarse el interferón alfa, solo o en combinación con aquellos. No está establecida la dosis ni la duración exacta del tratamiento. Se obtiene mejoría sintomática en el 68 %, bioquímica en el 40 %, y regresión tumoral en el 15 %. La duración media de la respuesta en los pocos estudios realizados con este tratamiento se sitúa en torno a los 34 meses. Parece más efectivo cuando se combina con octreótido [10].

Tratamiento quirúrgico

Sólo el 10 % de los pacientes con metástasis hepáticas de tumor carcinoide son subsidiarios de tratamiento quirúrgico curativo. Esto sucede cuando las metástasis son únicas o accesibles o están situadas en un solo segmento o lóbulo hepático. La mortalidad y morbilidad quirúrgica son similares a las observadas en la cirugía de metástasis en el carcinoma de colon, siendo respectivamente del 5 y del 20-30 %. Aunque no todos los pacientes se benefician de una cirugía curativa, se reconocen los efectos paliativos al disminuir tanto la sintomatología como los productos de secreción tumoral y aumentar la supervivencia.

El trasplante hepático se podría plantear como tratamiento únicamente en pacientes con síntomas importantes, con tumor primario resecado y enfermedad confinada al hígado [1, 5, 6].

Tratamientos quimioterápicos

En la mayoría de los ensayos con diferentes combinaciones de quimioterápicos se observa una pobre respuesta de regresión tumoral (< 25 %) durante menos de un año. Teniendo en cuenta los efectos secundarios ligados a este tipo de terapia, junto con la existencia de otros tratamientos altamente efectivos y menos peligrosos, la quimioterapia debe quedar reservada a pacientes con síntomas incapacitantes sin respuesta a otros tratamientos, a excepción quizá de las formas anaplásicas. Los carcinoides muy poco diferenciados, similares al carcinoma de pulmón de células pequeñas, responden en un 67 % de los casos durante una media de más de 8 meses a la combinación de etopósido y cisplatino [1, 5, 8].

Quimioembolización angiográfica

Ha demostrado mayor eficacia que la embolización o la quimioterapia por separado. Consigue mejoría sintomática con regresión tumoral en el 80-85 % de los casos, con una media de respuesta de 14-18 meses. La doxorubicina es el fármaco más empleado [5, 6].

Radioterapia

Sólo se utiliza como tratamiento paliativo de síntomas secundarios a las metástasis óseas o en el sistema nervioso central [1, 5].

Terapia con análogos radiactivos de somatostatina

Hasta la fecha se han publicado resultados en varios ensayos clínicos en fase II, en los que se han obtenido respuestas prometedoras con este tipo de tratamientos. El principal inconveniente que presentan es la toxicidad renal potencial. Son necesarios más estudios para determinar con mayor exactitud el valor de esta modalidad terapéutica [8, 9].

PRONÓSTICO

El pronóstico de los tumores carcinoides varía en función de la localización del tumor. La supervivencia media a los 5 años es la siguiente: rectal 88,3 %, apendicular 71 %, intestino delgado 60,5 %, estómago 40-49 % y colon 42 % [1, 2].

BIBLIOGRAFÍA RECOMENDADA

1. Anthony T, Lawrence K. Gastrointestinal carcinoid tumors and the carcinoid syndrome. En Feldman M, Friedman LS, Sleisenger MH. Sleisenger & Fortran´s. Gastrointestinal and liver disease, 7.ª ed. WB. Saunders. Filadelfia, 2002: 2151-2168.
2. Modlin IM, Lye KD, Kidd M. A 5-decade analysis of 13.715 carcinoid tumors. Cancer 2003; 97: 934-959.
3. Caplin ME, Buscombe JR, Hilson AJ, Jones AL, Watkinson AF, Burroughs AK. Carcinoid tumour. Lancet 1998; 352: 799-805.
4. Kulke MH, Mayer RJ. Carcinoid tumors. N Engl J Med 1999; 340: 858-868.
5. Elizalde I, Borda F. Tratamiento actual del tumor carcinoide. Gastroenterología y Hepatología 2002; 25: 508-513.
6. Ortiz V, Nicolás D, Pastor MA, Olaso V, Berenguer J. Síndrome carcinoide: avances en diagnóstico y tratamiento. Rev Esp Enferm Dig 1999; 91: 61-69.
7. Tomassetti P, Migliori M, Simoni P, Casadei R, De Lasio R, Corinaldesi R, y cols. Diagnostic value of plasma chromogranin A in neuroendocrine tumors. Eur J Gastroenterol Hepatol 2001; 13: 55-58.
8. Oberg K. Carcinoid tumors: molecular genetics, tumor biology, and uptodate of diagnosis and treatment. Curr Opin Oncol 2002; 14: 38-45.
9. De Herder WW, Lamberts SWJ. Somatostatin and somatostatin analogues: diagnostic and therapeutic uses. Curr Opin Oncol 2002; 14: 53-57.
10. Frank M, Klose KJ, Wied M, Ishaque N, Schade-Brittinger C, Arnold R. Combination therapy with octreotide and α-interferon. Am J Gastroenterol 1999; 94: 1381-1387.

CAPÍTULO 8

PACIENTE CON COLITIS ULCEROSA Y MALA RESPUESTA AL TRATAMIENTO ORAL CON GLUCOCORTICOIDES

E. PALACIOS LÁZARO
A. LÓPEZ SAN ROMÁN

CASO CLÍNICO

Motivo de consulta: varón de 23 años, diagnosticado 4 años antes de colitis ulcerosa (CU) con afectación de colon izquierdo. En seguimiento en la consulta monográfica de enfermedad inflamatoria intestinal (EII).

Antecedentes personales: sin interés. No es fumador.

Exploración física: normal exceptuando la presencia de discreto dolor abdominal generalizado y marcado timpanismo a la percusión durante los períodos de exacerbación de la enfermedad.

Evolución clínica del paciente desde su diagnóstico: en agosto de 1999 se diagnosticó la enfermedad por endoscopia y biopsia, tras un brote leve. Se inicia tratamiento con mesalazina por vía oral (3 gramos diarios) y tópica en enemas (4 gramos diarios). La respuesta fue buena, consiguiéndose la remisión e indicándose tratamiento de mantenimiento con mesalazina 2 g/día.

En noviembre de 1999 el paciente presentó un nuevo brote de la enfermedad, esta vez moderado, que se trató mediante asociación de prednisona por vía oral 1 mg/kg/día, mesalazina también por vía oral (3 gramos diarios), suplementos orales de calcio, vitamina D y enemas de budesonido. En esta fecha los análisis mostraron, como datos de interés, discreta elevación de la proteína C reactiva (8 mg/l) y de la VSG (18 mm/hora). Se suspendieron los enemas de budesonido y se empezó a descender progresivamente la dosis de glucocorticoides inicialmente establecida, con buena tolerancia hasta llegar a dosis de 20 mg de prednisona/día. En este momento el paciente presentó empeoramiento sintomático, por lo que se instauró un leve incremento de la dosis con buena respuesta sintomática, consiguiéndose la suspensión total del fármaco siete meses después de iniciado el tratamiento esteroideo.

En enero de 2001 (aproximadamente unos cuatro meses después de la retirada del tratamiento con corticoides) presentó un nuevo brote de actividad moderada y se reinició tratamiento con prednisona a dosis de 1 mg/kg/día. El paciente acudió a las consultas por rectorragia y aumento del número de deposiciones al descender de forma progresiva la dosis de esteroides.

Por ello, en abril de 2001 comenzó tratamiento con azatioprina (AZA), por criterio de corticodependencia, mediante dosis de 2 mg/kg/día y se asoció a 20 mg de prednisona por vía oral.

El paciente presentó, desde la primera semana de tratamiento, clínica dispéptica que no cedió al fraccionar la dosis de AZA y obligó a intentar tratamiento con 6-mercaptopurina (6-MP). Las dosis administradas de 6-MP se ajustaron ligeramente al alza tras conocer la actividad de la tiopurinametiltransferasa (TPMT), que fue de 28,8.

Los controles de hemograma y bioquímica hepática realizados, como suele hacerse habitualmente, a los 15, 30 y 45 días fueron normales. Sin embargo, 4 meses después del inicio de tratamiento con 6-MP, en un control habitual se encontró una alteración de transaminasas (AST 89 UI/l, ALT 110 UI/l), por lo que se disminuyó la dosis de 6-mercaptopurina, lográndose así la normalización del perfil hepático.

Tras este cambio de tratamiento, el paciente ha permanecido asintomático, siguiendo controles trimestrales de hemograma y pruebas hepáticas (alternos entre su médico de asistencia primaria y la consulta de enfermedad inflamatoria intestinal). La última colonoscopia (junio de 2003) muestra cambios compatibles con CU en fase quiescente de colon izquierdo, lo que confirmaron las biopsias.

DIAGNÓSTICO DEFINITIVO

- **Colitis ulcerosa con afectación de colon izquierdo y criterios de corticodependencia. Tratamiento con azatioprina.**
- Dispepsia y hepatotoxicidad en relación con el mismo. Rescate con 6-mercaptopurina.

COMENTARIOS

UTILIDAD DE LA AZATIOPRINA Y LA 6-MERCAPTOPURINA EN LA ENFERMEDAD INFLAMATORIA INTESTINAL

INTRODUCCIÓN [1, 2]

La azatioprina y su metabolito, la 6-mercaptopurina, son análogos de las purinas con actividad inmunodepresora. Representan un importante papel en la terapia para prevenir el rechazo tras el trasplante de órganos, en diversos procesos autoinmunitarios y en las enfermedades inflamatorias intestinales (enfermedad de Crohn y colitis ulcerosa).

El empleo de estos fármacos está muy extendido en la EII, sobre todo con el objetivo de reducir el uso de esteroides en los pacientes corticodependientes, pero todavía existen numerosas dudas sobre su mecanismo de acción [1]. Se conoce que ambos fármacos inhiben la proliferación de linfocitos T y B y la producción de células T citotóxicas y de células plasmáticas [2].

METABOLISMO [2, 3]

La AZA y la 6-MP presentan una baja biodisponibilidad oral (16-50 %) en individuos sanos, e incluso menor en pacientes con EII, debido a un tránsito rápido durante las exacerbaciones de la enfermedad [2]. La AZA es un profármaco que se metaboliza de forma rápida y completa a 6-mercaptopurina, por medio de un mecanismo no enzimático, en células de la serie roja y en otros tejidos.

A partir de ese momento, existen tres sistemas enzimáticos que competirán por la metabolización de la mercaptopurina [3]:

- La xantina oxidasa, que degrada la mercaptopurina a metabolitos inactivos.
- La TPMT, que degrada la 6-MP en metabolitos inactivos.
- La hipoxantina-guanina fosforibosiltransferasa y otras enzimas, que convierten la mercaptopurina en nucleótidos de 6-tioguanina, metabolitos activos [3] (fig. 1).

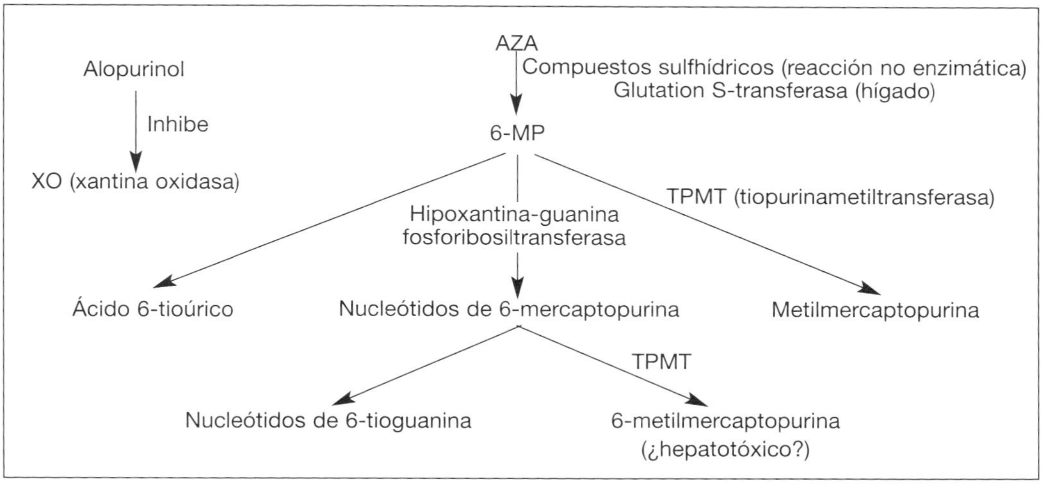

FIG. 1. Metabolismo de AZA y 6-MP. Modificado del curso monográfico en EICI para médicos residentes. Grupo Español de EC y CU (GETECCU). 2003 [4].

Parece ser que la acumulación intracelular de nucleótidos de 6-tioguanina es la responsable de los efectos citotóxicos de estos fármacos debido a la inhibición de la síntesis de purinas, interconversiones entre nucleótidos, síntesis de ADN y ARN y replicación cromosómica [2].

TPMT [2-5]

El análisis del fenotipo, o medición de los niveles de enzima intraeritrocitaria, divide a los pacientes en tres categorías:

1. Pacientes con actividad enzimática elevada (TPMTh/TPMTh). Forma parte de este grupo el 89 % de la población de raza blanca. Son individuos homocigotos para el alelo salvaje o de elevada actividad enzimática [4]. Se corresponde con valores altos de TPMT (mayores de 13,8 U/ml de eritrocitos). Se podrá iniciar tratamiento con AZA/6-MP a dosis plenas [5].
2. Pacientes con actividad enzimática intermedia (TPMTh/TPMTl). Forma parte de este grupo el 11 % de la población. Son individuos heterocigotos con un alelo salvaje y otro mutante [4] . Se corresponde con valores intermedios de TPMT (entre 5 y 13,7 u/ml de eritrocitos). Precisarán reducción de la dosis al iniciar el tratamiento con AZA/6-MP [5].
3. Pacientes con actividad enzimática baja (TPMTl/TPMTl). Forma parte de este grupo el 0,3 % de la población, quizás algo más en España. Son individuos portadores de dos alelos mutantes y presentan mayor riesgo de aplasia medular [4]. Se corresponde con valores bajos de TPMT (menor de 5 U/ml de eritrocitos) [5]. En estos pacientes no se deberá iniciar el tratamiento [4].

El grado de disminución de la actividad de la TPMT parece relacionarse con el tiempo transcurrido para la aparición de efectos adversos, siendo de un mes y medio para las personas de baja actividad y progresivamente mayor para los de intermedia o elevada actividad enzimática [5].

Al determinar los niveles de TPMT deberemos tener en cuenta que la anemia y la hipoproteinemia pueden falsear los resultados (aparentando niveles de TPMT más bajos de los reales), por lo que estos valores deberán ajustarse en función del hematócrito y las proteínas plasmáticas [4].

Las transfusiones sanguíneas también alteran la actividad de la TPMT, ya que el paciente recibe eritrocitos que no son propios, por lo que deberemos esperar entre dos y tres meses tras una trasfusión antes de monitorizar los niveles de la enzima [4].

La uremia, muy frecuente en los pacientes sometidos a trasplante renal, es un importante inductor de la actividad de la TPMT y habrá que tenerlo en cuenta al interpretar los resultados [5].

Existen dudas sobre si el tratamiento con AZA favorece la activación enzimática [5].

La TMPT presenta interacción medicamentosa con diversos fármacos como el alopurinol, que inhibe la xantina oxidasa y de forma indirecta puede favorecer la mielosupresión. A no ser que sea imprescindible y sólo de manera muy controlada, no se deberá administrar alopurinol en los pacientes que siguen tratamiento con AZA/6-MP [2]. También interacciona con determinados diuréticos como la furosemida [3].

Se cree que los salicilatos (mesalazina y sulfasalazina, entre otros) pueden inhibir la TPMT, aunque este efecto es probablemente mínimo *in vivo* [2].

Se ha descrito que la probabilidad de padecer deficiencia completa de TPMT o de ser heterocigoto para esa enzima es seis veces superior en los pacientes con un episodio de mielosupresión que en los que han tolerado sin problemas el tratamiento con AZA/6-MP. Pese a ello, es importante considerar que la determinación de los niveles de la TPMT sólo sirve para conocer qué pacientes son subsidiarios de tratamiento con AZA/6-MP y cuáles no, así como para establecer qué individuos son de mayor riesgo para la aparición de mielotoxicidad (aunque su déficit no explica todos los casos de mielosupresión). La actividad enzimática no contribuye a conocer el riesgo de aparición de otros efectos adversos ni para saber si el tratamiento será eficaz [5]. En otras palabras, conocer los niveles de TPMT de un paciente no exime de monitorizarlo.

INDICACIONES DE TRATAMIENTO EN LA EII [3, 6-8]

Indicaciones para el empleo de AZA/6-MP en la enfermedad de Crohn [3]

- Conseguir la remisión de la enfermedad en pacientes refractarios a tratamiento con corticoides [3], aunque esto sólo estará indicado en los casos que sean leves o moderados, ya que para los casos graves (dado el tiempo que tardan los antipurínicos en mostrar su efecto) son preferibles otros fármacos de reciente aparición, como el infliximab [6].
- En los casos de EC que cumplen criterios de corticodependencia [6], para abandonar el tratamiento esteroideo.
- En algunos casos seleccionados de pacientes con EC en remisión que presentan intolerancia a 5-ASA como terapia de mantenimiento.
- En la EC fistulizante, en asociación a otras medidas como drenaje quirúrgico y cobertura con metronidazol o ciprofloxacino [6].
- Prevención de la recurrencia posquirúrgica en pacientes seleccionados (con enfermedad agresiva o fistulosa), ya que han demostrado mayor eficacia en comparación con el placebo y superioridad al tratamiento combinado con esteroides y 5-ASA tras la cirugía. En pacientes con enfermedad más leve y de patrón inflamatorio o estenótico, se recomienda profilaxis posquirúrgica con mesalazina, solicitando una colonoscopia de control entre el cuarto y el sexto mes después de la cirugía. Si en ella no se observan lesiones en la anastomosis o éstas son leves, se continuará el tratamiento con mesalazina, mientras que si estas lesiones fueran moderadas o graves, la profilaxis se deberá realizar con AZA [7] (fig. 2).

Indicaciones para administrar AZA/6-MP en la colitis ulcerosa [4]

- Enfermedad activa que no responde a tratamiento con 5-ASA o corticoides.
- Pacientes con criterios de corticodependencia.
- En algunos casos seleccionados de pacientes con CU en remisión que presenten intolerancia a 5-ASA como terapia de mantenimiento [4].

Indicaciones de empleo precoz de AZA/6-MP tras el diagnóstico de enfermedad inflamatoria intestinal

Se ha publicado un estudio reciente que sugiere que el empleo precoz de estos fármacos podría disminuir la exposición a esteroides durante el primer año del diagnóstico de la EC, pero se precisan más comunicados antes de recomendar su uso de forma rutinaria. Podría ser útil en la colitis de Crohn extensa, dado que con frecuencia estos pacientes acaban siendo dependientes de esteroides, y en los casos que presentan complicaciones perianales graves [8].

Indicaciones de AZA/6-MP en los pacientes en tratamiento con infliximab

Recientemente ambos fármacos han demostrado ser eficaces como terapia de mantenimiento en pacientes tratados con infliximab ya que, probablemente, aumenta la tasa de respuesta

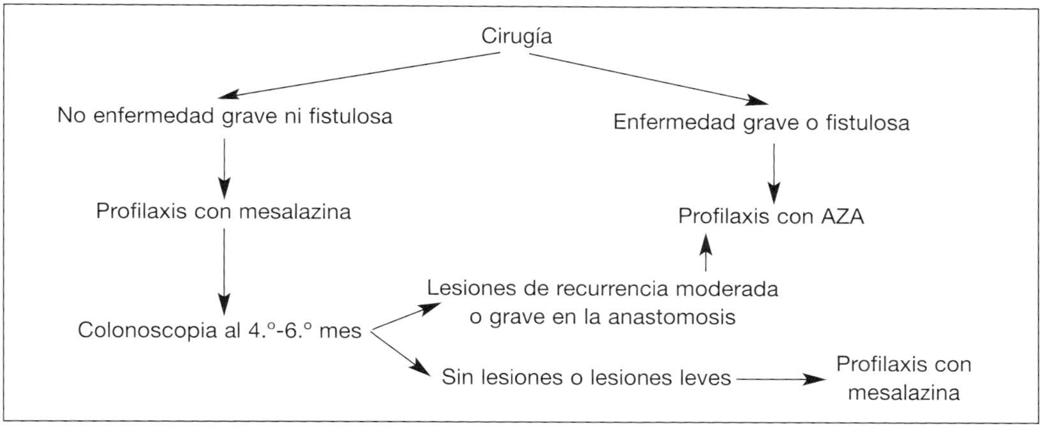

FIG. 2. Prevención de la recurrencia posquirúrgica de la EC. Clasificación de la gravedad de las lesiones según el índice de Rutgeerts [7]. 0: no existen lesiones. 1: menos de 5 aftas. 2: más de 5 aftas o lesiones a menos de un centímetro de la anastomosis. 3: ileítis difusa aftosa en mucosa inflamada. 4: úlceras, nódulos o estenosis.

prolongada y protege de las reacciones adversas tras la perfusión al disminuir la formación de autoanticuerpos antiinfliximab [3].

DOSIS QUE DEBEN PRESCRIBIRSE EN EL TRATAMIENTO CON AZA/6-MP [3, 4, 9, 10]

No existen datos sobre la potencia inmunomoduladora de 6-mercaptopurina y azatioprina, por lo que se podrán emplear indistintamente si se utilizan dosis equivalentes. Aproximadamente el 88 % de la AZA se convierte en 6-MP y el peso molecular de la AZA es el 55 % del de la 6-MP. Con estos datos se calcula un factor de corrección de 2,08 que convierte la dosis de 6-MP en la equivalente a utilizar de AZA [9]. Las dosis a administrar se calculan en función del peso del paciente y se pueden dar en forma de dosis fraccionada o una única dosis diaria [4]. Se iniciará el tratamiento con dosis de AZA 2-3 mg/kg/día o de 6-MP 1,5 mg/kg/día. Aproximadamente, unas 2/3-3/4 partes de los pacientes responderán de forma adecuada si se administra la AZA/6-MP a estas dosis. Si los pacientes no responden, se podrá aumentar las dosis bajo un control estricto de laboratorio [3]. Hoy en día no se dispone de datos que puedan indicar qué pacientes responderán al tratamiento y cuáles no [3].

El efecto de la remisión de la enfermedad depende de la dosis administrada y se suele acompañar de un aumento de peso del paciente que obligará a un nuevo reajuste de la misma [4].

No existe acuerdo sobre si hay que comenzar con dosis bajas (50 mg/kg/día) y aumentar semanalmente de 25 a 50 mg, o iniciar el tratamiento con dosis máximas. En las consultas de enfermedad inflamatoria intestinal de nuestro hospital existe una tendencia creciente a empezar con dosis máximas (sobre todo si se conoce la actividad de la TPMT y ésta es elevada), ya que, de esta manera no se retrasa la administración de dosis efectivas y los efectos secundarios, dependientes de la dosis empleada, necesitarán una acumulación mucho más alta para manifestarse que con los 50 mg de comienzo que proponen las pautas de administración progresiva [9].

El tratamiento con dosis de carga intravenosas de AZA o 6-MP para acelerar el comienzo de acción no ha demostrado ser efectivo hasta la fecha en comparación con el empleo de dosis adecuadas por vía oral [10].

Se ha propuesto el uso de 6-tioguanina (6-TG) si la AZA/6-MP son ineficaces, debido a los bajos niveles de nucleótidos de 6-TG, pero su seguridad y su eficacia están todavía en estudio. Se conoce su efecto hepatotóxico, creando hiperplasia nodular regenerativa en un 30-40 % de los pacientes tratados [3].

DURACIÓN DEL TRATAMIENTO CON AZA/6-MP [1, 2, 4, 11, 12)

Se precisa una media de 3-5 meses de tratamiento para alcanzar un efecto terapéutico máximo. Últimamente han surgido distintos estudios que demuestran una latencia para el comienzo de acción mucho menor de la mencionada (efecto a las nueve semanas e incluso entre la 4.ª y la 8.ª semana de tratamiento). Aunque es cierto que un porcentaje de pacientes puede presentar un comienzo de acción mucho más rápido, en la mayoría de los casos se precisan varios meses de tratamiento para alcanzar el máximo efecto [1]. No debe considerarse que el tratamiento ha fracasado hasta que hayan transcurrido seis meses sin respuesta [4].

Al suspender el tratamiento, la posibilidad de recidiva es aún elevada (sobre todo en mujeres y pacientes jóvenes), sin guardar ninguna relación con el lugar de efectación de la EII [2]. No se sabe con exactitud durante cuánto tiempo se debe mantener el fármaco, pero actualmente se defiende su administración indefinida tras obtener la remisión clínica de la enfermedad. Determinados autores consideran que tras varios años de tratamiento se deben reducir la dosis de manera muy lenta y progresiva (en meses o años). Otros, en cambio, aconsejan dosis máximas de forma indefinida [11], ya que no está claramente demostrado el riesgo de neoplasias a largo plazo [4]. El riesgo de recaída tras la suspensión disminuye si se suspende el tratamiento tras 4 cuatro años con la enfermedad en remisión, pero se han demostrado los efectos beneficiosos al seguir con la administración de AZA/6-MP a partir de esa fecha [3].

No es necesaria la asociación de mesalazina a AZA/6-MP para el tratamiento de mantenimiento de la enfermedad, ya que, además de disminuir el número de pacientes que siguen el tratamiento de forma adecuada, puede interferir con la actividad de la TPMT y aumentar los problemas de mielotoxicidad [12].

CONTROLES [5, 13, 14)

Se deberá obtener un hemograma (con recuento del número de hematíes, leucocitos y plaquetas para valorar la existencia de mielotoxicidad) y una analítica con perfil hepático (incluyendo fosfatasa alcalina, GGT y bilirrubina para valorar la existencia de hepatotoxicidad), con una periodicidad que no está establecida. Si disponemos de niveles de TPMT se podría realizar cada 15 días durante las tres primeras revisiones, cada mes en las tres siguientes y cada tres meses a continuación.

Sólo se determinarán los niveles de amilasa o lipasa si existe clínica compatible con pancreatitis aguda, pero no de forma rutinaria, ya que por una parte es bastante frecuente (10-20 %) que los pacientes con EII tengan hiperamilasemia basal, y por otra, al iniciar el tratamiento con AZA/6-MP se describe hiperamilasemia banal y transitoria, lo que podría hacernos suponer erróneamente que el paciente padece una pancreatitis.

El tratamiento con esteroides induce leucocitosis que puede enmascarar leucopenia secundaria al tratamiento con AZA/6-MP, por lo que se debe tener especial cuidado al retirarlos y no demorar más de un mes para repetir la analítica tras su suspensión.

Los controles se realizarán mientras se mantenga el tratamiento, puesto que algunos efectos secundarios pueden aparecer de forma tardía. Como ya se ha indicado, la determinación de la TPMT nunca sustituirá este seguimiento, ya que niveles bajos de esta enzima no explican la totalidad de los casos de mielotoxicidad [13].

Se conoce que existe una estrecha correlación entre el incremento del volumen corpuscular medio y la concentración intraeritrocitaria de nucleótidos de 6-TG (se observa a partir del tercer mes y se estabiliza al sexto mes). Es improbable que esta determinación sea útil debido a la importante variación interindividual y porque en la EII el volumen corpuscular medio está afectado por el déficit de hierro, ácido fólico y vitamina B_{12} que existe en los pacientes con EII [5].

La leucopenia inducida por el tratamiento no constituye un marcador fiable de la respuesta al mismo [5], aunque en los pacientes con menos de 5.000 leucocitos la respuesta es más rápida y frecuente que en los que mantienen niveles superiores [14].

Se ha demostrado que los niveles intraeritrocitarios de los nucleótidos de la 6-TG reflejan las concentraciones tisulares y se relacionan con la toxicidad y con el efecto terapéutico de AZA. En teoría sólo estaría indicado monitorizar los niveles:

- Si se sospecha incumplimiento del tratamiento.
- Si se está recibiendo tratamiento con alopurinol.
- Si la actividad de la TPMT es intermedia o baja.
- Si no hay respuesta a dosis adecuada de AZA/6-MP (si las concentraciones de nucleóti-

dos de 6-TG son elevadas se confirma la ineficacia del fármaco) [5] (fig. 3).

EFECTOS SECUNDARIOS DEL TRATAMIENTO CON AZA/6-MP [1-6, 13, 15, 16]

La AZA y la 6-MP son fármacos generalmente bien tolerados, pero los efectos secundarios ocurren con una incidencia global del 20 %, obligando a suspender el tratamiento en un 10-15 % de los pacientes [13]. Ambos fármacos, en dosis equivalentes, presentan la misma seguridad. Los efectos secundarios son escasos comparados con el empleo crónico de esteroides, ya que no afectan a la masa ósea y crean además un efecto conservador de la misma [15]. Pacientes que no toleran AZA podrán tolerar 6-MP en un 50 % de los casos, sobre todo en situaciones de intolerancia digestiva, artralgias, exantema o malestar general [3].

Existen dos estudios que han demostrado que la liberación de AZA directamente en íleon terminal y en el colon mediante formulación vía oral retardada puede disminuir mucho la absorción sistémica del fármaco y su toxicidad [6].

Existen terapias de desensibilización a AZA/6-MP mediante aumento gradual de la dosis que no se podrán realizar en los pacientes que hayan presentado reacciones de hipersensibilidad previas [15]. Existen dos tipos de reacciones adversas al tratamiento con AZA/6-MP:

Reacciones de tipo alérgico

Aparecen en las 3-4 primeras semanas tras el inicio del tratamiento. La reexposición al fármaco se suele seguir en pocas horas de la reaparición de los efectos adversos y son independientes de la dosis administrada [1]. Ejemplos de reacciones de tipo alérgico son:

- Pancreatitis aguda, que se manifiesta en las primeras semanas de tratamiento y suele ser de intensidad leve; su aparición contraindicará la nueva administración tanto de AZA como de 6-MP, ya que si la pancreatitis se repite suele hacerlo de forma más grave [4].
- Hepatitis colestásica, que puede llegar a ser grave y suele manifestarse en los primeros

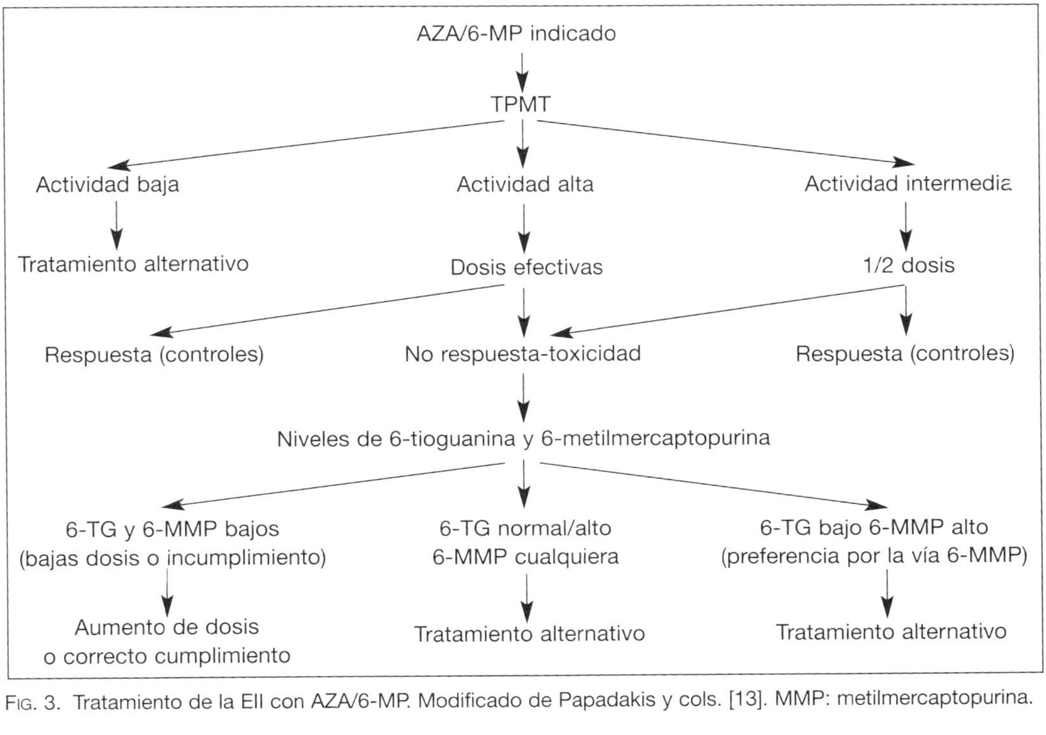

FIG. 3. Tratamiento de la EII con AZA/6-MP. Modificado de Papadakis y cols. [13]. MMP: metilmercaptopurina.

meses de tratamiento. Contraindica la reintroducción del fármaco.

- Artralgias, más típicas del empleo de azatioprina y que en muchos casos no se reproducen en el tratamiento con 6-MP [2].
- Síntomas digestivos como diarrea, náuseas, vómitos o malestar general, acompañados o no de fiebre, son la forma más frecuente. Cuando aparecen, se debe recomendar tomar el fármaco con las comidas y también se puede intentar su administración en dosis fraccionadas [2]; generalmente se tolera bien la 6-MP tras presentar intolerancia inicial a la AZA.
- Otras reacciones: hipersensibilidad al fármaco en forma de exantema, fiebre, hipotensión arterial y fallo en la función hepática (en forma de colestasis frente a la forma citolítica de las reacciones dependientes de la dosis), que en ocasiones puede llegar a ser muy grave [2].

Reacciones de tipo no alérgico

Dependen de la dosis administrada y se correlacionan con los valores de nucleótidos de 6-TG. A diferencia de las reacciones de tipo alérgico, suelen aparecer meses o incluso años después de iniciado el tratamiento [1]. Algunos ejemplos de ese tipo de reacciones son:

- Aparición de distintos tipos de infecciones como citomegalovirus, virus del herpes zoster, encefalitis herpética, hepatitis A y B, abscesos hepáticos, neumonía o flebitis séptica, entre otras (no están claramente relacionadas con el tratamiento con AZA/6-MP y pueden ocurrir sin leucopenia asociada).
- Leucopenia crónica en cualquier momento del tratamiento, que obliga a reducir las dosis del fármaco [4]. Es el efecto secundario más frecuente (entre un 5 y 25 % de los casos) [5].
- Trombocitopenia secundaria al tratamiento.
- Aplasia medular, que es el único efecto secundario que depende del genotipo de la TPMT, siendo muy rara su manifestación en pacientes con actividad enzimática intermedia o alta [1]. Contraindica la reintroducción del fármaco [4]. Se han descrito casos de aplasia medular entre las 2 semanas y los 11 años de tratamiento, por lo que los controles analíticos nunca deben suspenderse [6], tanto más cuanto que sólo algunos casos están relacionados con niveles bajos o intermedios de actividad de TPMT [3].
- Elevación de las transaminasas (1,5 a 2 veces los valores normales), que puede aparecer en cualquier momento del tratamiento, siguiéndose, por norma general, de normalización de las cifras tras la retirada de la AZA/6-MP. Habitualmente, la hipertransaminasemia se maneja reduciendo la dosis a la mitad y en ocasiones puede reintroducirse el fármaco a dosis plenas [4]. Parece ser que esta alteración se relaciona con los niveles de 6-metilmercaptopurina (6-MMP) [13].
- No está demostrada la asociación entre la aparición de neoplasias y el tratamiento con AZA/6-MP. El linfoma no Hodgkin, el linfoma intestinal y el linfoma cerebral no han demostrado mayor incidencia en los pacientes que reciben el tratamiento con respecto a la población general [16].
- Está aumentada la incidencia de cáncer de colon y anal en los pacientes que siguen el tratamiento con AZA/6-MP, pero ésta no es mayor que la presentada en la población con EII en general [16].

EMPLEO DE AZA/6-MP EN EL EMBARAZO Y DURANTE LA LACTANCIA [6, 17, 18]

La enfermedad inflamatoria intestinal aumenta levemente el riesgo de retraso de crecimiento y prematuridad fetal. En dosis muy elevadas de AZA/6-MP existe riesgo de inmunosupresión y mielotoxicidad fetal [6].

Aunque AZA y 6-MP han demostrado su teratogenicidad en animales, esto no se ha observado en humanos. Existe más experiencia con el uso de AZA, por lo que será de elección si se debe administrar durante el embarazo.

El hecho de no tomar la medicación también conlleva problemas para el embarazo, por lo que si la indicación ha sido la correcta se debe informar a la familia y decidir conjuntamente la opción terapéutica más oportuna [17].

No se recomienda la interrupción del embarazo ni de la AZA/6-MP en mujeres que hayan concebido durante el tratamiento [6].

Existe un único estudio no controlado que recomienda suspender el fármaco por parte del padre los tres meses previos a la concepción, ya que podría aumentar el riesgo de aborto espontáneo o la aparición de anomalías congénitas [18].

La lactancia materna está contraindicada porque AZA/6-MP aparecen en pequeñas cantidades en la leche materna [17].

EMPLEO DE AZA/6-MP EN NIÑOS [8]

Los beneficios del tratamiento y el perfil de seguridad es igual que en la población adulta. El tratamiento con AZA/6-MP presenta además un efecto ahorrador de esteroides que evitará retrasos en el crecimiento y alteraciones de la masa ósea. No se ha descrito el desarrollo de neoplasias en niños [8].

EFECTOS ADVERSOS RELEVANTES DEL TRATAMIENTO CON AZA EN LA CONSULTA MONOGRÁFICA DE EII DEL HOSPITAL RAMÓN Y CAJAL

Hemos analizado los datos de 114 pacientes tratados con AZA en los últimos cinco años (75 con enfermedad de Crohn, 37 con colitis ulcerosa y 2 con reservoritis) con dosis de 1,5 a 2,5 mg/kg/día. Se definió como efecto adverso precoz el que aparecía en los primeros tres meses de tratamiento, y tardío si aparecía a partir de ese período. Los pacientes seleccionados tenían una edad media de 35 años, siendo varones el 55 % de ellos.

El 20 % de los pacientes tratados (23 pacientes) presentaron efectos adversos, siendo el más frecuente la hepatotoxicidad (7,1 %) en forma de citólisis y/o colestasis, seguido de toxicidad hematológica (6,3 %), pancreatitis aguda (4,4 %), infecciones graves (1,8 %) y un 0,9 % presentó intolerancia digestiva, hipertermia o alteraciones visuales.

No se observaron diferencias estadísticamente significativas entre la aparición de efectos adversos en pacientes con enfermedad de Crohn y colitis ulcerosa.

Los efectos adversos se manifestaron en un 27 % de los varones frente a un 11 % de las mujeres ($p = 0{,}06$)

Los pacientes que presentaron toxicidad hematológica tenían actividad elevada de TPMT.

En resumen, uno de cada cinco pacientes tratados presentó efectos adversos, pero sólo un 12 % precisó la retirada del fármaco. A su vez, se demostró nuevamente que niveles de actividad normales de TPMT en ningún caso evitan el control analítico de los pacientes, que se podrá rebajar tras el tercer mes pero en ningún caso se abandonará.

BIBLIOGRAFÍA RECOMENDADA

1. Gisbert JP, Gomollón F, Maté J, Pajares JM. Preguntas y respuestas sobre el papel de la azatioprina y la 6-mercaptopurina en el tratamiento de la enfermedad inflamatoria intestinal. Gastroenterología y Hepatología 2002; 25: 401-415.
2. Nielsen OH, Vainer B, Rask-Madsen J. The treatment of inflammatory bowel disease with 6-mercaptopurine or azathioprine. Aliment Pharmacol Ther 2001; 15: 1699-1708.
3. Louis E, Belaiche J. Optimizing treatment with thioguanine derivatives in inflammatory bowel disease. Best Practice & Research Clin Gastroent 2003; 17: 37-46.
4. Seminario sobre azatioprina/6-mercaptopurina en el tratamiento de EICI. Grupo Español de Trabajo en Enfermedad de Crohn y Colitis Ulcerosa (GETECCU). Curso monográfico en EICI para médicos residentes. Madrid, 2003.
5. Gisbert JP, Luna M, Maté J, González Guijarro L, Cara C, Pajares JM. Actividad de la tiopurina metiltransferasa y mielotoxicidad debida a azatioprina y 6-mercaptopurina en pacientes con enfermedad inflamatoria del intestino. Med Clin (Barc) 2003; 121: 1-5.
6. Sandborn W. Azatioprina en la enfermedad inflamatoria intestinal. División de gastroenterología y medicina interna de la Clínica Mayo. Rochester (Minn), 2003.
7. Rutgeerts P, Geboes K, Vantrappen G, Beyls J, Kerremans R, Hile M. Predictability of the postoperative course of Crohn's disease. Gastroenterology 1990; 99: 956-963.
8. Markowitz J, Grancher K, Kohn N, Lesser M, Daum F. A multicenter trial of 6-mercaptopurine and prednisone in children with newly diagnosed Crohn's disease. Gastroenterology 2000; 119: 895-902.
9. Sandborn WJ. Rational dosing of azathioprine and 6-mercaptopurine. Gut 2001; 48: 591-592.
10. Casson DH, Davies SE, Thomson MA, Lewis A, Walker-Smith JA, Murch SH. Low-dose intravenous azathioprine may be effective in the management of acute fulminant colitis complicating inflammatory bowel disease. Aliment Pharmacol Ther 1999; 13: 891-895.
11. Bonis PAL, MacDermot RP. Immunomodulator theraphy in Crohn's disease. UpToDate versión 9.2.2001: 1-8.
12. Campbell S, Ghosh S. Effective maintenance of inflammatory bowel disease remission by azathioprine does not require concurrent 5-aminosalicylate therapy. Eur J Gastroenterol Hepatol 2001; 13: 1297-1300.
13. Papadakis KA.Optimimizing the therapeutic potential of azathioprine/6-mercaptopurine in the treatment of inflammatory bowel disease. J Clin Gastroenterol 2003; 36: 379-385.

14. Cuffari C, Hunt S, Bayless T. Utilisation of erythrocyte 6-thioguanine metabolite levels to optimise azathioprine therapy in patients with inflammatory bowel disease. Gut 2001; 48: 642-646.
15. Korelitz BL, Zlatanic J, Goel F, Fuller S. Allergic reactions to 6-mercaptopurine during treatment of inflammatory bowel disease. J Clin Gastroenterol 1999; 28: 341-344.
16. Conell WR, Kamm MA, Dickson M, Balkwill AM, Ritchie JK, Lennard-Jones JE. Long-term neoplasia risk after azathioprine treatment in inflammatory bowel disease. Lancet 1994; 343: 1249-1252.
17. Janssen NM, Genta MS. The effects of immunosuppressive and anti-inflammatory medications on fertility, pregnancy and lactation. Arch Intern Med 2000; 160: 610.
18. Rajapakse RO, Korelitz BI, Zlatanic J, Baiocco PJ, Gleim GW. Outcome of pregnancies when fathers are treated with 6-mercaptopurine for inflammatory bowel disease. Am J Gastroenterol 2000; 95: 684-688.

CAPÍTULO 9

MUJER CON ODINOFAGIA TRAS ATRAGANTAMIENTO

M. VILLAFRUELA CIVES
V. MOREIRA VICENTE

CASO CLÍNICO

Motivo de consulta: molestias faríngeas.

Antecedentes personales y familiares: artrosis y alergia a pirazolonas e ibuprofeno.

Enfermedad actual: mujer de 67 años, que acude al servicio de urgencias donde es valorada por el ORL de guardia por presentar molestias en la faringe, con sensación de cuerpo extraño y odinofagia alta tras el atragantamiento con una espina de pescado horas antes. No presentaba fiebre ni sensación distérmica, así como tampoco disfonía ni disnea asociadas. Tras esta primera valoración la paciente fue dada de alta.

Sin embargo, 24 horas más tarde acudió de nuevo al servicio de urgencias, siendo remitida por el ORL de guardia a las consultas de medicina para valorar la aparición, en esta ocasión, de fiebre de 38 °C junto con clínica bacteriémica de escalofríos y tiritona, persistiendo además dolor en la deglución incluso de saliva. En la anamnesis no se encontró focalidad infecciosa en ningún otro nivel.

Exploración física: TA 120/60; Fc 60 lpm; frecuencia respiratoria 20 rpm; temperatura 38 °C. Consciente y orientada, bien hidratada y perfundida. Orofaringe con mucosa atrófica y brillante. Exploración cervical: sin adenopatías ni signos de enfisema ni de inflamación. En la primera consulta de ORL se efectuó una laringoscopia indirecta que evidenció ausencia de heridas, retención de saliva y de cuerpo extraño. Lengua, senos piriformes, epiglotis, bandas y cuerdas: normales. La otoscopia fue normal. AC y AP: normales. Abdomen: blando y depresible, no doloroso a la palpación, sin signos de peritonismo, de masas ni visceromegalias.

Analítica y pruebas complementarias (en urgencias)***:***

- Hemograma: Hb 12,2 g/dl; plaquetas 139 × 10^3/µl; leucocitos 4,1 × 10^3/µl (fórmula normal).
- Bioquímica: glucosa 90 mg/dl; creatinina 0,93 mg/dl; proteínas 7,2 g/dl; Br 0,6 mg/dl; GOT 22 U/l; GPT 14 U/l; GGT 21 U/l; LDH 149 U/l; FA 96 U/l. Perfil lipídico normal.
- Hemostasia: INR 1; fibrinógeno 284,6 mg/dl.

Se obtuvieron hemocultivos. Una vez consultado el caso con ORL, valorando beneficio-riesgo con la paciente y con finalidad terapéutica, se decidió efectuar panendoscopia oral y extracción del posible cuerpo extraño. Tras una dosis de 2 gramos de Augmentine®, y mediante control visual directo constante, bajo sedación y con sumo cuidado, se evidenció a 15 cm de la arcada dentaria, una ulceración longitudinal, superficial, con fibrina y bordes ligeramente sobreelevados, sin observarse cuerpo extraño durante la exploración. No se continuó la exploración.

Evolución y tratamiento: la paciente ingresó e inició tratamiento con 2 g de Augmentine® cada 8 horas i.v. Al no cesar la fiebre, se sustituyó 5 días más tarde por imipenem. Al tercer día de su ingreso se efectuó TC cervical, observándose una burbuja de gas libre, adyacente a la pared lateral izquierda del esófago cervical, posterior a la tráquea, a la altura de la glándula tiroidea (fig. 1). Se acompañaba de un área hipodensa que podría tratarse de edema, sin que se objetivase una clara colección organizada. La paciente fue dada de alta, sin fiebre y asintomática, 17 días más tarde, solicitándose a la semana de la primera TC otra de control que resultó normal.

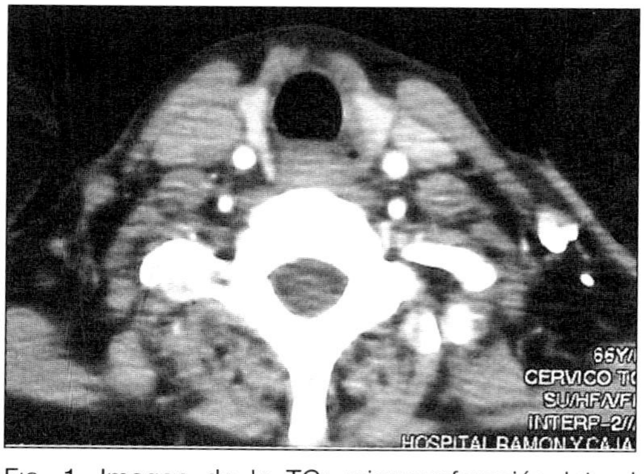

FIG. 1. Imagen de la TC: microperforación lateral izquierda.

DIAGNÓSTICO DEFINITIVO

Úlcera faringoesofágica secundaria a atragantamiento por cuerpo extraño (espina de pescado).

COMENTARIOS

CUERPOS EXTRAÑOS ESOFÁGICOS

EPIDEMIOLOGÍA

Una vez ingeridos, el 80 % de los cuerpos extraños pasa al tracto gastrointestinal y únicamente el 20 % al endobronquial. De los primeros, entre el 80 y 90 % pasan espontáneamente y únicamente el 10-20 % necesitan extracción activa endoscópica. Sólo el 1 % precisa cirugía [1].

Los lugares más frecuentes de impactación (áreas de estenosis) son el cricofaríngeo y la válvula ileocecal. Menos frecuentes son las impactaciones a la altura del cayado aórtico y el bronquio principal izquierdo. El mayor pico de incidencia (80 %) se produce entre los 6 meses y los 6 años de edad.

Entre los adultos destacan, como factores de riesgo, las personas con dentaduras postizas, ya que desaparece la sensibilidad táctil del paladar [1], los presidiarios, los pacientes psiquiátricos y los deficientes mentales, entre otros.

En el 97 % aproximadamente de las impactaciones esofágicas por bolo alimenticio existe patología esofágica subyacente, y puede ser el síntoma de presentación del anillo de Schatzki, de la estenosis péptica o de algunos tipos de cáncer.

CLASIFICACIÓN

Se clasifican en [2]:

- Impactación de bolo alimenticio.
- Verdaderos cuerpos extraños:
  - Objetos romos: monedas.

- Objetos puntiagudos y cortantes: huesos, palillos, agujas, etc.
- Especiales: pilas y drogas.

DIAGNÓSTICO

Historia clínica y exploración física

Es importante conocer la historia previa de disfagia, presencia de puentes o dentadura postiza, así como el tipo de comida ingerido. El nivel de la impactación en el esófago no se relaciona habitualmente con la zona en la que el paciente localiza el dolor o el malestar.

Otros síntomas asociados suelen ser disnea y sialorrea. Un hecho clave diagnóstico a destacar es la incapacidad para deglutir, incluso las secreciones salivares, y el dolor torácico.

En cuanto a los signos de gravedad que nos alerten de patología, debemos fijarnos en la presencia de eritema cutáneo, crepitación cervical o peritonismo en la exploración abdominal.

Radiología en dos proyecciones

No es necesaria en caso de ingesta de bolo alimenticio salvo que exista la sospecha de perforación. El empleo de las dos proyecciones tiene por objeto valorar la localización esofágica o traqueal del cuerpo extraño [1]. Es una exploración obligada, ya que, por ejemplo, en el caso de los niños suele cursar de forma asintomática. No es recomendable el estudio baritado, pues no sólo existe riesgo de aspiración sino que además dificultaría una endoscopia posterior en caso de que fuera necesaria.

Exploración mediante TC

Se ha de plantear si existe sospecha de complicaciones como neumomediastino o mediastinitis.

PRONÓSTICO

El grado de urgencia viene determinado por el riesgo de aspiración y/o posible perforación. En síntesis se puede establecer que una situación urgente es el atragantamiento con pilas y objetos cortantes situados en el esófago, así como la imposibilidad de controlar las secreciones, dado el riesgo de aspiración que ello conlleva. Estos objetos no deben permanecer más de 24 horas en el esófago, dado el riesgo de erosión y fistulización.

Por ello, cuando el tiempo de evolución es desconocido, se recomienda que la extracción se realice bajo anestesia general, para un cuidadoso control del objeto en todo momento.

TRATAMIENTO

Bolo alimenticio

Es el cuerpo extraño más frecuente en el adulto [3, 4]. El endoscopio flexible permite el diagnóstico y el tratamiento de modo simultáneo.

En primer lugar se localiza el lugar de impactación y seguidamente se extrae el bolo, entero o troceado.

Si se decide empujarlo hacia el estómago, lo que algunos autores rechazan, será siempre bajo estricta visualización en todo momento del cuerpo extraño y del esófago subyacente [5].

Como coadyuvantes, se intentó administrar papaína, una enzima proteolítica, pero se desestimó su empleo, ya que se asoció a hipernatremia y erosión local. El glucagón (1 mg i.v.) se usa con el fin de relajar la musculatura esofágica y el esfínter esofágico inferior, pudiendo facilitar el paso del bolo. Es seguro, pero dado que no está contrastada su utilidad, nunca debe demorar la endoscopia. El último coadyuvante es el sobretubo, que facilita múltiples pases del endoscopio, protege la mucosa en caso de cuerpos lacerantes y minimiza el riesgo de aspiración. No se utiliza en muchos hospitales.

Dada la asociación de la impactación a patología estenótica subyacente, si no se aprecia mucha reacción o edema secundario, se podría intentar la dilatación esofágica en el mismo acto [1].

Objetos romos

Se suelen manejar muy bien con asas de Dormia. Una vez en el estómago, la mayoría de estos objetos pasan en 4-6 días, siempre y cuando sean menores de 2,5 cm, pues de lo contrario no superarán el píloro.

No está demostrada la utilidad de la dieta rica en fibra y los laxantes.

Para un buen control se deberán realizar radiografías semanales que justifiquen la necesidad de aplicar endoscopia en caso de fracaso en el desplazamiento del cuerpo extraño en el estómago después de 3-4 semanas.

Si esto se presenta durante una semana en el intestino, se debería recurrir a una actuación quirúrgica, así como también, y de forma similar, si el paciente comenzara a manifestar clínica de peritonismo.

Objetos grandes

Calificamos así a los objetos mayores de 6-10 cm. La principal dificultad con la que nos encontramos es que pasan con dificultad por el duodeno en la mayoría de los casos, por lo que se precisa recurrir a la cirugía para su extracción.

Objetos afilados o punzantes

Su tasa de complicaciones es del 35 % a pesar del cuidadoso manejo. Una vez en el estómago pasarán sin más complicaciones, por lo que se deben realizar radiografías diarias para detectar la ausencia de progresión. Si no progresa en tres o más días, es indicación quirúrgica. En estos casos es muy útil el sobretubo o el «capuchón», que se aplica al extremo distal del endoscopio, extrayendo el objeto tras reorientación tirando de la punta afilada para evitar la perforación.

Pilas

La peculiaridad que las hace peligrosas es la posibilidad de necrosis licuativa y perforación esofágica, por lo que hay que retirarlas cuanto antes. Una vez en el estómago, habrá que extraerla si la pila es mayor de 20 mm de diámetro o ha permanecido más de 48 horas; una vez llegue al duodeno, el 85 % pasarán en 72 horas. No son útiles los coadyuvantes como eméticos o catárticos.

Se recomienda un tránsito a las 24-36 horas para comprobar la ausencia de fistulización y un segundo tránsito a los 10-14 días para descartar la presencia de fistulización tardía o estenosis secundaria.

«Boleros»

Las radiografías simples de abdomen son el método diagnóstico de elección en este caso, demostrando en un 70-90 % la presencia de los paquetes en el intestino. El mayor peligro es el síndrome simpaticomimético debido a la rotura de alguna de las bolsas, por lo que no está indicada la endoscopia. El único tratamiento son los catárticos, debiéndose controlar la expulsión de las bolsas. Si se produce un fallo en la progresión, una obstrucción o la rotura de alguno de los paquetes, estaría indicada la cirugía urgente.

COMPLICACIONES

Perforación del tracto digestivo superior

Es importante la rapidez diagnóstica, ya que antes de 24 horas la mortalidad es menor del 20 % y más tardíamente supera el 50 %.

Dicha complicación se presenta con síntomas y signos de alarma como dolor torácico pleurítico, fiebre, leucocitosis y enfisema subcutáneo, entre otros.

En principio el tratamiento es conservador, con colocación de una sonda nasogástrica y cubriendo con antibioterapia de amplio espectro. Se contempla la cirugía sólo en caso de afectación pleural, perforación extensa, empeoramiento o fracaso del tratamiento médico.

Perforación colónica

En el algoritmo de la figura 2 se indican los procedimientos que deben seguirse en los casos de perforación colónica [6].

Complicaciones infecciosas [7, 8]

La Sociedad Americana de Gastroenterología Endoscópica (ASGE) recomienda:

- Profilaxis antibiótica en todo procedimiento que conlleve riesgo de bacteriemia y la extracción de cuerpos extraños, incluidos pacientes con alto riesgo de endocarditis infecciosa, es decir, portadores de válvula protésica, pacientes con antecedentes de endocarditis previas,

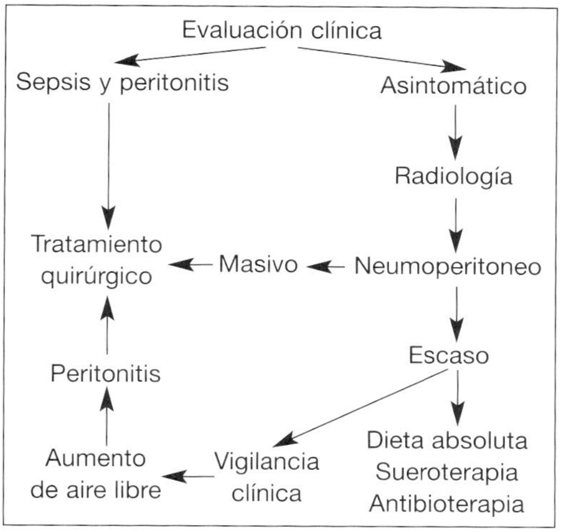

FIG. 2. Algoritmo de actuación en la perforación colónica por cuerpo extraño. Tomado de Ramírez y cols. [6].

shunt sistemicopulmonar y cardiopatías congénitas cianóticas.

- En pacientes portadores de prótesis vasculares implantadas en un período menor de un año desde el implante.
- No está claro el caso de las prótesis ortopédicas.

Dicha profilaxis se puede realizar con 2 g de Augmentine® 30 minutos antes de la endoscopia.

Si en vez de profilaxis pretendemos tratamiento de dicha complicación, una vez establecida la infección, se realizaría igualmente antibioterapia de amplio espectro y cirugía si ésta fracasara.

BIBLIOGRAFÍA RECOMENDADA

1. Webb W. Management of foreign bodies of the upper gastrointestinal tract: update. Gastrointest Endosc 1995; 41: 39-49.
2. ASGE. Guideline for the management of ingested foreign bodies. Gastrointest Endosc 2002; 55: 802-805.
3. Ginsberg G. Management of ingested foreign objets and food bolus impactations. Gastrointest Endosc 1995; 41: 33-37.
4. ASGE. Complications of upper GI endoscopy. Gastrointest Endosc 2002; 55: 784-789.
5. Berggreen P, Edwyn M, Sanowski R, Ingebo K, Noland B, Zierer S.Techniques and complications of esophageal foreign body extraction in children and adults. Gastrointest Endosc 1993; 39: 626-630.
6. Ramírez JA, Asteinza M, Jiménez J, Baki W, González F, Gutiérrez del Olmo A, y cols. Incidencias de cuerpos extraños y urgencias endoscópicas altas. Gastroent Integr 2003; 4: 29-42.
7. Vicari JJ, Johanson JF, Frakes JT. Outcomes of acute esophageal food impaction: success of the push technique. Gastrointest Endosc 2001; 53: 178-180.
8. ASGE. Guidelines for antibiotic prophylaxis for GI endoscopy. Gastrointest Endosc 2003; 58: 475-482.

CAPÍTULO 10

MUJER DE 41 AÑOS CON DOLOR ABDOMINAL OPERADA PREVIAMENTE DE INVAGINACIÓN INTESTINAL

G. PLAZA PALACIOS
A. ALBILLOS MARTÍNEZ

CASO CLÍNICO

Motivo de consulta: dolor abdominal.

Antecedentes personales y familiares: menopausia a los 36 años, osteoporosis y granulomatosis hepática diagnosticada en 1994. Hermano y padre con antecedentes personales de tuberculosis pulmonar.

Enfermedad actual: mujer de 41 años que consulta en febrero de 2003 en nuestro servicio por astenia, anorexia, pérdida de 10 kg de peso, dolor abdominal con náuseas y vómitos posprandiales de un año de evolución. En septiembre de 2002, en otro hospital, presentó un cuadro de invaginación intestinal que requirió laparoscopia para su resolución sin resección intestinal, y laparotomía programada en diciembre del mismo año con resección y reconstrucción del tránsito mediante anastomosis yeyunoileal laterolateral. Antes de estas intervenciones presentaba frecuentes episodios recidivantes de dolor abdominal, diagnosticados en otro hospital de invaginación intestinal. La anatomía patológica de la pieza quirúrgica del intestino delgado mostraba únicamente intensa linfocitosis intraepitelial. En las últimas semanas realizaba una deposición cada 3-4 días.

Exploración física (en la consulta de gastroenterología)***:*** palidez cutánea y cicatriz abdominal de laparotomía media, con dolor a la palpación profunda en epigastrio y fosa ilíaca derecha. No presentaba adenopatías.

Analítica (en febrero de 2003)***:***

- Hemograma: hemoglobina 12,4 g/dl; hematócrito 36,8 %; VCM 87 fl; HCM 29 pg; plaquetas 282 × 10^3/µl; leucocitos 6,3 × 10^3/µl.
- VSG: 16 mm.
- Hemostasia: sin alteraciones.
- Bioquímica: glucosa 81 mg/dl; creatinina 0,69 mg/dl; ácido úrico 2,4 mg/dl; calcio 9 mg/dl; proteínas totales 7,1 g/dl; bilirrubina total 0,1 mg/dl; GOT 37 UI/l; GPT 11 UI/l; GGT 11 UI/l; LDH 207 UI/l; fosfatasa alcalina 70 UI/l; amilasa 110 UI/l; colesterol 201 mg/dl; triglicéridos 142 mg/dl; hierro sérico 30 µg/ml; ferritina 6 ng/ml; transferrina 248 mg/dl.
- Ácido fólico: 2 ng/ml.
- Vitamina B_{12}: dentro de los límites normales.
- ANOES: negativos.
- Anticuerpos antiendomisio: positivos.
- Anticuerpos antigliadina IgA: mayor de 160 U (positivos).
- Anticuerpos antigliadina IgG: 105 U (positivos).
- Determinación de grasa en heces: 7 g/24 horas.
- D-xilosa en orina de 5 horas: 3 g.
- Inmunoglobulinas séricas: normales.
- Espectro electroforético sérico: normal.
- Coprocultivo: flora bacteriana habitual.
- Parásitos en heces: negativos.

Pruebas complementaria: en febrero de 2003 también se le realizaron una gammagrafía abdominal con pertecnectato de Tc^{99} que mostró divertículo de Meckel y un tránsito gastrointestinal que a nivel de la segunda porción duodenal presentaba edema de pliegues, y en las asas yeyunoileales se observó engrosamiento de pliegues, dilatación, dilución y fragmentación del contraste, todo ello sugestivo de malabsorción (fig. 1).

Tratamiento y evolución posterior: con el diagnóstico de probable enfermedad celíaca con crisis previas de invaginación intestinal, se efectuó panendoscopia oral que demostró una disminución de los pliegues en la segunda porción duodenal. En la biopsia obtenida de la mucosa de duodeno distal se observó atrofia parcial intensa/subtotal y marcado aumento de los linfocitos intraepiteliales (LIE). El estudio inmunofenotípico mostró un aumento del porcentaje de linfocitos γδ (25 % de los LIE). El estudio posterior del HLA fue DR3, DR52, DQ2.

La paciente, tras el diagnóstico de enfermedad celíaca, inició una dieta sin gluten. Tras seis meses de tratamiento había ganado 6 kg de peso, mejorando también su estado general y desapareciendo el dolor abdominal.

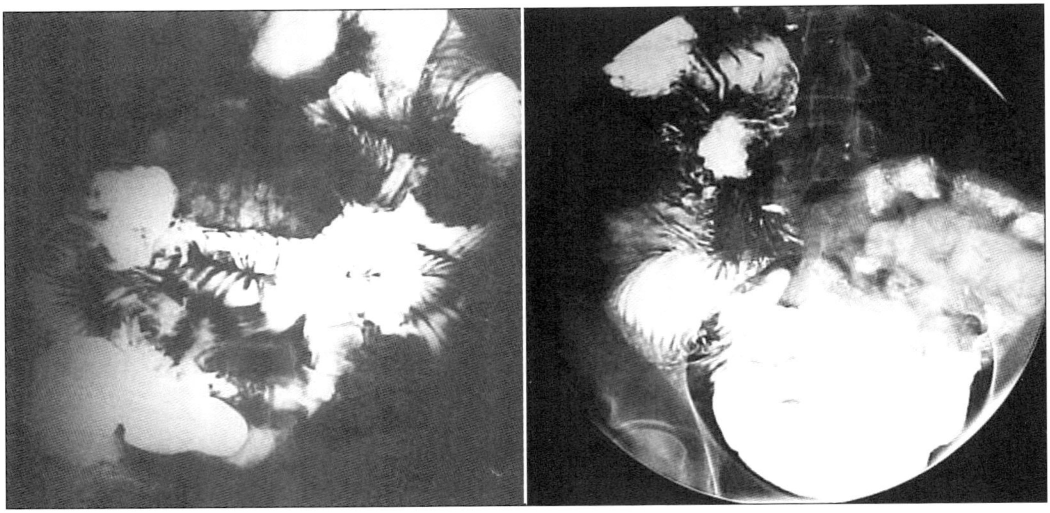

FIG. 1. Tránsito gastrointestinal con contraste baritado que muestra dilatación de asas intestinales, dilución del contraste y fragmentación de la columna de bario.

DIAGNÓSTICO DEFINITIVO

Enfermedad celíaca del adulto.

COMENTARIOS

ENFERMEDAD CELÍACA DEL ADULTO

INTRODUCCIÓN

La enfermedad celíaca, esprue celíaco o enteropatía sensible al gluten se caracteriza por una malabsorción secundaria al daño de la mucosa del intestino delgado, de predomino proximal, con una lesión característica de la mucosa con atrofia de las vellosidades intestinales, hiperplasia críptica, aumento del número de linfocitos intraepiteliales e infiltrado de la lámina propia por linfocitos y células plasmáticas. La lesión de la mucosa intestinal y la sintomatología desaparecen tras la retirada del gluten de la dieta. La enfermedad afecta a 1 de cada 200 personas [1].

En la patogenia de la enfermedad están implicados factores genéticos y ambientales. Un 95 % de los celíacos presentan el haplotipo HLA DQ2 y un 4 % el HLA DQ8 [1]. El gluten de la dieta provoca la lesión mucosa en un paciente predispuesto genéticamente; el factor que precipita la aparición de la enfermedad no está identificado.

MANIFESTACIONES CLÍNICAS

El diagnóstico de enfermedad celíaca en la edad adulta está aumentando, siendo el 20 % del total de los pacientes diagnosticados mayores de 60 años [2], manifestándose frecuentemente de forma monosintomática u oligosintomática, con los síntomas gastrointestinales característicos o con manifestaciones extraintestinales (más frecuente).

Manifestaciones digestivas

En los adultos la enfermedad se puede presentar con diarrea crónica, ausente en el 50 % de los casos [3], flatulencia, distensión abdominal, pérdida de peso y astenia, siendo raros las náuseas, los vómitos y el dolor abdominal [3-6]. En muy pocas ocasiones los pacientes presentan crisis de invaginación intestinal, como en nuestro caso [7].

Como primera manifestación de la enfermedad pueden aparecer elevaciones moderadas de las transaminasas y de la fosfatasa alcalina, que se normalizan con la dieta sin gluten, y en casos evolucionados esteatosis hepática [6]. En algunas series el 9 % de los pacientes con hipertransaminemia idiopática son celíacos [4].

Se ha descrito una mayor incidencia de colelitiasis por una menor contracción de la vesícula biliar secundaria a la menor liberación de hormonas colecistocinéticas endógenas [8].

Existe también una alteración de la función pancreática exocrina asociada al daño de la mucosa intestinal, que revierte generalmente con la dieta sin gluten [4, 6].

En un 10 % de los pacientes con enfermedad celíaca no tratada aparece una gastritis linfocitaria relacionada con la sensibilidad al gluten [6].

Manifestaciones extraintestinales

Hematológicas

Existe malabsorción de hierro y ácido fólico secundario a la afectación de la mucosa del intestino proximal. La causa más frecuente de anemia en la enfermedad celíaca es la malabsorción de hierro [6]; es la forma de presentación más común en los adultos y no suele asociarse a síntomas intestinales [5]. Ante una anemia ferropénica refractaria al hierro oral debemos plantearnos el diagnóstico de enfermedad celíaca. Puede existir déficit de absorción de vitamina B_{12} por afectación del íleon terminal, aunque es poco frecuente.

Las alteraciones de la coagulación, como el alargamiento del tiempo de protrombina, son secundarias a la malabsorción de vitamina K en el íleon terminal [5, 6]. Puede aparecer trombocitosis y eritrocitos con cuerpos de Howell-Jolly secundarios al hipoesplenismo [6].

Óseas

En un 3 % de los casos la osteoporosis es la forma inicial de presentación de la enfermedad celíaca [6]. La osteoporosis y la osteopenia son secundarias a la malabsorción de calcio y vitamina D y pueden manifestarse con dolor óseo o fracturas patológicas. La hipocalcemia puede producir parestesias, calambres musculares e incluso tetania.

Neuropsiquiátricas

Las complicaciones neurológicas se presentan en más del 10 % de los pacientes con enfermedad celíaca [4].

La manifestación neurológica más frecuente es la ataxia y no suele responder a la dieta sin gluten [9]. Otras alteraciones neuropsiquiátricas asociadas a la enfermedad celíaca son debilidad muscular, parestesias, leucoencefalopatía crónica, epilepsia en niños con calcificaciones cerebrales occipitales, migraña, depresión, ansiedad y esquizofrenia. Estas manifestaciones, secundarias a neuropatía periférica, desmielinización «en parches» de la médula espinal y atrofia cerebelosa, no están bien explicadas por la malabsorción de vitaminas.

Cutáneas

Además de la bien conocida asociación de la enfermedad celíaca con la dermatitis herpetiforme, también aparecen otras alteraciones cutáneas en relación con la enfermedad como queilitis, glositis, hiperqueratosis folicular, aftas bucales recurrentes y urticaria crónica [6].

Alteraciones ginecológicas y sexuales

Se han descrito en la enfermedad celíaca abortos recidivantes y alteraciones secundarias a la desnutrición o alteración del eje hipotalamohipofisario como amenorrea, esterilidad o impotencia [6].

ENFERMEDADES ASOCIADAS

La dermatitis herpetiforme es la lesión cutánea que más se relaciona con la enfermedad celíaca. Son escasos los pacientes con afectación intestinal que presentan dermatitis herpetiforme, pero la mayoría de ellos tienen lesión intestinal, aunque sólo un 10 % muestra síntomas [6]. Se caracteriza por lesiones papulovesiculosas muy pruriginosas localizadas en áreas extensoras de manera simétrica y que responden a la dieta sin gluten a largo plazo.

Las enfermedades autoinmunes aparecen con más frecuencia en pacientes con enfermedad celíaca, sobre todo la diabetes mellitus tipo 1 y la tiroiditis autoinmune [5].

También se han descrito otras enfermedades asociadas como déficit selectivo de IgA, síndrome de Down, colagenopatías autoinmunes, nefropatía por IgA, enfermedad inflamatoria intestinal, colangitis esclerosante y cirrosis biliar primaria [3, 5, 6].

DIAGNÓSTICO

Historia clínica

La anamnesis puede descubrir antecedentes familiares de enfermedad celíaca, retraso del crecimiento en la infancia, diarrea, manifestaciones extraintestinales, como anemia ferropénica que no responde al hierro oral, o alteraciones óseas. En la exploración física podemos encontrar alteraciones secundarias a la desnutrición y lesiones cutáneas en el caso de la dermatitis herpetiforme. También son importantes los antecedentes personales de diabetes mellitus tipo 1 y tiroiditis autoinmune, ya que estas dos entidades se asocian con frecuencia a la enfermedad celíaca.

Alteraciones analíticas

En el hemograma puede aparecer anemia, generalmente hipocroma y microcítica por déficit de hierro, aunque también puede ser macrocítica secundaria al déficit de ácido fólico y vitamina B_{12}, trombocitosis y eritrocitos con cuerpo de Howell-Jolly debidos al hipoesplenismo [5, 9].

En la bioquímica encontraremos déficit de hierro junto a disminución de la ferritina sérica, hipocalcemia, alteración de las transaminasas, déficit de vitamina D, disminución de ácido fólico y de vitamina B_{12} (infrecuente) y descenso de la albúmina y el colesterol secundarios a la desnutrición [5, 9].

Diagnóstico de malabsorción

La determinación de grasa en heces sirve para conocer el grado de malabsorción. Sólo los pacientes con enteropatía extensa y severa presentarán esteatorrea [5, 9].

El test de la D-xilosa no es específico para la enfermedad celíaca y puede ser normal en pacientes con una afectación intestinal leve o moderada [5, 9].

Pruebas de imagen

La realización de un tránsito gastrointestinal con contraste baritado es innecesario en la mayoría de los casos. Está indicado para excluir complicaciones de la enfermedad como el linfoma, el carcinoma o la yeyunoileítis y debe considerarse en aquellos pacientes con pérdida de peso importante, dolor abdominal, masa abdominal, anemia severa, ausencia de respuesta a la dieta sin gluten, hipoalbuminemia o síntomas de obstrucción [5, 9]. Las alteraciones que muestra son dilatación de asas de intestino delgado, estenosis, engrosamiento de los pliegues, floculación, segmentación y aglutinación del contraste baritado.

En la TC abdominal puede aparecer hipoesplenismo, ascitis o linfadenopatías, incluyendo cavitación de los nódulos linfáticos mesentéricos. Una estenosis intestinal en la TC sugiere la presencia de un linfoma [5].

Mediante la radiografía ósea simple podremos detectar disminución de la mineralización y la presencia de fracturas patológicas, seudofracturas y aplastamientos vertebrales [5, 9]. La densitometría ósea determinará la presencia de osteoporosis u osteopenia.

Tests serológicos

Los anticuerpos séricos empleados en el diagnóstico de la enfermedad celíaca son los antigliadina (AGA) de tipo IgA e IgG, los antiendomisio IgA (AEA) y los antitransglutaminasa IgA (ATG). Debido a su alta sensibilidad y especificidad, se emplean en el diagnóstico de la enfermedad celíaca junto a la biopsia intestinal, debido a que por sí solos no son suficientes para el diagnóstico. Siempre hay que determinar una IgA total por la alta prevalencia del déficit de la misma en la enfermedad, ya que los anticuerpos pueden aparecer falsamente negativos en presencia de la enfermedad.

Se emplean para la búsqueda del diagnóstico en pacientes con clínica sugestiva de enfermedad celíaca, para la monitorización del cumplimiento y la respuesta a la dieta sin gluten, ya que se negativizan con la misma, y para el cribado de pacientes asintomáticos [5, 9, 10].

Los AGA IgG son más sensibles pero menos específicos, mientras que los del tipo IgA son menos sensibles pero más específicos [5, 6, 8, 9]. Pueden aparecer falsos positivos, sobre todo para IgG en casos de intolerancia a la leche de vaca o infecciones parasitarias [10]. Los niveles de AGA IgA son indetectables tras 3-6 meses de comenzar la dieta libre de gluten [5].

Los AEA tienen mayor sensibilidad y especificidad y un valor predictivo positivo del 100 % [4-6, 9, 11]. Aparecen falsos negativos en pacientes con déficit de IgA y en niños menores de 2 años [9, 10]. Los títulos se correlacionan con el grado de atrofia vellositaria y la presencia de sintomatología y son indetectables después de 6-12 meses tras el inicio de la dieta sin gluten, aunque si sus títulos eran muy altos pueden negativizarse a los 31 meses [3].

La identificación de la enzima transglutaminasa tisular (tTG) como autoantígeno principal de los anticuerpos antiendomisio, ha hecho posible la determinación de IgA sérica antitransglutaminasa con una elevada sensibilidad y especificidad. Como antígeno de la técnica de ELISA se utilizan dos tipos de enzimas, la tTG recombinante humana (rh-tTG), con una mayor especificidad, y la tTG obtenida de extracto de hígado de cobaya (gpl-tTG-extracto) [1, 5].

En la tabla 1 se presenta la sensibilidad, especificidad y valores predictivos de los tests serológicos en el diagnóstico de la enfermedad celíaca.

Biopsia intestinal

El «estándar oro» para el diagnóstico de la enfermedad celíaca es la biopsia intestinal. Se puede realizar mediante cápsula de Watson-Crosby o endoscopia tomando muestras de la segunda porción duodenal.

La enfermedad celíaca afecta la mucosa del intestino delgado proximal, siendo la lesión característica pero no específica, pues aparece en otras enfermedades como alergia a proteínas de la leche de vaca, gastroenteritis viral y posen-

TABLA 1. Porcentajes de sensibilidad, especificidad, valor predictivo positivo y negativo de los tests serológicos

	Sensibilidad	Especificidad	VPP	VPN
AEA IgA	85-98	97-100	98-100	80-95
AGA IgA	75-90	82-95	25-100	65-100
AGA Ig G	69-85	73-90	20-95	41-88
Ac rh-tTG	93	99	99	93
Ac gpl-tTG	95-98	94-95	91-95	96-98

Modificado de Farell y Kelly [5].

teritis, síndrome de Zollinger-Ellison, esprue tropical, malnutrición, giardiasis, gastroenteropatía eosinófila, sobrecrecimiento bacteriano, linfoma intestinal, enteropatía autoinmune o inmunodeficiencias [4].

La lesión de la mucosa es gradual, desde una mucosa normal con un incremento de los linfocitos intraepiteliales hasta la atrofia vellositaria con hiperplasia de las criptas. La anatomía patológica de la mucosa intestinal muestra atrofia vellositaria, ya sea parcial, subtotal o intensa, hiperplasia críptica, aumento de los linfocitos intraepiteliales e infiltración de la lámina propia por células plasmáticas y linfocitos [3-6, 10-12]. La normalización de la lesión mucosa tras la retirada del gluten de la dieta puede ser tardía. Si tras 4-6 meses de mantener una correcta dieta subsiste la alteración mucosa, debemos dudar del diagnóstico [11].

El estudio inmunofenotípico de la mucosa intestinal muestra aumento de los linfocitos intraepiteliales (LIE) γδ, que alcanza cifras del 20-30 % con respecto a los linfocitos intraepiteliales totales, siendo éstos un 5-10 % en individuos normales [1, 6]. Este hecho es muy característico de la enfermedad celíaca, pero no patognomónico ya que puede aparecer en pacientes con intolerancia a la leche de vaca o con enfermedad de Crohn [1]. El aumento de los LIE γδ se mantiene en todas las fases de la enfermedad, incluso tras la dieta libre de gluten, y tiene una sensibilidad y especificidad del 95 % para el diagnóstico [13].

En los adultos no está indicada una segunda biopsia si tras la realización de una dieta sin gluten los marcadores serológicos se han negativizado y la clínica ha desaparecido [4].

Estudio genético

Más del 98 % de los pacientes con enfermedad celíaca tienen un haplotipo HLA-DQ2 o HLA-DQ8 [3]. Es raro que un paciente celíaco no presente uno de los dos haplotipos, si bien los presenta un 30 % de la población no celíaca [4].

En la tabla 2 se reflejan los criterios diagnósticos sobre la enfermedad celíaca que propone la European Society of Pediatric Gastroenterology, Hepatology and Nutrition [14].

CLASIFICACIÓN CLINICOPATOLÓGICA

Según la presencia de síntomas, atrofia vellositaria y positividad de los anticuerpos, la enfermedad celíaca se puede clasificar en clásica, silente, latente y potencial [3, 6, 9] (tabla 3).

En el algoritmo de la figura 2 se refleja la actitud diagnóstica ante la enfermedad celíaca.

TABLA 2. Criterios diagnósticos de la enfermedad celíaca de la European Society of Pediatric Gastroenterology, Hepatology and Nutrition (Arch Dis Child 1990)

1. Clínica compatible
2. Tests serológicos positivos
3. Anatomía patológica compatible
4. Respuesta clínica y negativización de anticuerpos tras la retirada de gluten de la dieta
5. Edad mayor a 2 años
6. Exclusión de otros posibles diagnósticos

TABLA 3. Clasificación clinicopatológica de la enfermedad celíaca

	Clínica	Atrofia vellositaria	Anticuerpos
Forma clásica, típica o sintomática	Sí	Sí	Positivos
Silente	No	Sí	Positivos
Latente	No/Sí	No/Sí en el pasado	Positivos
Potencial	No	No, pero cambios en los linfocitos intraepiteliales	Positivos

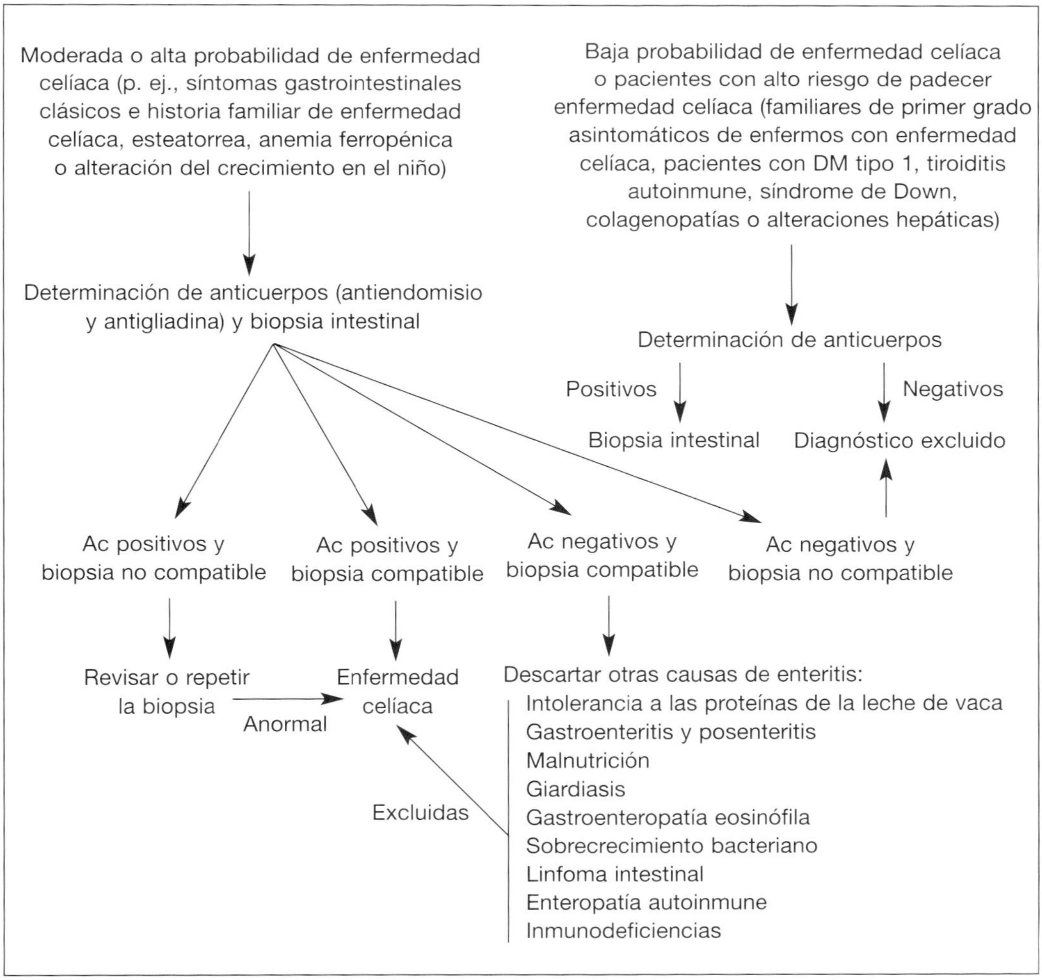

FIG. 2. Algoritmo diagnóstico de la enfermedad celíaca. Adaptado de Farell y Kelly [5].

BIBLIOGRAFÍA RECOMENDADA

1. León F, Eiras P, Camarero C, Roldán E, Sánchez L, R-Pena R, y cols. Avances en el diagnóstico de la enfermedad celíaca: anticuerpos antitransglutaminasa y linfocitos intraepiteliales intestinales. Gastroenterología y Hepatología 2002; 25: 416-422.

2. Hankey GL, Colmes GK. Coeliac disease in the elderly. Gut 1994; 35: 65-67.

3. Green PHR, Jabri B. Coeliac disease. Lancet 2003; 362: 383-391.

4. Shamir R. Advances in celiac disease. Gastroenterol Clin N Am 2003; 32: 931-947.

5. Farrell RJ, Kelly CP. Celiac sprue. N Engl J Med 2002; 346: 180-188.

6. Humbert P, Yuste R. Nuevos conceptos sobre la enfermedad celíaca. Gastroenterología y Hepatología 2000; 23: 290-299.

7. Muñoz L, Troncoso E, Gómez FJ, Céspedes M, Ortego N. Invaginación intestinal transitoria en un varón de 15 años. Rev Clin Esp 2002; 202: 111-112.

8. Thimister PW, Hopman WP, Rosenbusch G, Jansen JB. Plasma cholecystokinin and gallbladder response to increasing doses of bombesin in celiac disease. Dig Dis Sci 1998; 43: 668-672.

9. Farrell RJ, Kelly CP. Diagnosis of celiac sprue. Am J Gastroenterol 2001; 96: 3237-3246.

10. Fasano A, Catassi C. Current approaches to diagnosis and treatment of celiac disease: an evolving spectrum. Gastroenterology 2001; 120: 636-651.

11. American Gastroenterological Association medical position statement: celiac sprue. Gastroenterology 2001; 120: 1522-1525.

12. Marsh MN. Gluten, major histocompatibility complex, and the small intestine. A molecular and inmunobiologic approach to the spectrum of gluten sensitive (celiac sprue). Gastroenterology 1992; 102: 330-354.

13. Camarero C, Eiras P, Asensio A, León F, Olivares F, Escobar H, y cols. Intraepithelial lymphocytes and coeliac disease: permanent changes in CD3-/CD7+ and T cell receptor gd subsets studied by flow cytometry. Acta Paediatr 2000; 89: 285-290.

14. Walker-Smith JA, Guandalini S, Schmitiz J, Shmerling DH, Visakorpi JK. Revised criteria for diagnosis of celiac disease. Arch Dis Child 1990; 65: 909-911.

CAPÍTULO 11

VARÓN DE 73 AÑOS CON DEPOSICIONES MELÉNICAS Y SÍNDROME CONSTITUCIONAL

E. PALACIOS LÁZARO
C. BLESA RADIGALES

CASO CLÍNICO

Motivo de consulta: deposiciones melénicas.

Antecedentes personales:
- Lobectomía izquierda por tuberculosis pulmonar a los 25 años de edad.
- Cirugía reparadora de gran hernia hiatal con esofagitis péptica y anemia microcítica secundaria a los 55 años.
- Bebedor ocasional.
- Alérgico a sulfamidas.

Enfermedad actual: varón de 73 años remitido a urgencias por el médico de atención primaria por deposiciones melénicas de dos días de evolución con sensación de mareo sin pérdida de conciencia, y moderada astenia acompañante. Refería dolor epigástrico y ardor retroesternal tras la ingesta, que se acentúa de madrugada, y pérdida de peso no cuantificada de cuatro meses de evolución. También relata cambio del ritmo deposicional en el último mes con deposición cada tres días cuando previamente era normal. Tomador de AAS de forma ocasional por cefaleas. Recibía tratamiento con hierro oral desde hace tres meses por anemia microcítica e hipocroma sin filiar.

Exploración clínica: afebril; tensión arterial 120/70; Fc 72 ppm; eupneico. Consciente y orientado. Bien hidratado, nutrido y perfundido. Buena coloración cutaneomucosa. En la auscultación pulmonar destaca la presencia de murmullo vesicular abolido en hemitórax izquierdo. Presenta hemorroides externas y tras realizar tacto rectal, el dedo de guante sale manchado de heces melénicas sin palparse masas en la ampolla.

En el lavado por sonda nasogástrica no aparecen restos hemáticos.

Analítica (en urgencias):

- Hemograma: Hb 7,6 g/dl; hematócrito 23,3 %; VCM 81 fl; plaquetas 418 × 10^3/µl; leucocitos 7,4 × 10^3/µl (fórmula normal).
- Bioquímica: BUN 55 mg/dl; urea 72 mg/dl; Cr 1,2 mg/dl. Resto normal, incluyendo iones, calcio, perfil hepático y lipídico.
- Hemostasia: normal.
- Frotis sanguíneo: anisocitosis de tendencia microcítica con leve hipocromía.

Analítica y pruebas complementarias: una vez ingresado el paciente, se realizó en primer lugar una panendoscopia oral que evidenció esofagitis péptica grado IV y una úlcera esofágica con fibrina en el tercio distal, sin observarse restos hemáticos durante la exploración.

La colonoscopia sólo pudo progresar hasta el sigma por mala preparación del paciente que presentaba hemorroides internas grado IV con estigmas de sangrado reciente.

También se solicitó una ecografía abdominal que mostró, en la cúpula diafragmática derecha, indentaciones externas sobre el parénquima hepático que pudieran depender del peritoneo parietal, debiéndose descartar carcinomatosis peritoneal.

Ante estos hallazgos se solicitaron marcadores tumorales (CEA y CA 19,9), que fueron normales, y una TC toracoabdominal (con contraste oral e intravenoso) que evidenció cambios postuberculosos en hemitórax izquierdo con una pleura calcificada y sin otros hallazgos de interés.

Evolución y tratamiento: el paciente evolucionó favorablemente y estaba pendiente de alta hospitalaria con citación en nuestras consultas externas previa realización de enema opaco de forma ambulatoria. El día previsto para el alta comenzó con intenso dolor en la fosa ilíaca derecha, donde se palpó una masa de unos tres centímetros no detectada en exploraciones previas, por lo que se prolongó el ingreso y se realizó un enema opaco en el que se apreció una imagen «en servilletero» de unos 4 cm sugerente de neoplasia con posible infiltración de la válvula ileocecal, observándose, también, la presencia de divertículos en el colon sigmoide (fig. 1).

Se realizó una segunda colonoscopia que tampoco aportó nueva información, ya que nuevamente no se pudo progresar de la unión rectosigmoidea por mala preparación.

Con el diagnóstico de carcinoma de ciego se intervino al paciente en enero de 2002, efectuándose una hemicolectomía derecha (resección de 30 centímetros) que evidenció múltiples adherencias y dilatación de las asas del intestino delgado con líquido libre seroso, sin observarse la presencia de carcinomatosis peritoneal.

La citología del lavado peritoneal sólo demostró celularidad mesotelial de carácter hiperplásico. En el estudio macroscópico de extensión se observó una tumoración de tipo fungoide de 4 cm en el ciego que infiltraba el tejido pericólico. El estudio microscópico reveló la existencia de un adenocarcinoma bien diferenciado que infiltraba hasta la grasa adyacente con afectación de 4 ganglios linfáticos de los 11 aislados.

El paciente fue remitido al servicio de oncología, que inició tratamiento con quimioterapia adyuvante con 5FU y leucovorina. En la actualidad acude de forma periódica a revisiones presentando buena tolerancia clínica y analítica al tratamiento instaurado.

DIAGNÓSTICO DEFINITIVO

- **Adenocarcinoma de ciego estadio C2 de Dukes (T3-N2-M0).**
- Esofagitis péptica grado IV.

COMENTARIOS

CÁNCER COLORRECTAL. CRIBADO

INTRODUCCIÓN

El cáncer colorrectal (CCR) es la segunda causa más frecuente de mortalidad por cáncer y la tercera neoplasia más frecuente en Estados Unidos. Teniendo en cuenta que la mayoría de los pacientes permanecen asintomáticos hasta estadios avanzados de la enfermedad, la necesidad de establecer consensos sobre cribado y segui-

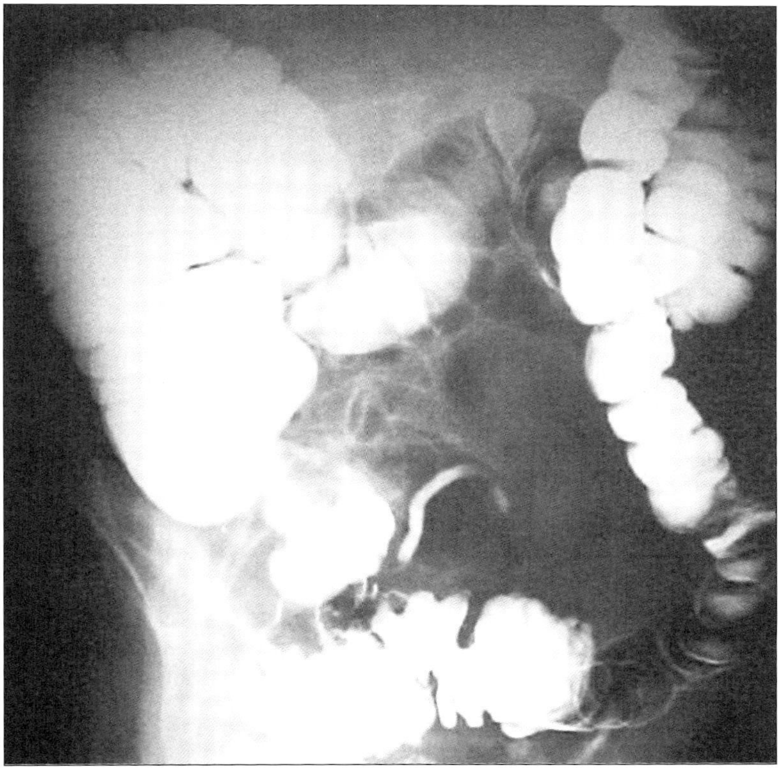

FIG. 1. Imagen «en servilletero» sugerente de neoplasia de ciego.

miento tras cirugía curativa ha promovido la realización de múltiples estudios sobre poblaciones de riesgo [1].

EPIDEMIOLOGÍA [2, 3]

Afecta por igual a hombres y a mujeres con un riesgo de por vida de aproximadamente el 6 %.

Su presentación es infrecuente antes de los 50 años, pero su incidencia aumenta de forma importante a partir de esa edad.

Es más frecuente y presenta mayor mortalidad en individuos afroamericanos que en caucásicos.

Las tasas de mortalidad han mejorado de forma gradual en los últimos 20 años, pasando las de supervivencia media de un 46 a un 62 % a los 5 años, que varía en función del estadio al diagnóstico: es de un 92 % para la enfermedad localizada, del 64 % si existen metástasis regionales y del 7 % si ha metastatizado a distancia.

La presentación clínica más habitual es de enfermedad localizada (41 %), seguido de enfermedad regional (35 %), metástasis a distancia (16 %) y un 8 % que se presenta como un tumor no estadiado [2].

En un estudio realizado en Navarra se objetivaron 19.166 nuevos casos de CCR en un año con una tasa bruta de 58,9 por 100.000 hombres y 46,59 en mujeres. En las mujeres representa el cáncer más frecuente tras el de mama, siendo en los hombres el tercero en incidencia tras el cáncer de pulmón y el de próstata [3].

FACTORES DE RIESGO [2, 4]

En la actualidad se acepta que existe una combinación de factores de riesgo genéticos (ya que la herencia determina la susceptibilidad individual a padecer la enfermedad) y medioambientales, que interactúan en el desarrollo de la enfermedad [2].

Medioambientales [2]

Los factores de riesgo medioambientales se reflejan en la tabla 1.

TABLA 1. Factores de riesgo para el cáncer colorrectal (aparte de los factores familiares)

Factores de riesgo importante (RR > 40)
– Edad avanzada (el más importante): aumento gradual del riesgo a partir de los 50 años de edad
– País de nacimiento: Norteamérica y norte de Europa frente a Asia y África
– Colitis ulcerosa de larga evolución (sobre todo a partir de los 8-10 años de evolución de la enfermedad)
Factores de riesgo moderado (RR 2,1-4)
– Presentar adenoma o cáncer de colon previos
– Consumo de dieta rica en carnes rojas
– Haber recibido irradiación pélvica
Factores de riesgo leves
– Dieta rica en grasas
– Alcohol y tabaco
– Obesidad
– Talla
– Consumo elevado de sacarosa
– Colecistectomía

RR: riesgo relativo. Modificado de Sandler RS y cols. Gastroenterol Clin North Am 1996; 25: 717-736.

También existen factores de protección leves como el consumo de una dieta rica en frutas, verduras y fibra, así como la ingesta elevada de calcio y seguir una terapia de reposición hormonal posmenopáusica. Entre los factores de protección moderada podemos citar el realizar una actividad física importante de forma habitual y el consumo de ácido acetilsalicílico y AINE seleccionados.

El papel protector de la fibra en el desarrollo del cáncer colorrectal ha sido últimamente muy discutido. El estudio más reciente realizado en Europa por la Investigación Prospectiva Europea en Cáncer y Nutrición (EPIC) ha demostrado que la fibra es uno de los factores más importantes que previene del cáncer colorrectal, ya que, al entrar en el intestino grueso, aumenta el peso de las heces, reduce el tiempo de tránsito y estimula la fermentación aerobia bacteriana [4]. Este proceso reduce el contacto del contenido intestina y la mucosa y crea ácidos grasos de cadena corta (acetato, propionato y butirato). El butirato reduce la proliferación celular e induce apoptosis, factores que se asocian a una inhibición de la trasformación del epitelio del colon como paso previo para el desarrollo de un carcinoma.

Se ha demostrado que el consumo total de fibra de la dieta está inversamente relacionado con el riesgo de cáncer colorrectal (reducción del 40 % si se duplica el consumo en poblaciones con consumo actual bajo), pero esto no es extrapolable a los suplementos de la dieta o a los aditivos que sólo contengan fibra. La asociación es mayor para el cáncer de colon (sobre todo izquierdo) que para el de recto [4].

Hereditarios [2]

Por una parte se encuentran los síndromes de cáncer colorrectal hereditario: FAP (poliposis adenomatosa familiar) y CCHNP (cáncer colorrectal hereditario no polipósico) de herencia autosómica dominante. En los individuos afectos, el riesgo de desarrollo de cáncer colorrectal en la FAP es del 100 % y de un 40-100 % para el CNP debido a una penetrancia incompleta.

Por otra parte, los individuos de la población general pueden tener un riesgo incrementado de padecer la enfermedad, siendo éste 2-3 veces más frecuente en los familiares de primer grado de paciente con CCR y aumenta hasta 3-6 veces si son dos los familiares de primer grado afectos, o si el primer caso se diagnosticó antes de los 50 años. También existe riesgo aumentado en las personas con familiares de segundo o tercer grado afectados o si los familiares de primer grado presentan pólipos adenomatosos.

Es desconocida la causa exacta del riesgo aumentado pero se cree que existe una susceptibilidad heredada para el desarrollo de pólipos adenomatosos y cáncer colorrectal asociado a ciertos polimorfismos (estado de acetilador y N oxidación así como la presencia de isoenzimas P450 y glutatión S-transferasa) en el metabolismo de carcinógenos.

Otros grupos de riesgo [2]

También presentan riesgo incrementado de padecer CCR los pacientes con enfermedad inflamatoria intestinal así como aquellos con historia de hamartomatosis (poliposis juvenil, síndrome de Peutz-Jeghers, síndrome de poliposis dentada y otros síndromes excepcionales).

PREVENCIÓN PRIMARIA [2, 5, 6]

Modificaciones dietéticas y del estilo de vida [2]

Como medidas preventivas se consideran las siguientes:

- Aumentar tres veces la ingesta de fibra diaria respecto a la media actual de 7 g/día.
- El consumo de grasas debe suponer sólo el 30 % del total de calorías ingeridas.
- Moderar la ingesta de carnes rojas, ahumadas o curadas con sal.
- Tomar diariamente 5-7 raciones de frutas y verduras.
- Eliminar el tabaco y moderar el consumo de alcohol.

Se ha examinado la capacidad de ciertos agentes dietéticos para prevenir el desarrollo de nuevos adenomas en pacientes con pólipos previamente conocidos. Los suplementos de calcio han demostrado un ligero descenso en la formación de nuevos pólipos, siendo ineficaz la vitamina A.

Quimioprevención

Se ha observado que el sulindac (AINE) crea una regresión importante de los pólipos en la FAP. El sulindac sulfona (metabolito inactivo del sulindac que no interfiere en el metabolismo de las prostaglandinas) disminuye la formación neoplásica en tumores de animales inducidos por carcinógenos y en humanos con FAP. El mecanismo podría ser debido a mayores tasas de apoptosis en los tejidos neoplásicos por vía independiente de las prostaglandinas [5].

Se ha demostrado que el uso regular de AINE (en especial el ácido acetilsalicílico) se asocia a una menor incidencia y mortalidad por cáncer colorrectal esporádico, cuyo mecanismo podría ser la inhibición creada sobre las prostaglandinas, ya que, en tejidos neoplásicos de personas que recibieron AINE, se han observado niveles más reducidos de ciclooxigenasa 2. Se está estudiando si los AINE crean regresión o previenen la aparición de adenomas esporádicos. Existen varios estudios que sugieren que el consumo diario de aspirina disminuye el riesgo de recurrencia de adenomas en los pacientes con historia de CCR o adenomas previos, pero esto no evita, en la actualidad, la necesidad de seguimiento endoscópico adecuado [6].

Aunque el consumo diario de aspirina puede tener algún beneficio en la prevención del CCR, todavía no está indicada su utilización por este motivo [5].

PREVENCIÓN SECUNDARIA. RECOMENDACIONES PARA EL SEGUIMIENTO Y CRIBADO

Población general [7-11]

No existen en la actualidad, como ocurre en otro tipo de tumores, unas pautas definidas de actuación para la prevención y seguimiento del CCR, variando la actitud a seguir en función de los distintos grupos que analizan el tema.

Se considera que la edad de inicio del seguimiento debe ser los 50 años y en cuanto a la periodicidad no existe un claro consenso, habiéndose descrito las siguientes posibilidades:

- La Asociación Americana de Gastroenterología (AGA) recomienda prueba anual de sangre oculta en heces (PSOH) y rectosigmoidoscopia cada 5 años, o colonoscopia cada 10 años, o enema de bario cada 5 a 10 años.
- El Colegio Americano de Gastroenterología recomienda colonoscopia cada 10 años (de elección) o PSOH y rectosigmoidoscopia cada 5 años.
- La Sociedad Americana de Cáncer indica:
    - PSOH anual y rectosigmoidoscopia cada 5 años, o PSOH anual, o sigmoidoscopia cada 5 años.
    - Colonoscopia cada 10 años o enema con doble contraste cada 5 años.
- El grupo europeo de *screening* de cáncer colorrectal (Sevilla, 1998) aconseja, en todos los pacientes mayores de 50 años, PSOH periódicas (sin establecer frecuencia exacta), y si ésta es positiva realizar colonoscopia para lograr un descenso en la mortalidad por CCR [8].

Antígeno carcinoembrionario (CEA)

Puede ser útil en la estadificación preoperatoria y seguimiento posoperatorio, pero tiene bajo poder predictivo positivo para el diagnóstico de pacientes asintomáticos. Es inadecuado para el cribado [9].

Enema de bario con doble contraste

Mucho menos sensible que la colonoscopia, no permite la toma de biopsias y tiene mayor tasa de falsos positivos y negativos. Si se detectan alteraciones en la prueba, se requerirá una colonoscopia completa para la toma de biopsias y exéresis si es posible [10].

PSOH [11]

La realización anual de esta prueba disminuye la mortalidad por cáncer colorrectal en un 21 % y su incidencia. Si es positiva una sola de las muestras, se realizará colonoscopia completa o, en su defecto, enema de bario y rectosigmoidoscopia. Entre las pruebas de sangre oculta en heces podemos citar:

- *Prueba con guayaco.* Precisa dos muestras distintas de tres deposiciones (un total de seis muestras). Las ventajas que presenta son su bajo coste y su buena aceptabilidad en poblaciones motivadas. Entre sus inconvenientes destacan: *a*) la peroxidasa de las frutas, verduras y carnes rojas pueden dar lugar a falsos positivos (aunque actualmente la restricción dietética se puede limitar a no consumir carnes rojas los tres días previos a la prueba), y *b*) altas dosis de vitamina C inhiben la reacción y el ácido acetilsalicílico (como causa de sangrado gastrointestinal) puede dar falsos positivos. El test es positivo cuando adquiere coloración azul, por lo que es una apreciación subjetiva que puede ser interferida por condiciones externas como exposición a altas temperaturas (posible falso negativo), así como en pacientes en tratamiento con hierro, ya que la coloración de las heces puede dificultar la lectura y dar lugar a falsos positivos. De todas formas si se siguen fielmente las instrucciones, disminuyen en gran parte los factores de confusión. No se debe rehidratar los portaobjetos antes del desarrollo de la prueba porque, aunque aumenta notablemente la sensibilidad, también aumenta el número de colonoscopias innecesarias a realizar. Se cree que la disminución de incidencia de cáncer colorrectal rehidratando el portaobjetos es a expensas de la extirpación precoz de adenomas como hallazgo incidental al realizar gran número de colonoscopias, muchas de ellas innecesarias. Las técnicas más estudiadas son: 1) Hemoccult rehidratado, la más sensible pero desaconsejada por su falta de especificidad. 2) Hemoccult SENSA, de elección pero muy afectada por el consumo de carne roja. 3) Hemoccult, de segunda elección, más específica pero menos sensible que las anteriores.
- *Pruebas inmunohistoquímicas de sangre oculta en heces* (Immudia Hem Sp, HemeSelect...). Estas pruebas, en comparación a las previamente mencionadas, presentan algunas ventajas, ya que no precisan restricción dietética o de fármacos y son más selectivas para la detección de CCR. Como gran inconveniente podemos mencionar su alto coste.

También se pueden seguir una serie de recomendaciones generales. En condiciones ideales (países con recursos económicos e instrumentales para la realización de colonoscopia y correcto cumplimiento dietético) se prefiere la prueba de guayaco (Hemoccult o Hemoccult SENSA), pero en función de los recursos económicos, la posibilidad de cumplimiento de las restricciones dietéticas y la accesibilidad a la colonoscopia, se pueden usar técnicas inmunohistoquímicas.

Rectosigmoidoscopia

Se realizará cada 5 años y tras la prueba de sangre oculta en heces, ya que si ésta es positiva, la prueba de elección será la colonoscopia. Varios estudios han demostrado que la prevalencia de adenomas avanzados de localización proximal en pacientes sin adenomas distales es como mínimo de un 2 a un 5 %. El sigmoidoscopio flexible es el más utilizado [9]. Si se encuentra un adenoma de 1 cm o más con una histología avanzada (o alto grado de displasia) o múltiples pólipos, se deberá realizar colonoscopia completa [10].

Colonoscopia

Es la técnica de cribado más sensible y específica pero la de mayor coste [10].

Técnicas para el futuro

- Colonoscopia virtual. Emplea TC helicoidal o RM para buscar lesiones de la mucosa. Necesita preparación intestinal, insuflación de aire y además radia al paciente pero no es invasiva y está exenta de las complicaciones de la colonoscopia. Si aparece un pólipo o lesión sospechosa, se debe realizar una colonoscopia. Existen esperanzadores resultados en los estudios realizados hasta ahora.
- Estudios de alteraciones del ADN en las heces asociadas a los adenomas y al cáncer colorrectal. No precisa preparación y no es invasiva. Un estudio reciente sugiere que las mutaciones del gen poliposis adenomatosa coli (APC) podrían ser detectadas en el ADN fecal [10].

Grupos familiares [12]

Se entiende por familiar de primer grado a los padres, hermanos o hijos; de segundo grado cuando se refiere a los abuelos o tíos, y de tercer grado a los bisabuelos y primos.

a) Un único familiar de primer grado afecto de 60 o más años o dos familiares de segundo grado afectados (ya sea pólipo adenomatoso o cáncer).
   - Recomendaciones: igual que la población general pero comenzando el cribado a los 40 años. Se ha demostrado que de presentar CCR lo hacen a edades más tempranas que la población general.

b) Dos o más familiares de primer grados afectados o un familiar de primer grado afecto diagnosticado antes de los 60 años (hay estudios que proponen la edad de 45 años) sin importar que presente adenoma o carcinoma.
   - Recomendaciones: se comienza el estudio a los 40 años o 10 años antes de la edad del familiar más joven diagnosticado (lo que sea primero) y a continuación colonoscopia cada 3-5 años.

c) Poliposis adenomatosa familiar (FAP). Enfermedad de herencia autosómica dominante (HAD) caracterizada por múltiples pólipos (más de 100) a lo largo de todo el colon, que tiene un 100 % de posibilidades de presentar CCR. La media de aparición del adenoma son los 16 años y de CCR a los 39 años aproximadamente.
   - Recomendaciones: comienzo del cribado a los 10-12 años con sigmoidoscopia anual y asesoramiento/pruebas genéticas. En el momento de aparición de pólipos en la rectosigmoidoscopia se debe plantear la colectomía profiláctica.
   - Forma atenuada de la FAP (presenta menos de un centenar de adenomas colónicos y su aparición es más tardía): se puede iniciar el cribado a los 18-20 años y éste se realizará anualmente pero con colonoscopia completa por la mayor frecuencia de pólipos derechos.
   - Estas recomendaciones serán las mismas para subcategorías de FAP, síndrome de Gardner y síndrome de Turcot.

d) Poliposis hamartomatosa (poliposis juvenil y síndrome de Peutz-Jeghers).
   - Recomendaciones: asesoramiento genético, colonoscopia y panendoscopia oral en la pubertad, así como seguimiento anual con rectosigmoidoscopia.

e) Cáncer colorrectal hereditario no polipósico (CCHNP). La media de aparición del CCR son los 44 años y es muy infrecuente su presentación antes de los 25.
   - Recomendaciones: inicio a los 20-25 años o 10 años antes del familiar más joven afectado (lo que sea primero) y seguimiento con colonoscopia cada 1-2 años. Se deberá realizar gastroscopia a la edad de 50 años o 5 años antes de la edad del familiar más joven afectado por cáncer gástrico (lo que sea primero) y repetirla cada 1-2 años. También habrá que efectuar asesoramiento/pruebas genéticas.

Pacientes con CCR tras cirugía [13, 14]

El 80 % recurre en los dos primeros años tras la cirugía y casi el 100 % lo hace en los primeros 5 años. Múltiples estudios han demostrado que los pacientes con recidiva tumoral que se diagnostican mediante los programas de seguimiento tras la cirugía, son con más frecuencia subsidiarios de una segunda intervención quirúrgica curativa, pero esto no se ha relacionado con un aumento de las tasas de supervivencia. Las recomendaciones son las siguientes 13]:

- Consultas médicas periódicas con anamnesis y exploración física completa.
- Solicitud de CEA cada 3-6 meses durante 2-3 años y posteriormente cada año. Se pueden añadir pruebas de función hepática en los pacientes que no muestran elevación inicial del CEA.
- Realización de una colonoscopia para detectar nuevos tumores (ya que la recidiva en la anastomosis es excepcional) a los 6 meses si la evaluación prequirúrgica del colon fue incompleta.
- La periodicidad con la que se debe realizar una colonoscopia de control difiere en los distintos grupos. Para la Sociedad Americana de Gastroenterología y la Sociedad Americana del Cáncer deberá practicarse una colonoscopia a los 3 años y si ésta es normal se podrá realizar cada 5. En cambio, la Sociedad Americana de Oncología clínica no establece la fecha de la primera revisión posquirúrgica y recomienda el seguimiento cada 3-5 años [14].
- Realización de una TC para valorar el hígado a los 2 años de la cirugía [13].

Se discute la necesidad de repetir todas estas pruebas diagnósticas a partir del quinto año a excepción del seguimiento colonoscópico.

Manejo y vigilancia de pacientes con pólipos colorrectales [1, 15, 16]

El 60 % de la población tendrá un adenoma a los 60 años y lo más frecuente es que el paciente permanezca asintomático.

Un adenoma tarda una media de 10 años en su transformación a carcinoma y sólo el 5,5 % desarrollan esta secuencia [1].

Desde el punto de vista histológico se clasifican en:

- *Pólipos neoplásicos (adenomas).* Representan aproximadamente el 70 % de los pólipos que se extraen, de los cuales el 70-80 % son adenomas tubulares, el 10-25 % tubulovellosos y menos del 5 % adenomas vellosos. Todos presentan algún grado de displasia que puede ser de bajo a alto grado.
- *Pólipos no neoplásicos.* Incluyen pólipos hiperplásicos, hamartomas, agregados linfocíticos y pólipos inflamatorios. Representan aproximadamente el 30 % de los pólipos extraídos y no presentan riesgo potencial de malignización.

El término alto grado de displasia incluye los cambios histológicos llamados previamente carcinoma *in situ* o carcinoma intramucoso. Se cree que el potencial de malignización de un pólipo se relaciona con el tamaño del adenoma, el componente velloso del mismo y la edad del paciente [15].

Manejo de los pólipos de pequeño tamaño

Son los que miden menos de un centímetro y habitualmente se extraen durante la colonoscopia. Si son múltiples se deberán tomar biopsias representativas.

No se sabe con exactitud si los adenomas distales predicen la presencia de adenomas de localización proximal, por lo que la decisión de realizar una colonoscopia completa deberá ser individualizada en función de la edad del paciente, la existencia de comorbilidad asociada y la presencia de historia familiar de neoplasia colónica.

- Manejo del pólipo de pequeño tamaño encontrado durante una rectosigmoidoscopia. Se debe biopsiar para determinar si es un adenoma y en caso afirmativo estará indicada una colonoscopia completa. Si el pólipo encontrado es hiperplásico, no se requerirán más estudios al no presentar riesgo de malignización. Si se encuentran uno o dos adenomas tubulares de menos de un centímetro, la decisión de realizar colonoscopia deberá ser individualizada, ya que varios estudios han demostrado que el riesgo de desarrollar CCR no está aumentado.
- Manejo de un adenoma plano de pequeño tamaño. Estos adenomas presentan riesgo potencial de malignización y con frecuencia pasan inadvertidos al realizar colonoscopia. Parecen ser más frecuentes en los países del Este europeo [15].

Manejo de los grandes pólipos sésiles

Si durante una colonoscopia se extirpa un gran pólipo sésil (mayor de 2 cm) se deberá repetir una colonoscopia a los 3-6 meses para comprobar si la escisión fue completa. En caso de que quede pólipo residual, se efectuará nueva extirpación si así se requiere, con posterior revisión a los 3-6 meses. El seguimiento colonoscópico se realizará cada 3 años.

En el caso de no conseguirse escisión completa tras dos o tres colonoscopias, la siguiente opción es la extirpación quirúrgica [15].

Manejo de los pólipos malignos

Los pólipos malignos son los que contienen células tumorales que penetran en la submucosa a través de la lámina muscular de la mucosa. No se requerirá tratamiento quirúrgico si se cumplen los siguientes criterios:

- La exéresis ha sido completa y toda la muestra ha sido enviada para estudio anatomopatológico.
- El estudio de la muestra debe incluir la profundidad de invasión, el grado de diferenciación y la completa exéresis del carcinoma:
  - No existe afectación linfática ni vascular.
  - No se trata de un cáncer pobremente diferenciado.
  - Los márgenes de la escisión no están afectados. La invasión del pedículo de un pólipo pediculado no es un hallazgo pronóstico desfavorable.

En los pacientes que cumplan todos estos criterios pronósticos positivos se deberá realizar una colonoscopia a los 3 meses para revisar la normalidad en el tejido residual. Con una colonoscopia negativa, la actitud será la misma que en aquellos pacientes que presenten adenomas benignos.

Si el paciente tiene algún criterio de mal pronóstico, se deberá sopesar el riesgo posquirúrgico con la mortalidad por carcinoma metastásico [15].

Vigilancia de los familiares de pacientes con adenomas

La vigilancia colonoscópica se deberá considerar en los familiares de primer grado, sobre todo si el adenoma era avanzado o se diagnosticó antes de los 60 años y, en el caso de los hermanos, cuando un padre ha sido diagnosticado de CCR a cualquier edad.

Se recomienda practicar colonoscopia 5 años antes de la edad que tenía el familiar cuando se le diagnosticó el adenoma o a los 40 años de edad (lo que sea primero) y se repetirá cada 3-5 años en función de los hallazgos endoscópicos [15].

Vigilancia tras polipectomía [16]

Se realizará siempre colonoscopia completa tras una polipectomía para detectar y extraer adenomas sincrónicos.

Podemos clasificar a los pacientes con adenomas colónicos en:

a) Pacientes de bajo riesgo (presencia de 1-2 adenomas siendo ambos menores de un centímetro).
   - Recomendaciones: no precisan seguimiento tras la exéresis o se realizará una colonoscopia de control a los 5 años, y si ésta es negativa finalizaremos el seguimiento.

b) Pacientes de riesgo intermedio (presencia de 3-4 adenomas menores de un centímetro o como mínimo uno mayor o igual a un centímetro).
   - Recomendaciones: se realizará colonoscopia cada 3 años y se finalizará el seguimiento cuando dos colonoscopias sucesivas sean negativas.

c) Pacientes de alto riesgo (presencia de 5 o más adenomas o de 3 o más adenomas con al menos uno de tamaño igual o mayor de un centímetro).
   - Recomendaciones: colonoscopia al año, y si ésta es negativa se continuará el seguimiento cada tres años hasta que dos colonoscopias sucesivas sean negativas.

El seguimiento endoscópico se debe individualizar en función de la edad, la presencia de enfermedades asociadas y la historia familiar del paciente, debiendo finalizar cuando no se pueda aumentar la calidad de vida [15] (tabla 2).

Enfermedad inflamatoria intestinal [2, 17]

La aparición de neoplasias durante los 8-10 primeros años de la enfermedad es muy poco frecuente y el riesgo aumenta cada año en un 0,5-1 %. Es más frecuente la asociación a pancolitis, siendo de riesgo intermedio la afectación izquierda y de menor riesgo la proctitis. La localización más frecuente es en el colon distal. No existe relación con el grado de actividad de la enfermedad. El riesgo de desarrollo de CCR en pacientes con enfermedad de Crohn colónica es similar al que presentan los pacientes con colitis ulcerosa, por lo que las recomendaciones de vigilancia serán las mismas para los dos subgrupos de enfermedad inflamatoria intestinal. Las recomendaciones son las siguientes [17]:

- Realizar la exploración con la enfermedad en remisión clínica para evitar así la confusión con zonas de actividad inflamatoria. La vigilancia endoscópica debe comenzar a los 8-10 años de haberse iniciado los síntomas (no del diagnóstico) en la pancolitis, y a los 15-20 años en la afectación izquierda, debiéndose tomar biopsias de 4 cuadrantes cada 10 cm a lo largo de todo el colon, con muestras adicionales si se encuentran áreas sospechosas.
- Los intervalos de realización de colonoscopias de control se acortarán progresivamente, ya que el riesgo de desarrollo de CCR aumenta cada año entre un 0,5 y un 1 %.
- En la pancolitis, durante la segunda década de evolución de la enfermedad, se precisa colonoscopia cada 3 años, bianual durante la tercera década y anualmente a continuación.
- En la afectación izquierda del colon se recomienda colonoscopia de control cada 5 años (servirá también para evaluar la extensión de la enfermedad) con una rectosigmoidoscopia en los años intermedios.

No se ha descrito evidencia de una edad determinada en la que se deba finalizar la vigilancia [17].

Si en las muestras se observa displasia indefinida, la vigilancia deberá ser anual. Si la displasia es de bajo grado (confirmada por otro anatomopatólogo experto), existen dos opciones. Una de ellas considera que debe practicarse colectomía, mientras que la otra recomienda colonoscopia cada 3-6 meses. El debate continúa en este punto, pero es más aceptada la postura de intervención quirúrgica. Si la displasia es de alto grado (confirmada por otro anatomopatólogo), está indicada la colectomía, y si se asocia a una lesión elevada, también se recomienda la colectomía [2].

Hay que tener en cuenta que en la colitis crónica, la displasia no tiene porqué evolucionar secuencialmente de bajo-alto grado de displasia-cáncer invasivo, ya que el cáncer invasivo puede surgir sin displasia previa [2].

Los aminosalicilatos podrían tener un efecto protector del CCR en pacientes con colitis ulcerosa, pero se precisan más estudios que lo confirmen.

Enfermedad inflamatoria intestinal (EII) y colangitis esclerosante primaria (CEP) con o sin trasplante hepático previo [17]

El riesgo de desarrollo del CCR en EII con CEP es del 9 % a los 10 años, del 31 % a los 20 y del 50 % a los 25 años de evolución de la colitis. El ácido ursodesoxicólico podría tener un papel protector del CCR en los casos de pacientes con CEP. También existe riesgo incrementado tras trasplante hepático en pacientes con CEP y coli-

TABLA 2. Intervalos (años) recomendados por diversas sociedades norteamericanas para la vigilancia colonoscópica de los pólipos adenomatosos tras su resección endoscópica

	GC	ACS	ACG
Adenoma único Seguimiento	Sin especificar 5*	3-6 Sin especificar**	5 5
Múltiples adenomas no avanzados Seguimiento	3 5*	3 3**	3*** 5
Adenoma avanzado Seguimiento	3 3	3 3**	3 3

GC: Consorcio Gastrointestinal. ACS: Sociedad Americana de Cáncer. ACG: Colegio Americano de Gastroenterología. * Si es normal o adenoma tubular único. ** Si colonoscopia de control normal igual que la población general. *** Para tres o más adenomas. Adaptado de Current Opinion in Gastroenterology 2003; 19: 51-56.

tis ulcerosa, con una incidencia de aproximadamente 1 % por persona y año.

- Recomendaciones: colonoscopia al diagnóstico de CEP y revisión anual con biopsias cada 10 cm.

Ureterosigmoidoscopia [18]

Las recomendaciones indican realizar una rectosigmoidoscopia a los 10 años de la cirugía y revisión con rectosigmoidoscopia anual.

Acromegalia [19]

Está indicado efectuar una colonoscopia a los 40 años y posteriormente cada 5 años.

BIBLIOGRAFÍA RECOMENDADA

1. Cairns S, Scholefield JH. Guidelines for colorectal cancer screening in high risk groups. Introduction. Gut 2002; 51 (supl. V): 1-2.
2. Itzkowitz SH. American Gastroenterological Association. Cáncer de colon y recto 2000: 16-26.
3. Registro de Cáncer de Navarra. Incidencia y mortalidad por cáncer en Navarra, 1993-1997. Tendencias en los últimos 25 años. Anales Sis San Navarra 2001; 24: 339-362.
4. Bingham SA, Day NE, Luben R, Ferrari P, Slimani N, Norat T, y cols. Fibra de la dieta en el alimento y protección frente al cáncer colorrectal en la European Prospective Investigation into Cancer and Nutrition (EPIC): un estudio de observación. Lancet 2003; 4: 41-47.
5. Imperiale TF. Aspirin and the prevention of colorectal cancer. N Engl J Med 2003; 10: 879-880.
6. Benamouzig R, Deyra J, Martin A, Girard B, Jullian E, Piednoir B, y cols. Daily soluble and prevention of colorectal adenoma recurrence: one-year results of the APACC trial. Gastroenterology 2003; 125: 328-336.
7. Winawer S, Fletcher R, Rex D, Bond J, Burt R, Ferrucci J, y cols. Colorrectal cancer screening and surveillance: clinical guidelines and rationale-update based on new evidence. Gastroenterology 2003; 124: 544-560.
8. Caunedo A, Rodríguez M, Herrerías JM. Cribado del cáncer colorrectal. Hospital Universitario Virgen de la Macarena. Servicio de aparato digestivo. Grupo europeo de cribado del cáncer colorrectal. Sevilla, 1998.
9. Bresalier RS. Malignant neoplasm of the large intestine. En Feldman M, Friedman LS, Sleisenger MH (eds). Gastrointestinal and liver disease. Saunders. Filadelfia, 2002: 2047-2085.
10. Walsh JM, Terdiman JP, Walsh JM, Torpy JM. Colorectal cancer screening. JAMA 2003; 289: 1288-1333.
11. Young GP, Saint John DJB, Winawer SJ, Rozen Paul. Choice of fecal occult blood tests for colorectal cancer screening: recommendations based on performance characteristics in population studies. Am J Gastroenterol 2002; 97: 2499-2506.
12. Dunlop MG. Guidance on gastrointestinal surveillance for hereditary non-polyposis colorectal cancer, familial adenomatous polypolis, juvenile polyposis, and Peutz-Jeghers syndrome. Gut 2002; 51 (supl. V): 21-27.
13. Scholefield JH, Steele RJ. Guidelines for follow up after resection of colorectal cancer. Gut 2002; 51(supl. V): 3-6.
14. Schoen RE, Papachristou GI. Screening intervals for colonic neoplasia. Curr Op Gastroenterol 2003; 19: 51-56.
15. Bond JH. Polyp guideline: diagnosis, treatment, and surveillance for patients with colorectal polyps. Am J Gastroenterol 2000; 95: 3053-3063.
16. Atkin WS, Saunders BP. Surveillance guidelines after removal of colorectal adenomatous polyps. Gut 2002; 51 (supl. V): 6-9.
17. Eaden JA, Mayberry JF. Guidelines for screening and surveillance of asymptomatic colorectal cancer in patients with inflammatory bowel disease. Gut 2002; 51 (supl. V): 10-12.
18. Woodhouse CRJ. Guidelines for monitoring of patients with ureterosigmoidostomy. Gut 2002; 51 (supl. V): 15-16.
19. Jenkins PJ, Fairclough PD. Screening guidelines for colorectal cancer and polyps in patients with acromegaly. Gut 2002; 51 (supl. V): 13-14.

Nota de los editores: *otra cita de interés*

Muñoz Gómez R, Manzano Alonso ML, Solís Herrero JA. Actitud a seguir ante un pólipo rectal. Rev Esp Enferm Dig 2003; 95: 640-644

CAPÍTULO 12

MUJER JOVEN CON ENFERMEDAD DE CROHN Y OSTEOPOROSIS

E. CARRERA ALONSO
V. DEFARGES PONS

CASO CLÍNICO

Motivo de consulta: revisión de enfermedad inflamatoria intestinal (EII).

Antecedentes personales: diagnosticada de enfermedad de Crohn a los 20 años de edad con afectación ileocecal y colónica. Al principio presentó una forma inflamatoria de la enfermedad, que posteriormente evolucionó a fistulosa. Desde hace 3 años sigue tratamiento con azatioprina (2,5 mg/kg/día) por desarrollo de corticodependencia, con buena respuesta al tratamiento inmunosupresor. Amenorrea durante varios años.

Enfermedad actual y evolución: mujer de 32 años que en el año 2001 acudió a nuestra consulta de EII para valoración. Teniendo en cuenta los factores de riesgo para osteoporosis de la paciente, se realizó una densitometría ósea que demostró osteopenia en la columna (T *score* – 1,76 desviaciones estándar) y osteopenia en la cabeza del fémur (T *score* – 1,76 desviaciones estándar).

Se inició tratamiento con vitamina D más calcio, asociado a las medidas generales higienicodietéticas de la osteoporosis.

En el año 2003 se realizó una nueva densitometría de control que demostró un empeoramiento con respecto a la previa: T *score* en la columna de – 2,6 (osteoporosis) y en el cuello de fémur T score de – 1,5 (osteopenia). Ante estos hallazgos se aplicó tratamiento con bifosfonatos, continuando con vitamina D más calcio.

Esta paciente presenta los siguientes factores de riesgo de osteoporosis:

- Enfermedad de Crohn con múltiples brotes de actividad.
- Tratamiento prolongado con esteroides.
- Amenorrea durante varios años.
- Fumadora de 10 cigarrillos día.
- Antecedentes familiares de osteoporosis: padre y abuelo.

DIAGNÓSTICO DEFINITIVO

- **Enfermedad de Crohn fenotipo A1 L3 B3.**
- **Osteoporosis secundaria a la enfermedad de Crohn y tratamiento esteroideo.**

COMENTARIOS

MANEJO DE LA OSTEOPOROSIS EN LAS ENFERMEDADES DIGESTIVAS

INTRODUCCIÓN

La osteoporosis fue definida de forma consensuada en el año 1991 como una enfermedad sistémica caracterizada por disminución de la masa ósea y deterioro de la microarquitectura del tejido óseo, lo que favorece la fragilidad y, por lo tanto, aumenta el riesgo de fracturas [1-5].

Las fracturas secundarias a osteoporosis son un problema muy importante de salud pública. Se estima que en Estados Unidos se producen cada año 1,3 millones de fracturas secundarias a osteoporosis. La prevalencia de osteoporosis en este país es de hasta el 18 % en las mujeres mayores de 50 años y hasta el 6 % en los hombres de esa misma edad, lo que conlleva una alta tasa de morbimortalidad, además de un alto coste económico [6].

DEFINICIONES

En 1994 una comisión de expertos de la Organización Mundial de la Salud (OMS) propuso como criterio de definición de osteoporosis, en la mujer adulta de raza blanca, una densidad mineral ósea inferior a – 2,5 desviaciones estándar respecto a la media de los valores de la población adulta joven (índice T < – 2,5).

Si a dichos valores se le asocian fracturas por fragilidad se considera una osteoporosis grave o establecida. Cuando el índice T se sitúa entre – 1,5 y – 2,5 se denomina osteopenia [7].

FISIOPATOLOGÍA

El hueso está sometido continuamente a un proceso de renovación mediante la sucesión de fenómenos de destrucción (actividad osteoclástica) y de formación (actividad osteoblástica), que da lugar al denominado remoldeado óseo. El resultado final debe ser un equilibrio entre ambos. Así, cuando predomina la resorción frente a la formación, el balance que resulta es una pérdida de la masa ósea, lo mismo que ocurre cuando existe un déficit de formación.

En la regulación del remodelado óseo están implicados diferentes factores:

- Mecánicos. Efecto de la actividad física sobre la estructura ósea.
- Sistémicos. Efecto de las diferentes hormonas y vitaminas, como la parathormona, tiroxina, hormona del crecimiento, estrógenos, progesterona y vitamina D_3, que estimulan la formación ósea y la calcitonina, y los glucocorticoides que la disminuyen.
- Locales. Acción de citocinas que estimulan la resorción (IL-1, IL-6 o TNF-α) o la formación ósea (IGF-1, IGF-2 o TGF-ß) [3].

En el momento del nacimiento la cantidad de calcio depositada en el esqueleto es pequeña (aproximadamente 30 gramos). Durante la infancia y la juventud la masa ósea aumenta hasta alcanzar un valor máximo alrededor de los 30 años, que se denomina pico de masa ósea. Posteriormente se inicia una pérdida lenta pero continuada, que en la mujer se acelera tras la menopausia, por lo que la pérdida de masa ósea en ella es superior a la que experimenta el hombre [8].

En la obtención del pico de masa ósea intervienen factores genéticos, modulados por factores ambientales, especialmente la ingestión de calcio y la actividad física. Cualquier factor que incida negativamente en la formación de masa ósea durante este período o que incremente su pérdida durante la edad adulta contribuye al desarrollo de osteoporosis [3].

FACTORES DE RIESGO PARA LA OSTEOPOROSIS

En estudios realizados sobre la población general se ha logrado identificar una serie de factores de riesgo elevado para el desarrollo de osteoporosis [6, 9]:

- Genéticos. Se ha comprobado que existe una mayor incidencia de osteoporosis entre hijas y hermanas de mujeres que sufren dicha enfermedad. Asimismo, la masa ósea es más parecida entre gemelos univitelinos que entre bivitelinos.
- Edad. Existe mayor riesgo en los hombres mayores de 55 años y en las mujeres posmenopáusicas.
- Menarquia tardía, menopausia precoz (antes de 45 años) y períodos prolongados de amenorrea premenopáusica: la disminución de los estrógenos produce aumento del recambio óseo que ocasiona pérdida de la masa ósea, que puede alcanzar el 3-4 % al inicio de la menopausia.
- Sedentarismo. La falta de ejercicio físico durante la infancia y la juventud dificulta la adquisición de una masa ósea adecuada. En la edad adulta un ejercicio físico mantenido facilita la conservación de la masa ósea.
- Consumo de alcohol y tabaquismo.
- Ingestión inadecuada de calcio.
- Fármacos: esteroides, ciclosporina, heparina y metotrexato.
- Malnutrición.
- Enfermedades endocrinas: hipertiroidismo e hiperparatiroidismo primario.
- Enfermedades digestivas como hepatopatía crónica, enfermedad celíaca, enfermedad inflamatoria intestinal, gastrectomía y síndromes de malabsorción.

DIAGNÓSTICO DE LAS ALTERACIONES DEL METABOLISMO ÓSEO

Hasta que se produce una fractura, la osteoporosis es una enfermedad silente sin que exista ningún dato de laboratorio que pueda sugerirla, por lo que es importante la realización de un diagnóstico precoz para instaurar tratamiento lo antes posible. La desmineralización ósea no se demuestra en las radiografías convencionales hasta que la pérdida de la masa ósea es mayor del 40 %. La mejor técnica disponible para la medición de la masa ósea y el factor predictivo más fiable de riesgo de fractura es la densitometría (DEXA) [3]. Fundamentalmente se utilizan:

- *Densitometría fotónica dual o central.* Constituye la regla de oro para el estudio de la masa ósea. Es capaz de medir las áreas de mayor interés como la columna, cadera, antebrazo o incluso todo el esqueleto [2].
- *Densitometría periférica.* Es una técnica de fácil uso a diferencia de la densitometría central. Se utiliza para la medición de la densidad de masa ósea en las extremidades, como el calcáneo y el antebrazo. No es de utilidad para la monitorización del tratamiento [2].

La DEXA, además de medir la masa ósea de un determinado paciente, permite la comparación de ésta con valores de referencia poblacionales. Así, se pueden obtener:

- Escala T (T *score*): compara la masa ósea del propio individuo con la masa de adultos jóvenes (20-35 años) y sanos del mismo sexo.
- Escala Z (Z *score*): establece comparación entre la masa ósea individual y la masa ósea de individuos de la misma edad y sexo [2].

La Fundación Americana para el Estudio de la Osteoporosis recomienda, para la población general, el cribado mediante DEXA en todas las mujeres mayores de 50 años con un factor de riesgo asociado (antecedentes de fractura, antecedente familiar de osteoporosis, bajo peso corporal, tabaquismo o uso de esteroides durante más de 3 meses) [3].

OSTEOPOROSIS Y ENFERMEDADES DIGESTIVAS

Es importante conocer que la osteoporosis no es una enfermedad que afecta solamente a mujeres posmenopáusicas e individuos ancianos, sino que es una complicación de muchas patologías que afecta a individuos jóvenes, tanto mujeres como hombres. En la última década se ha empezado a reconocer la osteoporosis asociada a las enfermedades digestivas como un problema importante [10].

Enfermedad celíaca

Existen evidencias de que en la enfermedad celíaca hay una disminución de la densidad mineral ósea (DMO) con respecto a la población general. La tasa de fracturas no se conoce con exactitud, pero es aproximadamente dos veces mayor que en la población general. En los pacientes recién diagnosticados de enfermedad celíaca la tasa de osteoporosis es del 28 % en DEXA de la columna y del 15 % en la de cadera. Los niños con enfermedad celíaca presentan generalmente osteopenia que revierte completamente una vez se instaura la dieta sin gluten. Los adultos con enfermedad celíaca que se han diagnosticado en la niñez y han seguido el tratamiento correcto generalmente tendrán una DMO normal [2]. Tras la instauración de la dieta exenta de gluten, la DMO tiende a mejorar, especialmente en los niños aunque también en los adultos. El incremento mayor se produce durante el primer año [2, 11].

El mecanismo por el que los pacientes celíacos padecen osteoporosis está relacionado con la malabsorción de calcio y vitamina D, lo que produce un aumento de la PTH, que conlleva, a su vez, un aumento del recambio óseo y una pérdida de hueso [4, 11].

Enfermedad inflamatoria intestinal (EII)

Los pacientes con EII tienen mayor prevalencia de osteoporosis y de osteopenia, y por ello mayor riesgo de fracturas que la población general [10]. Entre el 31 y 59 % de estos pacientes presentan disminución de la DMO. Si la enfermedad ha comenzado antes de alcanzar el pico de masa ósea, existe mayor riesgo de osteoporosis [12]. Los pacientes con enfermedad de Crohn tienen mayor riesgo de fracturas que los afectados de colitis ulcerosa [5].

El empleo de corticoides suele contribuir al desarrollo de osteoporosis. Sin embargo, también la enfermedad *per se* es un factor de riesgo, existiendo casos de osteoporosis en pacientes que no han recibido tratamiento con corticoides [12].

Múltiples factores se han implicado en el desarrollo de osteoporosis en estos pacientes como, por ejemplo, el bajo consumo de calcio por la supresión de los productos lácteos en algunos pacientes, el sedentarismo, la malnutrición asociada a la enfermedad, la malabsorción del calcio y el déficit de vitamina D, así como la acción de algunos fármacos como corticosteroides, ciclosporina, metotrexato y heparinas de bajo peso molecular [3, 11]. Un aspecto interesante es la posible relación entre ciertas citocinas implicadas en la patogenia de la EII y las alteraciones del metabolismo óseo. Parece ser que dichas citocinas podrían modificar la función de los osteoblastos y, por lo tanto, la formación del hueso. Se ha observado que los pacientes con EII y osteoporosis poseen mayores niveles de IL-6 que los que no la presentan [2, 3].

Enfermedades hepáticas

La osteoporosis es una complicación común en las enfermedades hepáticas crónicas, siendo su etiología multifactorial.

Así, estos pacientes generalmente suelen tener bajo peso, hecho que puede influir en el desarrollo de la osteoporosis, por lo que es importante incidir en una correcta nutrición. El alcohol ejerce un efecto directo sobre la acción de los osteoclastos. Además, los pacientes alcohólicos presentan, a su vez, una disminución en la absorción del calcio [13]. Las alteraciones hormonales y el hipogonadismo son frecuentes, tanto en varones como en mujeres con enfermedad hepática crónica, y constituyen factores de riesgo para el desarrollo de osteoporosis [13].

El empleo de algunos fármacos como, por ejemplo, los corticoides y el interferón también tienen un efecto negativo sobre la DMO [13, 14].

Existe una correlación entre la cirrosis y la osteoporosis, independiente del resto de los factores descritos previamente. Se han descrito niveles disminuidos del IGF-1 («insulin-like growth factor») que estimulan la proliferación de osteoblastos; también parece existir una disminución de la proteína ligadora de la hormona del crecimiento, lo que determina un aumento de esta última. Existen también niveles disminuidos de osteoprotegerina que podrían estar involucrados en un aumento de la resorción ósea.

En los pacientes con colestasis crónica existe una alteración en la absorción de calcio y vitamina D, y la incidencia de osteoporosis es más frecuente que en las hepatopatías de otra etiología.

En los pacientes con trasplante hepático la disminución de la DMO suele tener dos componentes, el que está relacionado con la hepatopatía crónica que presenta el enfermo y la pérdida de masa ósea que se produce después del trasplante [13]. La pérdida de masa ósea en estos pacientes sufre un curso bifásico, con el mayor descenso en los primeros 3-6 meses y posteriormente una espontánea estabilización o incluso mejoría, pudiendo llegar incluso hasta los niveles pretrasplante. La mayoría de las fracturas se desarrollan en el primer año, siendo muy raras tras el tercer año del trasplante [14]. Indudablemente los fármacos inmunosupresores ejercen un papel importante en el desarrollo de la osteoporosis, especialmente los corticoides. También la ciclosporina y el tacrolimus aumentan el recambio óseo y, por lo tanto, producen un descenso de la masa ósea. No se dispone de datos acerca de los efectos de la azatioprina, el micofenolato y los nuevos inmunosupresores sobre el metabolismo óseo [13].

PACIENTES POSGASTRECTOMIZADOS

Los pacientes gastrectomizados pueden presentar osteoporosis como complicación tardía de su intervención. No existen diferencias significativas entre las gastrectomías tipo Billroth I y II; sin embargo, no se ha encontrado un aumento de la frecuencia de osteoporosis en los pacientes con vagotomías y piloroplastias [2, 11].

Aunque no se conoce con exactitud la fisiopatología de la osteoporosis en estos pacientes, la malabsorción de calcio y vitamina D3 produce un incremento en la PTH y la 1,25 OH_2 D, que pueden tener un papel importante en el desarrollo de la osteoporosis [10].

En gastrectomizados es frecuente el desarrollo de un síndrome de «dumping», por lo que al ser el vaciamiento gástrico muy rápido no permite la absorción del calcio en el duodeno. Además, estos pacientes pueden presentar una esteatorrea, por lo que también existirá malabsorción de vitamina D. Frecuentemente tienen una ingesta disminuida que, asociada al bajo peso, pueden influir en el desarrollo de la osteoporosis [15].

La incidencia de osteomalacia en estos pacientes es del 10-20 % y la de osteoporosis puede llegar a ser hasta del 42 % [2].

PACIENTES EN TRATAMIENTO CON GLUCOCORTICOIDES

El empleo de glucocorticoides por un período prolongado es un conocido factor de riesgo de osteoporosis y de fracturas secundarias. El riesgo de fracturas vertebrales está aumentado hasta 3-5 veces con respecto a la población general [5].

Los glucocorticoides reducen la formación de masa ósea y aumentan su resorción, y además disminuyen la absorción intestinal de calcio, aumentando así su excreción renal [16].

Anteriormente se aceptaba que para actuar como factores de riesgo de osteoporosis, los glucocorticoides debían administrarse durante varios meses a dosis mayores de 7,5 mg de prednisolona. Sin embargo, según estudios recientes, desde casi el inicio del tratamiento y con dosis bajas (2,5 mg de prednisolona diarios) existe un aumento del riesgo de fracturas (Van Staa T y cols. J Bone Miner Res 2000; 15: 1001-1005). Asimismo, también se ha observado que el descenso de masa ósea se produce rápidamente desde el inicio del tratamiento (desde las primeras semanas) [12].

Además, se ha sugerido que los pacientes en tratamiento con glucocorticoides presentan mayor riesgo de padecer fracturas osteoporóticas, independientemente del valor de masa ósea que obtengan en la densitometría, que los individuos sin dicho tratamiento. Por lo tanto, se debe aconsejar el tratamiento de la osteoporosis con niveles más altos de masa ósea (por ejemplo T *score* de – 1,5) [5].

MANEJO DE LA OSTEOPOROSIS EN LOS PACIENTES CON ENFERMEDADES DIGESTIVAS

A la luz de todo lo expuesto hay que plantearse qué pacientes son tributarios de estudio de masa ósea. Se consideran los siguientes (fig. 1):

- *Pacientes con enfermedad inflamatoria intestinal.* Aunque no existe consenso, la Sociedad Británica de Gastroenterología añade a las indicaciones generales de la DEXA su práctica a todo paciente con enfermedad inflamatoria

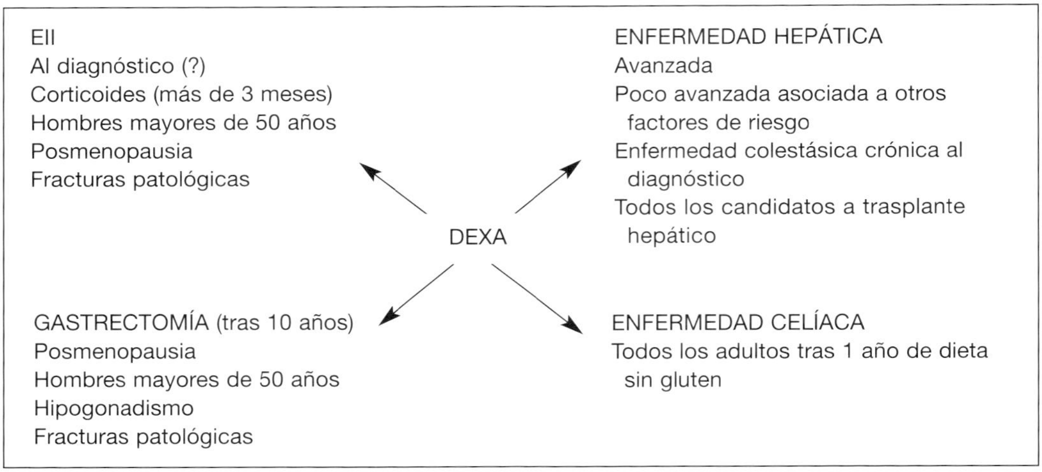

FIG. 1. Indicaciones de densitometría ósea en los pacientes con enfermedades digestivas (adaptada de AGA technical review on osteoporosis in gastrointestinal diseases [2] y de Valentine y Sninsky [12].

intestinal en el momento del diagnóstico, en la menopausia, en los hombres mayores de 55 años y ante fracturas no traumáticas [2, 4, 12]. Sin embargo, estos criterios no son compartidos por todos los grupos de consenso, especialmente por lo que refiere a la DEXA en el momento del diagnóstico. Al inicio del diagnóstico la DEXA es de utilidad para valorar la masa ósea y decidir si es necesario un tratamiento, y como referencia, además, para establecer comparación con estudios posteriores. No obstante, los pacientes con enfermedad inflamatoria intestinal suelen tener una DMO normal en el momento del diagnóstico [4].

- *Pacientes con enfermedad celíaca.* En la enfermedad celíaca, a diferencia de la enfermedad inflamatoria intestinal, es más frecuente que exista una disminución de la masa ósea en el momento del diagnóstico, puesto que generalmente han presentado malabsorción durante varios años antes [4]. Se debe realizar DEXA a todos estos pacientes después de cumplir un año con la dieta sin gluten, esperando a que se estabilice la densidad ósea [2].
- *Pacientes gastrectomizados.* Se debe efectuar DEXA a todos los pacientes gastrectomizados que presenten una fractura no traumática, a las mujeres posmenopáusicas y los pacientes con hipogonadismo [2].
- *Pacientes con enfermedades hepáticas.* Habrá que considerar el diagnóstico de osteoporosis en todos los pacientes con enfermedad hepática avanzada y especialmente en candidatos a trasplante hepático. Las enfermedades colestásicas son un factor de riesgo claro para el desarrollo de osteoporosis, dependiendo su riesgo en función de la edad, la gravedad, la duración de la colestasis y la existencia de otros factores. La DEXA debe estar prevista en todos los pacientes con enfermedad hepática avanzada, en aquellos con enfermedad hepática poco severa asociada a otros factores de riesgo, en todas las colestasis en el momento del diagnóstico y en todos los posibles candidatos a trasplante hepático [13].

PREVENCIÓN

Aunque el tratamiento de la osteoporosis debe corresponder a los reumatólogos, su prevención en los pacientes con enfermedades digestivas debe efectuarla el gastroenterólogo.

Se aconsejan medidas generales que incluyen una dieta rica en calcio, la práctica de ejercicio de forma regular, una exposición adecuada a la luz solar, la retirada del hábito tabáquico y de la ingesta de alcohol [3].

Los requerimientos óptimos de calcio varían en función del sexo y la edad, oscilando entre 1-

1,5 gramos diarios (1.000 mg/día en las mujeres premenopáusicas y varones jóvenes y 1.500 mg/día en las mujeres posmenopáusicas y varones mayores de 50 años). En algunos pacientes seleccionados como, por ejemplo, en los casos de malabsorción, se requieren dosis mayores de calcio [2].

La administración de aportes extra de calcio no produce efectos adversos importantes, aunque si las dosis son muy elevadas se puede asociar a la formación de cálculos renales, lo que se puede controlar mediante la medición del calcio urinario.

La restricción de los productos lácteos en la dieta es una medida habitual en los brotes de la enfermedad inflamatoria intestinal, aunque hasta ahora no se ha demostrado ningún efecto perjudicial de éstos sobre la enfermedad. Tampoco se ha demostrado una mayor prevalencia de intolerancia a la lactosa de estos pacientes con respecto a la población general. Por lo tanto, en ausencia de datos que sugieran intolerancia a la lactosa, no parece recomendable excluir los lácteos [3].

Los requerimientos de vitamina D son de 400 a 800 UI diarias, siendo mayores en algunos casos de malabsorción [2].

Para reducir la pérdida de la masa ósea asociada a la administración de esteroides, se recomienda evitarlos siempre que sea posible y valorar correctamente aquellos pacientes en los que se puede indicar algún fármaco alternativo, por ejemplo aplicando correctamente los criterios de corticorrefractariedad sin permitir el consumo de esteroides durante largos períodos de tiempo.

Por último, a los tratamientos de esteroides es fundamental asociar suplementos de calcio y vitamina D mientras dure su administración, que han demostrado limitar la pérdida de masa ósea [3].

TRATAMIENTO DE LA OSTEOPOROSIS Y OSTEOPENIA

En caso de osteopenia se debe insistir en las medidas higienicodietéticas antes citadas, asegurar el aporte de calcio en la dieta y, en su defecto, suplementar con aportes extra. En estos pacientes se debe repetir la densitometría a los dos años y en los que requieran tratamiento esteroideo de forma prolongada se considerará iniciar tratamiento específico para la osteoporosis y repetir la densitometría en un año [2].

En los pacientes con criterios densitométricos de osteoporosis (T *score* menor de – 2,5) se deberá realizar un estudio completo de osteoporosis consistente en calcio sérico, fosfatasa alcalina, creatinina, 25-OH-vitamina D, proteinograma y testosterona en los varones [2]. Se debe realizar radiografías de columna lumbar y de tórax para descartar compresiones y fracturas [13].

Además de las medidas generales citadas, se deberá comenzar con el tratamiento específico de la osteoporosis consistente en administrar:

- Terapia hormonal sustitutiva, pues se ha demostrado que la aplicación de esta terapia reduce la pérdida de masa ósea y el riesgo de fractura en las mujeres posmenopáusicas de la población general. Este tratamiento previene de las fracturas durante su aplicación, pero al suspenderlo se produce una pérdida de masa ósea hasta los niveles de una mujer posmenopáusica que no haya recibido terapia sustitutiva. Según la FDA, este tratamiento está aprobado para la prevención pero no para el tratamiento de la osteoporosis establecida [2]. De todos modos, debemos conocer que aumenta el riesgo de carcinoma de endometrio y de mama, y disminuye el riesgo de enfermedades cardiovasculares [4]. Se utiliza en la prevención de la osteoporosis en la mujer posmenopáusica y en el tratamiento de la enfermedad leve o moderada durante los primeros 10 años del cese de la función ovárica [2].
- Raloxifeno. Aumenta la densidad mineral ósea y reduce el riesgo de fracturas vertebrales. Presenta efectos antiestrogénicos en la mama y estrogénico sobre el hueso y el sistema cardiovascular [10].
- Bifosfonatos. Potentes inhibidores de la resorción ósea, habiéndose demostrado que tanto el alendronato como el etidronato reducen las fracturas en mujeres posmenopáusicas. Son fármacos bien tolerados, cuyos efectos adversos principales son molestias digestivas y esofagitis [4].
- Calcitonina. Actúa como inhibidor de la reabsorción ósea. Es de gran utilidad para el tratamiento sintomático del dolor en los pacientes con fracturas óseas [13].
- Fluoruro sódico. Estimula la formación de hueso, pero no es un fármaco utilizado en la actualidad [13].

BIBLIOGRAFÍA RECOMENDADA

1. Consensus Development Conference. Prophylaxis and treatment of osteoporosis. Am J Med 1991; 90: 107-110.
2. AGA technical review on osteoporosis in gastrointestinal diseases. Gastroenterology 2003; 124: 795-841.
3. García Planellas E. Osteoporosis y enfermedad inflamatoria intestinal. Gastroenterología Práctica 2002; 11: 21-24.
4. Scott E, Gaywood I, Scott B. Guidelines for osteoporosis in coeliac disease and inflammatory bowel disease. Gut 2000: 1-8.
5. Arden N, Cooper C. Assessment of the risk of fracture in patients with gastrointestinal disease. Eur J Gastroenterol Hepatol 2003; 15: 865-868.
6. Rosen H, Basow D. Screening for osteoporosis. 2003 Up to date.
7. World Health Organization. Assessment of fracture risk and its application to screening for postmenopausal osteoporosis. Technical Report Series 843. OMS. Ginebra, 1994.
8. Walters J. The role of intestine in bone homeostasis. Eur J Gastroenterol Hepatol 2003; 15: 845-849.
9. González J, Serrano S, Nolla JM, y cols. Enfermedades óseas. En Farreras V . Medicina interna. Mosby-Doyma. Madrid, 1995: 1064-1087.
10. Von Tirpitz C, Reinshagen M. Management of osteoporosis in patients with gastrointestinal diseases. Eur J Gastroenterol Hepatol 2003; 15: 869-876.
11. Vestergaard P. Bone loss associated with gastrointestinal disease: prevalence and pathogenesis. Eur J Gastroenetrol Hepatol 2003; 15: 851-856.
12. Valentine J, Sninsky C. Prevention and treatment of osteoporosis in patients with inflammatory bowel disease. Am J Gastroenterol 1999; 94: 878-883.
13. Hay E. Osteoporosis in liver diseases and after liver transplantation. J Hepatol 2003; 38: 856-865.
14. AGA technical review on osteoporosis in hepatic disorders. Gastroenterology 2003; 125: 941-966.
15. Bernstein C, Leslie W. The pathophysiology of bone disease in gastrointestinal disease. Eur J Gastroenterol Hepatol 2003; 15: 857-864.
16. Rosen H. Glucocorticoids and osteoporosis: pathogenesis and clinical features. 2003 Up to date.

HÍGADO Y VÍAS BILIARES

CAPÍTULO 13

MUJER JOVEN CON DOLOR ABDOMINAL DE 4 DÍAS DE EVOLUCIÓN DESPUÉS DE UNA DIARREA CON FIEBRE

E. OTÓN NIETO
A. ALBILLOS MARTÍNEZ

CASO CLÍNICO

Motivo de consulta: dolor abdominal.

Antecedentes personales: fumadora de 1 paquete/día. Trombocitemia esencial diagnosticada hace dos años por el servicio de hematología.

Enfermedad actual: mujer de 38 años que acude al servicio de urgencias por presentar dolor continuo en hipocondrio derecho desde hace 4 días, que no se alivia con la ingesta ni con la deposición. Desde entonces refiere heces más claras y orinas más oscuras. Hace 7 días presentó un episodio de diarrea acuosa (20 deposiciones/día sin productos patológicos) de 3 días de duración, con fiebre de 38 °C y vómitos biliosos.

Exploración física: presencia de tinte ictérico en conjuntivas y dolor a la palpación del hipocondrio derecho con signo de Murphy positivo. El resto de la exploración era normal.

Analítica (en urgencias):

- Hemograma: hemoglobina 16,8 g/dl; VCM 83 fl; leucocitos 10,7 $\times$ 10^3/µl (fórmula normal); plaquetas 731 $\times$ 10^3/µl.
- Bioquímica: glucosa 88 mg/dl; creatinina 0,88 mg/dl; Na 141 mmol/l; K 4,8 mmol/l; bilirrubina 2,3 mg/dl; GOT 48 U/l; GPT 64 U/l.
- Hemostasia: protrombina 89 %; fibrinógeno 476 mg/dl.

Pruebas complementarias: en el servicio de urgencias se realizó una ecografía abdominal que mostró lo siguiente: hígado homogéneo con una lesión ocupante de espacio de 1,8 cm en el segmento VII, hiperecoica compatible con hemangioma. La porta derecha estaba dilatada. En el Doppler no se apreciaba flujo en la porta derecha y en la esplénica, y ésta presentaba además una imagen hiperecoica en su interior. La imagen es compatible con trombosis portal y esplénica. El bazo medía 13,6 cm.

Una vez ingresada la paciente y teniendo en cuenta lo aportado por la ecografía, se realizó una TC helicoidal con contraste, observándose alteración de la perfusión hepática por trombosis de la vena porta derecha. En la vena esplénica se apreció un defecto de repleción compatible con trombo. El hígado no presentaba otros hallazgos significativos. El tamaño y densidad del bazo eran normales. Las adrenales, el páncreas y los riñones también eran normales. No se apreciaron adenopatías en el retroperitoneo y tampoco circulación colateral (figs. 1 y 2).

Ante la presencia de trombosis portal aguda (dolor abdominal de corta evolución, ausencia de flujo en las pruebas de imagen y de circulación colateral), se realizó un estudio de hipercoagulabilidad para tratar de hallar otra etiología aparte de la ya conocida trombocitemia esencial. Los resultados de este estudio llegaron diez días después de haber comenzado el tratamiento anticoagulante:

- Actividad de protrombina: 100 %.
- Tiempo de cefalina: 44 segundos (control 29).
- Fibrinógeno: 266 mg/dl.
- Antitrombina III funcional: 92 %.
- Proteína C funcional: 72 % (dentro de límites normales).
- Proteína S total: 103 % (dentro de límites normales).
- Resistencia a la proteína C (factor V de Leyden): 2,43 (dentro de límites normales).

También se examinó la historia clínica previa de la paciente. Hacía dos años había acudido a hematología por trombocitosis en torno a 1 millón/µl, sin evidencia de ferropenia. Se le realizó entonces una punción de médula ósea que mostró un patrón compatible con síndrome mieloproliferativo crónico tipo trombocitemia esencial: hiperplasia de la serie megacariocítica. Los megacariocitos frecuentemente forman grupos y suelen presentar núcleos hiperlobulados pero no hipercromáticos.

La paciente había sido tratada en primer lugar con ácido acetilsalicílico como antiagregante, pero hacía 3 meses había comenzado con hidroxiurea por la persistencia de más de 1 millón de plaquetas en análisis sucesivos. La paciente no había presentado hasta ahora ningún episodio trombótico.

Evolución durante el ingreso: se instauró tratamiento con heparina sódica intravenosa, además de analgesia, continuándose con hidroxiurea. La paciente mejoró rápidamente del dolor y fue dada de alta a los 12 días con anticoagulación oral e

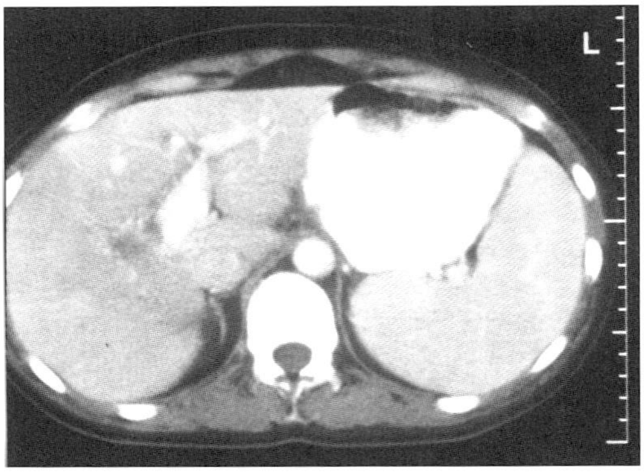

FIG. 1. TC abdominal (fase portal). Se observa la buena perfusión de la rama portal izquierda en comparación con la ausencia de contraste en la rama portal derecha, que se encuentra trombosada.

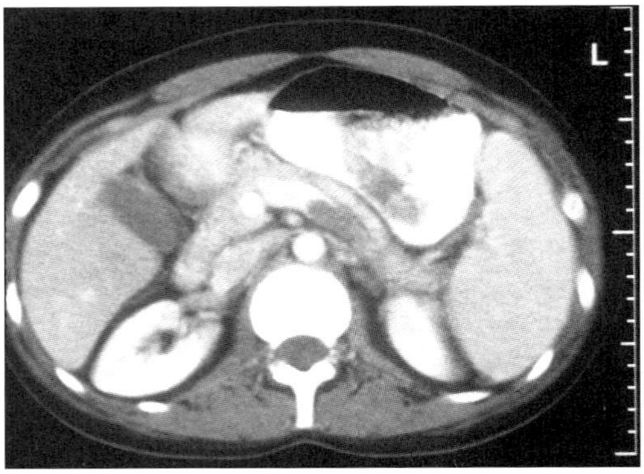

FIG. 2. TC abdominal (fase portal). Se observa una interrupción del contraste en la vena esplénica que se corresponde con la trombosis esplénica.

hidroxiurea 1 comprimido/día. Está pendiente de realizar nuevo eco-Doppler para comprobar si ha habido recanalización del trombo.

DIAGNÓSTICO DEFINITIVO

- **Trombosis aguda portal y esplénica en paciente con trombocitemia esencial como enfermedad protrombótica asociada.**
- Gastroenteritis aguda severa con hemoconcentración como posible desencadenante.

COMENTARIOS

TROMBOSIS VENOSA PORTAL

INTRODUCCIÓN

La trombosis portal (TP) es una de las causas más importantes de hipertensión portal no cirrótica y fisiopatológicamente se trata de una hipertensión portal prehepática.

La formación de un trombo en la vena porta o, más ampliamente, en el eje esplenoportal se produce por factores locales que dificultan el flujo sanguíneo a ese nivel y/o factores generales que favorecen una situación protrombótica.

Las hemorragias digestivas por varices suelen ser la forma de presentación de la TP crónica, mientras que el dolor abdominal suele ser la clínica de las formas agudas.

ETIOLOGÍA

Existen factores locales y generales que con mucha frecuencia se asocian para dar lugar a una TP. El conocimiento de un factor local protrombótico no exime de buscar un factor general asociado y viceversa.

Factores generales: estados de hipercoagulabilidad [1, 2]

Congénitos

- Déficit de proteína C.
- Déficit de proteína S.
- Déficit de antitrombina III.
- Factor V de Leyden.
- Mutación del factor II (G20210).

Los tres primeros son bastante infrecuentes pero se asocian a una alta probabilidad de trombosis. Los dos últimos son comunes en la población general pero tienen menor índice de trombosis.

Adquiridos

- Hemoglobinuria paroxística nocturna.
- Síndrome antifosfolípido.
- Enfermedades mieloproliferativas (las que producen complicaciones protrombóticas con mayor frecuencia son la policitemia vera y la trombocitemia esencial).
- Anticonceptivos orales.
- Embarazo y puerperio.
- Tumores malignos.
- Hiperhomocisteinemia.

Factores locales

Procesos agudos inflamatorios abdominales de cualquier tipo [3]

- Enfermedad de Behçet.
- Enfermedad de Crohn.
- Pancreatitis.
- Colitis ulcerosa.
- Apendicitis.
- Colecistitis.
- Diverticulitis.
- Onfalitis neonatal.

Complicaciones de intervenciones médicas [3]

- Etanolización del hepatocarcinoma.
- Diálisis ambulatoria.
- Quimioembolización de tumores hepáticos.
- Cirugía hepática.
- Escleroterapia de lesiones sangrantes.
- Esplenectomía.
- Derivación portosistémica percutánea intrahepática.
- Derivación quirúrgica portocava.
- Cateterismo umbilical.

Otros factores:

- Cirrosis.
- Tumores malignos abdominales (la etiología más frecuente es el hepatocarcinoma).
- Hiperplasia nodular regenerativa.

Conviene analizar con más detalle la aparición de una trombosis portal en un paciente cirrótico en el que no haya evidencia de hepatocarcinoma [4]. Se calcula una prevalencia entre 0,6-12 %. En los pacientes cirróticos se deben tener en cuenta algunas consideraciones especiales cuando hay que determinar la etiología de la TP. Por ejemplo, existe déficit de síntesis de proteína C, proteína S y antitrombina III, por lo que se hace difícil saber si existe o no déficit congénito de los mismos. Además, se ha visto que puede haber anticuerpos anticardiolipina en cirróticos de diversas etiologías, sin que se sepa a ciencia cierta si en ellos tiene o no un papel patogénico la trombogénesis del cirrótico.

Casi el 70 % de los cirróticos con TP tienen además algún defecto genético protrombótico, lo que quiere decir que es importante buscar algún factor de hipercoagulabilidad aunque exista ya una cirrosis como predisponente. En general ésta se debe considerar únicamente como factor local para la TP.

FISIOPATOLOGÍA

Analicemos a continuación los fenómenos fisiopatológicos secundarios a la obstrucción del flujo sanguíneo portal [1, 5].

a) En la circulación previa al trombo, las consecuencias dependen fundamentalmente de la afectación o no de los arcos venosos mesentéricos. Si se trombosan estos vasos, la sangre procedente del intestino no puede drenar hacia territorios vasculares adyacentes y esto, unido a la vasoconstricción refleja arteriolar que se produce, desemboca en una isquemia intestinal, que si se prolonga durante varios días da lugar a infarto intestinal. Se presenta entonces una peritonitis que puede dar lugar a fallo multiorgánico. Se produce un claro aumento de la presión portal secundario al obstáculo, lo cual dará lugar, ya en la fase crónica, a la aparición de colaterales portosistémicas, similares a las encontradas en la hepatopatía crónica y que son las responsables de la mayoría de manifestaciones de la trombosis portal crónica.

b) En la circulación posterior al trombo, el tejido hepático continúa siendo viable a pesar de la obstrucción de la vena porta por los mecanismos compensatorios que se ponen en marcha. En condiciones normales, dos terceras partes del flujo hepático dependen de la circulación portal. Tras la formación del trombo, en primer lugar se produce una vasodilatación del lecho arterial hepático, que favorece el flujo hepático desde el primer momento de la obstruccción. Además, y en segundo lugar, en el plazo de unos días se empieza a establecer una serie de colaterales portoportales que constituirán el cavernoma de la trombosis portal crónica y que favorecen el paso de sangre alrededor del trombo.

Por todos estos mecanismos, la perfusión del hígado continúa siendo suficiente, pero histológicamente se aprecian cambios sutiles en la arquitectura hepatocitaria, que se observan en el ámbito experimental con apoptosis de los hepatocitos, que aumenta según el grado de obstrucción de la vena porta [1]. Además existe aumento de la actividad mitótica en la zona bien prefundida y también de la reticulina alrededor de los tractos portales [6]. Sobre un hígado sano los signos de enfermedad hepática tras la TP son transitorios o ausentes. Analíticamente se puede observar un nivel de albúmina, así como una actividad de protrombina en el límite bajo. En todo caso, son alteraciones sutiles del funcionalismo hepático que sólo se manifiestan excepcionalmente cuando se produce un sangrado intestinal o una infección y en las que pueden observarse alteraciones transitorias de la función hepática.

CLÍNICA

La presentación clínica de la TP debe diferenciarse en dos situaciones fundamentales, que son la instauración aguda de la obstrucción venosa y la presentación en forma de TP crónica, con alguna de sus complicaciones.

TP aguda

La clínica más característica de esta situación suele ser dolor abdominal predominante en hipocondrio derecho y de instauración brusca [7]. En algunas ocasiones se produce además transitoriamente ascitis, la cual tiene una fisiopatología diferente a la de la ascitis cirrótica, ya que en la TP la presión sinusoidal es normal. Se produce por la congestión venosa súbita, que da lugar a transudación intestinal. Por supuesto, se añaden los síntomas propios de la enfermedad local, en caso de que exista (pancreatitis, colecistitis, enfermedad inflamatoria intestinal, entre otras), que ha causado la TP. Se añadirá fiebre si la trombosis es séptica (pileflebitis).

TP crónica

Sin embargo, en la mayoría de casos la instauración aguda de la TP pasa inadvertida y se manifiesta meses más tarde con la aparición de complicaciones de la hipertensión portal.

La hemorragia por varices esofágicas suele ser la presentación más frecuente en estos casos y aparece una media de 4 años después del episodio trombótico.

La ascitis y la encefalopatía hepática son raras en ausencia de cirrosis preexistente. Sin embargo, cuando ésta existe es frecuente el empeoramiento súbito de la función hepatocelular, desarrollando ascitis, encefalopatía y otras complicaciones.

En muy pocos casos se puede manifestar como una fiebre de origen desconocido.

Otra forma de presentación también puede ser el hiperesplenismo manifestado como anemia o trombopenia.

El hallazgo casual de TP en pruebas de imagen realizadas por otro motivo no es infrecuente.

DIAGNÓSTICO

Los signos y síntomas clínicos por sí solos pocas veces diagnostican la existencia de trombosis portal. Sin embargo, la sospecha clínica de TP es alta en pacientes con un síndrome de hipercoagulabilidad conocido que debuta con dolor abdominal súbito, mientras que una hemorragia digestiva alta lo es con respecto a la TP crónica. La analítica suele mostrar un perfil hepático sólo levemente alterado si no existe cirrosis concomitante. Esto es debido a las alteraciones de la perfusión hepática que se han descrito al analizar la fisiopatología.

Aunque se demuestre un factor local como desencadenante, es fundamental realizar un estudio de hipercoagulabilidad completo (actividad de protrombina, fibrinógeno, tiempo de cefalina, proteínas C y S, factor V de Leyden y antitrombina III). Se añadirán los estudios oportunos si se observara en el hemograma algún dato de un síndrome mieloproliferativo como trombocitosis o hematócrito elevado. También a la inversa, aunque exista un síndrome protrombótico conocido se debe buscar además un factor local, pues puede coexistir más de un factor de riesgo en el mismo paciente [1].

Las pruebas de imagen son la clave para la detección de la TP, ya sea aguda o crónica, ayudando con frecuencia a distinguir una de la otra.

Ecografía-Doppler abdominal

Es la técnica de elección. El trombo se observa como una lesión ecogénica en el interior de la vena porta. Es posible que no se visualice la porta por su isoecogenicidad con el parénquima. Sin embargo, los trombos recién formados pueden ser anecoicos y pasar inadvertidos en una ecografía convencional. El Doppler color es de utilidad indiscutible para la valoración del flujo portal [7]. La sensibilidad se estima en torno al 70-90 % y la especificidad en el 99 %. El Doppler proporciona un 9 % de falsos positivos en los casos de cirrosis debido al flujo turbulento en la porta.

El cavernoma se observa como una colección de vasos tortuosos que rodean la vena porta trombosada. Puede dar falsas imágenes de colecistitis o pancreatitis por las colaterales venosas del cavernoma.

Es importante observar si existe algún pequeño vaso arterial en el interior del trombo, pues en este caso es probable que se trate de un trombo tumoral.

Angio-TC

Con esta técnica se visualiza un defecto intraluminal de contraste, que se corresponde con el trombo en el interior de la vena porta. Presenta la ventaja de mostrar colaterales y, concretamente, varices esofágicas con una sensibilidad del 65-85 % [7]. En ausencia de cirrosis previa, la presencia de colaterales es diagnóstica de TP crónica, puesto que en la fase aguda todavía no se ha desarrollado esta circulación propia de la hipertensión portal.

Además, en la TC se observarán posibles etiologías locales como tumores, pancreatitis y colecistitis, entre otras.

Resonancia magnética

Los modernos avances de esta técnica radiológica permiten realizar angiografías de extrema utilidad para valorar una indicación quirúrgica o una derivación intrahepática portosistémica (DPPI). Tiene una sensibilidad del 85 % y una especificidad del 90-95 %. Los trombos tumorales son más hiperintensos en T_2 y se realzan con gadolinio.

Arteriografía de tronco celíaco en fase venosa

Habitualmente, para el diagnóstico no es necesario llegar a la arteriografía, y se suele utilizar como preoperatorio para establecer un buen mapa vascular.

TRATAMIENTO

Persigue tres objetivos básicos: tratamiento de la trombosis portal aguda, evitar la progresión o complicación de la trombosis y tratamiento de las complicaciones de la hipertensión portal.

Tratamiento de la trombosis portal aguda

La anticoagulación es el tratamiento de elección y debe instaurarse sin demora. Con esta actitud se consigue hasta un 90 % de repermeabilización total o parcial en los casos de instauración aguda. Sin embargo, estos datos se refieren a estudios que excluyen los casos de malignidad asociada y de cirrosis hepática. En la tabla 1 se analizan los datos publicados al respecto [8].

La duración de la anticoagulación deberá ser de por vida si existe enfermedad protrombótica asociada y de 6 meses al menos si se presenta de forma aislada.

Algunos autores, de forma esporádica, han intentado la fibrinólisis en la TP aguda [10].

Evitar la progresión y complicación de la trombosis

La mayoría de casos de TP no se descubren en la fase reciente de formación del trombo, sino varios meses o años después del episodio. En estos casos, lo que se persigue no es tanto la repermeabilización de un trombo ya antiguo sino el de evitar su progresión y la más peligrosa complicación que sería la trombosis mesentérica con isquemia intestinal.

En los casos en que se descarta malignidad asociada, la indicación de anticoagulación, a diferencia de lo que se creía hasta hace poco, debe ser evaluada siempre. El riesgo hemorrágico por la anticoagulación debe considerarse en pacientes con varices de elevado riesgo hemorrágico que han presentado sangrado previo. A este respecto disponemos de un trabajo reciente [12] en

TABLA 1. Datos publicados sobre el tratamiento anticoagulante de la trombosis portal aguda

Referencia	Pacientes	Recanalización completa	Recanalización parcial	Sin recanalización
Condal B y cols. 2000 [8]	27	10	15	2
Baril N y cols. 1996 [9]	4	2	1	1
Lagasse JP y cols. 1997 [10]	5	4	0	1
Rahmouni A y cols. 1992 [11]	6	6	0	0
Total	42	22 (52,4 %)	16 (38,1 %)	4 (9,5 %)

Adaptado de Condat y cols. [8].

el que se evalúan los episodios trombóticos y hemorrágicos en pacientes con TP no asociada a malignidad ni a cirrosis. La incidencia de sangrado gastrointestinal fue de 12,5/100 pacientes-año con sólo 1,5 % de mortalidad por esta causa. La incidencia de trombosis (en miembros inferiores, embolia pulmonar, infarto de miocardio, infarto venoso mesentérico, etc.) fue de 5,5/100 pacientes-año. Pero quizá lo más interesante de este estudio es que la anticoagulación no aumentó la frecuencia ni la gravedad de los episodios hemorrágicos y disminuyó la incidencia de infarto intestinal por trombosis mesentérica de 5,2 a 0,82/100 pacientes-año en los pacientes que recibieron anticoagulación.

Los autores de este estudio consideran candidatos a la anticoagulación:

- Pacientes con enfermedad protrombótica con varices pequeñas o ausentes que nunca han sangrado.
- Pacientes con enfermedad protrombótica con varices grandes sin sangrado previo, siempre que se administre de forma adecuada tratamiento profiláctico con betabloqueantes.
- El resto de los casos son más controvertidos y se deben evaluar de forma individual. Probablemente siga existiendo beneficio de la anticoagulación, pero mucho menos evidente.

Tratamiento de las complicaciones de la hipertensión portal

Los ensayos controlados sobre el tratamiento de la hipertensión portal prehepática [1] son escasos comparados con los que se refieren a la hipertensión secundaria a cirrosis hepática. Por lo tanto, el manejo de las varices esofágicas por TP tiende a ser similar al del paciente cirrótico. A este respecto se puede recomendar la utilización de betabloqueantes en profilaxis primaria cuando se demuestran varices esofágicas y la terapia endoscópica en profilaxis secundaria.

La realización de una derivación quirúrgica es muy controvertida en estos pacientes debido a que el riesgo de trombosis del shunt es muy alto. Se recomienda utilizar sólo venas de gran calibre como la esplénica y la mesentérica inferior o superior. El shunt esplenorrenal parece el más indicado, pero desgraciadamente, en muchos casos, el trombo también afecta a la vena esplénica, lo que impide utilizar este procedimiento [1, 13].

La hemorragia aguda se trata de la misma manera que en el paciente cirrótico, con la salvedad de que, al menos teóricamente, la somatostatina y otros agentes vasoconstrictores podrían desencadenar la extensión de la trombosis y causar isquemia intestinal por reducción del flujo esplácnico. Se puede recurrir a estos agentes si falla la primera línea de terapia endoscópica previa [1].

CASO PARTICULAR DE TROMBOSIS ESPLÉNICA AISLADA

En casi todos los casos se asocia a un factor local precipitante como pancreatitis aguda, crónica o cáncer de páncreas. Se asocia con mayor frecuencia a varices gástricas en el fundus y el tratamiento consiste en la esplenectomía. En ausencia de comorbilidad asociada, la mortalidad de esta cirugía es mínima, planteándose en muchas ocasiones incluso sin hemorragia digestiva previa.

BIBLIOGRAFÍA RECOMENDADA

1. Valla DC, Condat B. Portal vein thrombosis in adults: pathophysiology, pathogenesis and management. J Hepatol 2000; 32: 865-871.
2. Sobhonslidsuk A, Reddy KR. Portal vein thrombosis: a concise review. Am J Gastroenterol 2002; 97: 535-541.
3. Schafer DF, Sorrell MF. Enfermedades vasculares del hígado. En Feldman M, Scharschmidt BF, Sleisenger MH. Enfermedades gastrointestinales y hepáticas. Panamericana. Madrid, 2000: 1271-1281.
4. Amitrano L, Brancaccio V, Guardascione MA, Margaglione M, Iannacone L, D'Andrea G, y cols. Inherited coagulation disorders in cirrhotic patients with portal vein thrombosis. Hepatology 2000; 31: 345-348.
5. Valla DC, Condat B, Lebrec D. Spectrum of portal vein thrombosis in the West. J Gastroenterol Hepatol 2002; 17: S224-S227.
6. Macpherson AIS. Portal hypertension due to extrahepatic portal venous obstruction. A review of 40 cases. JR Coll Surg Edinb 1984; 29: 4-10.
7. Said A, Reichelderfer M, Taylor AJ. Portal vein obstruction. e-Medicine (serial online) 2003: (16 screens). http: //www. emedicine.com/med/topic 1891.htm

8. Condat B, Pessione F, Denninger MH, Hillaire S, Valla D. Recent portal or mesenteric venous thrombosis: increased recognition and frequent recanalization on anticoagulant therapy. Hepatology 2000; 32: 466-470.

9. Baril N, Wren S, Radin R, Ralls P, Stain S. The role of anticoagulation in pylephlebitis. Am J Surg 1996; 172: 449-453.

10. Lagasse JP, Bahallah ML, Salem N, Debillon G, Labarriere D, Serve MP, Advenier V, y cols. Thrombose aigue du systeme porte. Traitement par alteplase et heparin seule chez 10 malades. Gastroenterol Clin Biol 1997; 21: 919-923.

11. Rahmouni A, Mathieu D, Golli M, Douek P, Anglade MC, Caillet H, Vasile N. Value of CT and sonography in the conservative management of acute splenoportal and superior mesenteric venous thrombosis. Gastrointest Radiol 1992; 17: 135-140.

12. Condat B, Pessione F, Hillaire S, Denninger MH, Guillin MC, Poliquin M, Hadenque A, y cols. Current outcome of portal vein thrombosis in adults: risk and benefit of anticoagulant therapy. Gastroenterology 2001; 120: 490-497.

13. Sarin SK, Agarwal SR. Extrahepatic portal vein obstruction. Semin Liv Dis 2002; 22: 43-57.

CAPÍTULO 14

MUJER DE MEDIANA EDAD CON CIRROSIS Y TUMORACIÓN HEPÁTICA

R. GONZÁLEZ ALONSO
R. BÁRCENA MARUGÁN

CASO CLÍNICO

Motivo de consulta: valoración de una lesión ocupante de espacio (LOE) hepática y de trasplante hepático.

Antecedentes personales:

- Embarazo ectópico intervenido hace 15 años; recibió trasfusiones y fue diagnosticada de hepatitis postrasfusional.
- Episodio de angioedema y urticaria tras la administración de pentoxifilina.
- Cirugía ortopédica sobre la columna lumbar a los 19 años de edad, trasfundiéndose entonces sangre de su padre, fallecido posteriormente de cirrosis hepática.
- Episodio de ictericia en el parto de su segundo hijo.

Enfermedad actual: mujer de 52 años de edad que en febrero de 1996 fue derivada a consultas de trasplante hepático desde un hospital comarcal para completar estudio de una LOE hepática. La paciente había sido diagnosticada hacía un año de cirrosis VHC positivo de origen postransfusional. En el momento de la valoración presentaba un estadio B de Child con hipertensión portal y varices esofágicas grado II/IV. Hacía unos 4 meses había sufrido el primer episodio de descompensación hidrópica, con ascitis y edemas. Asimismo, había presentado un cuadro de HDA el mes previo, posiblemente en relación con la toma de fármacos gastroerosivos.

En una ecografía realizada en su hospital se encontró un nódulo hepático hiperecogénico de 23 mm, en segmento VII, compatible con un nódulo de regeneración o hepatoma.

Exploración física: la paciente se hallaba estable hemodinámicamente, con tensión arterial de 120/80 mmHg. Presentaba buen nivel de conciencia, con buen estado nutricional. En la exploración física destacaban estigmas de hepatopatía crónica y palidez cutánea. En el abdomen existía circulación colateral, con peristaltismo conservado, signos de ascitis leve-moderada y esplenomegalia moderada. En miembros inferiores no existían edemas y se apreciaba una cicatriz en la cara anterior de la pierna derecha.

Analítica:

- Hemograma: Hb 11,1 g/dl; Ht 31 %; VCM 92 Fl; leucocitos 2,6 × 10^3/µl (62 % pmn, 28 % linfocitos); plaquetas 49 × 10^3/µl.
- Hemostasia: actividad de protrombina 71 %; tiempo de cefalina 27 segundos; fibrinógeno 114 mg/dl.
- Bioquímica: bilirrubina 2,2 mg/dl; proteínas totales 5,5 g/dl; albúmina 2,8 g/dl; GOT 172 U/l; GPT 220 U/l; GGT 67 U/l; glucosa, creatinina, urea, sodio, potasio, calcio, colesterol, triglicéridos y fosfatasa alcalina normales.
- Gammaglobulinas 1,89 g/dl; IgA 512 mg/dl; Ig G, Ig M: normales
- Ferritina y ácido fólico: normales.
- Alfa-fetoproteína: 6,4 UI/ml.
- ANOES: negativos.
- Crioglobulinas: positivas.
- Líquido ascítico: de aspecto claro, transparente. Leucocitos 60/ µl; glucosa 132 mg/dl; proteínas totales 0,6 g/dl. Citología negativa. Cultivo estéril.
- Estudio virológico: serología del VHB negativa; anticuerpos al VHC positivos, con ARN del VCH también positivo. IgG anti-CMV positivo; IgG anti-VEB positivo. Serología del VIH negativa.
- Grupo sanguíneo: A Rh+.

Pruebas complementarias: de la analítica, se efectuaron las siguientes pruebas complementarias:

- Radiografía de tórax: sin alteraciones significativas.
- Endoscopia oral: varices esofágicas grado III en tercio distal.

Para el estudio de la función cardiopulmonar, ante la posibilidad de trasplante hepático, se realizaron las siguientes pruebas:

- ECG: ritmo sinusal, sin otras alteraciones significativas.
- Ecocardiograma: normal.
- Pruebas de función respiratoria: normales.

Se repitió la ecografía abdominal, que demostró un hígado de aspecto cirrótico, con signos de HTP (esplenomegalia de 15 cm, porta de 13 mm y ascitis abundante), un lóbulo hepático derecho atrófico, pero no se apreció claramente la LOE descrita previamente. Ante estos hallazgos se aplicaron las siguientes técnicas:

- Arteriografía con lipiodol (14-2-96): no se apreció la LOE descrita.
- TC abdominal poslipiodol (29-2-96): detectó hepatopatía crónica con signos de hipertensión portal; captación de lipiodol en el lóbulo hepático derecho, difusa, pero sobre todo periférica y que podría corresponder a un hepatocarcinoma difuso, aconsejándose biopsia o PAAF (fig. 1).
- Laparoscopia (20-3-96): circulación colateral importante en peritoneo parietal, con múltiples adherencias poslaparotomía en el hemiabdomen inferior, hígado pequeño, con atrofia del lóbulo derecho, de superficie nodular, con nódulos de pequeño y mediano tamaño y borde hepático engrosado y fibroso. No se detectó LOE hepática. Se tomó una PAAF de lóbulo derecho.
- Un mes más tarde se repitió una TC abdominal (29-3-96), donde no se mantenía la captación de lipiodol en el hígado (fig. 2).

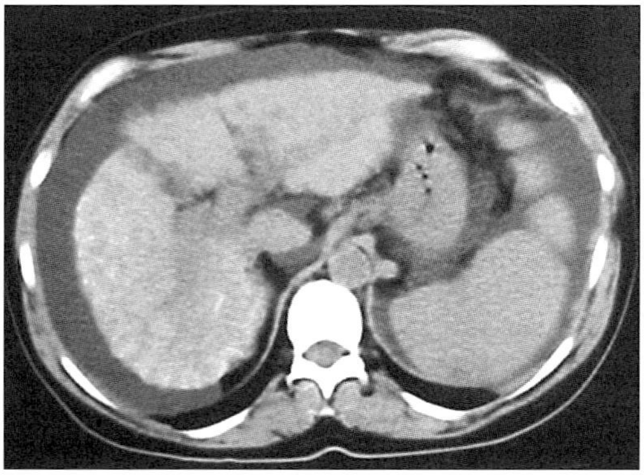

FIG. 1. Imagen de TC que demuestra la captación de lipiodol en el lóbulo hepático derecho.

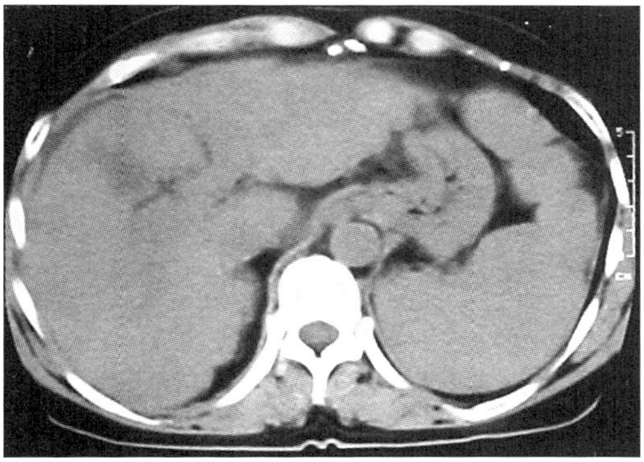

FIG. 2. Un mes después no se mantenía la captación de lipiodol en el lóbulo hepático derecho.

Anatomía patológica:

- Citología por punción de lóbulo hepático derecho dirigida por laparoscopia: celularidad benigna.
- PAAF de lóbulo derecho dirigida por ecografía: celularidad hepática benigna.

Evolución y tratamiento: dado que la paciente presentaba una cirrosis en estadio B 8-9 de Child-Pugh, se decidió incluirla en lista de trasplante hepático. El trasplante se realizó en julio de 1996. Recibió un hígado de cadáver idéntico y se efectuó una anastomosis biliar colédoco-coledocoterminoterminal.

El posoperatorio inmediato transcurrió sin complicaciones, presentando una moderada elevación de transaminasas, GPT máxima de 340 U/l y actividad de protrombina del 63 % a las 24 horas. Como inmunosupresión se utilizó ciclosporina, azatioprina y corticoides en pauta descendente. A los 14 días del trasplante la paciente fue dada de alta.

En el estudio macroscópico de la pieza de hepatectomía se reconoció una lesión de aspecto nodular, seudoencapsulada de 2,5 cm de diámetro máximo en el lóbulo derecho. El estudio microscópico diagnosticó hepatocarcinoma trabecular (nódulo único, que no infiltraba cápsula vascular) y cirrosis mixta inactiva.

La evolución fue favorable durante un año y medio, sin necesidad de ingresos, y con controles ecográficos y analíticos dentro de la normalidad. Al año del trasplante se realizó una biopsia hepática de control, que fue informada como fibrosis portoportal, necrosis parcelar, citólisis lobulillar e inflamación portal. Ante la confirmación de la recidiva del VHC (PCR del VHC positivo) se valoró comenzar con tratamiento antiviral.

En una ecografía de control realizada en enero de 1998 se detectan 2 LOE hepáticas de 1,5 cm y 1,2 cm de diámetro y 3 masas retroperitoneales, sugestivas de adenopatías. Para descartar la posible recidiva del hepatocarcinoma o el desarrollo de un linfoma se realizaron:

- TC abdominal con contraste, que detectó un conglomerado adenopático de 8 cm en el retroperitoneo y alguna imagen hipodensa de casi 1 centímetro en ambos lóbulos hepáticos.
- PAAF dirigida por ecografía de una adenopatía peripancreática, que mostró células epiteliales con signos de malignidad, cuya morfología era de aspecto hepatocelular y, por lo tanto, compatible con metástasis de hepatocarcinoma. En este momento la alfa-fetoproteína era de 64,91 UI/ml.

La evolución a partir de este momento fue muy rápida, con desarrollo de importante dolor, que fue tratado por la unidad del dolor con analgesia de tercer escalón. A los dos años del trasplante hepático, en julio de 1998, la paciente falleció.

DIAGNÓSTICO DEFINITIVO

- **Trasplante hepático ortotópico por cirrosis hepática por VHC, en estadio B de Child, en paciente con hepatocarcinoma hallado en la pieza quirúrgica de hepatectomía.**
- **Recidiva de la infección y de la enfermedad hepática por VHC.**
- **Recidiva del hepatocarcinoma celular con metástasis retroperitoneales.**

COMENTARIOS

MANEJO CLÍNICO DEL CARCINOMA HEPATOCELULAR

INTRODUCCIÓN

Los pacientes con cirrosis hepática presentan un elevado riesgo de desarrollar carcinoma hepatocelular (CHC), de forma que hasta en un 5 % de los cirróticos se descubre un hepatocarcinoma en el momento del diagnóstico, con una probabilidad del 20 % de desarrollarlo a los 5 años. Sin embargo, en la actualidad, cuando se diagnostica CHC, sólo un 25 % de los pacientes se benefician de un tratamiento curativo. Por eso, en esta población está justificado realizar un programa de detección precoz del CHC que permita descubrir un mayor número de tumores en estadios iniciales, para así poder aplicar una terapia curativa.

CRIBADO DEL CARCINOMA HEPATOCELULAR

Pruebas de cribado

Alfa-fetoproteína sérica

El valor normal de la alfa-fetoproteína sérica en adultos es de 0-20 ng/ml. Niveles séricos superiores a 400 ng/ml son muy sugestivos de CHC. Sin embargo, dos tercios de los pacientes con CHC pequeños (menores de 3 cm) tienen menos de 200 ng/ml, y más del 30 % de los pacientes con CHC no presentan valores anormales de alfa-fetoproteína en sangre, incluso en estadios avanzados. Además, en el intervalo de 20-200 ng/ml pueden existir pacientes con enfermedad hepática crónica y resultados falsos positivos debido a brotes de hepatitis.

La alfa-fetoproteína es útil en la monitorización de la respuesta al tratamiento y para detectar la recurrencia del CHC tras su tratamiento en el caso de que anteriormente la alfa-fetoproteína estuviera elevada [1].

Ecografía abdominal

La ecografía abdominal es el método de elección para el cribado y vigilancia del CHC, debido a los falsos resultados de las determinaciones de alfa-fetoproteína. Como norma general, una lesión que se presenta como un nódulo hepático inespecífico en un paciente con cirrosis debería considerarse, hasta que se demuestre lo contrario, una lesión preneoplásica o CHC y ser investigada.

Los tumores pueden escapar a la detección ecográfica si están localizados en la porción superior y posterior del lóbulo derecho, o si los nódulos se presentan como masas isoecoicas o son demasiado pequeños para ser detectados. El CHC difuso es especialmente difícil de diagnosticar.

¿A qué pacientes se debe incluir en el programa de detección precoz del CHC?

En la conferencia de Milán [2] se recomendó que los pacientes con cirrosis o ciertas enfermedades congénitas conocidas como factores de riesgo de CHC se sometieran a cribado con ecografía y alfa-fetoproteína dos veces al año, mientras que los portadores de HBsAg deberían someterse a cribado de CHC mediante la determinación de los niveles séricos de alfa-fetoproteína una vez al año.

En pacientes con enfermedades graves asociadas o edad avanzada en los que no es posible un tratamiento con intención radical, no será necesario este programa de vigilancia. En pacientes cirróticos en estadio C de Child Pugh, cuyo único tratamiento curativo es el trasplante hepático, si éste no puede realizarse, un programa de vigilancia tampoco estaría indicado, ya que su pronóstico está más determinado por la función hepática que por la presencia de un CHC [3].

Estrategias de cribado

Se sospechará la existencia de CHC cuando en la ecografía se detecte un nódulo mayor de 1 cm o se eleve la alfa-fetoproteína por encima de los 20 ng/ml, si previamente tenía valores normales, o niveles mayores de 50 ng/ml si previamente estos valores eran desconocidos. Estos pacientes serán estudiados a continuación con una TC helicoidal y/o PAAF guiada por ecografía o TC. Los pacientes que en la ecografía presenten nódulos menores a 1 cm serán seguidos ecográficamente cada tres meses para detectar posible crecimiento y en caso de que se produzca habría que confirmar el diagnóstico de CHC con más estudios [2].

En la conferencia organizada en Barcelona en el año 2000 por la EASL (European Association for the Study of the Liver) se planteó una estrategia de detección precoz del CHC. Así, tras la detección de un nódulo en la ecografía, la actitud que se adopte a continuación dependerá principalmente del tamaño tumoral [4]. Si la lesión es inferior a 1 cm, se debe realizar un control ecográfico cada tres meses. En el caso de que la lesión crezca o sea superior a 1 cm, la probabilidad de un CHC es muy alta, por lo que se debe continuar el estudio. Si el tamaño está entre 1 y 2 cm, el diagnóstico debe ser siempre histológico. Si la lesión

TABLA 1. Criterios diagnósticos del CHC

Criterio citohistológico
Criterios no invasivos (restringidos a pacientes con cirrosis hepática)
- Criterio radiológico: 2 técnicas de imagen coincidentes* que documenten una lesión focal > 2 cm que presente hipervascularización arterial
- Criterio combinado: una técnica de imagen junto a alfa-fetoproteína
  - Lesión focal > 2 cm que presenta hipervascularización arterial
  - Niveles séricos de alfa-fetoproteína ≥ 400 ng/ml

*Se consideran 4 técnicas de imagen: ecografía, TC helicoidal, RM y arteriografía. Tomado de Bruix y cols. [4].

es superior a 2 cm, las pruebas de imagen pueden confirmar el diagnóstico, sin tener que recurrir al estudio histológico. De esta forma se puede diagnosticar un CHC según unos criterios no invasivos (tabla 1 y fig. 3).

Una vez diagnosticado el CHC, es necesario un estadiaje adecuado, siempre y cuando sea posible la aplicación de un tratamiento posterior. Para ello, además de una ecografía abdominal, debe realizarse una TC helicoidal, con cortes en fase basal, sin contraste, y tras contraste en fase arterial, venosa y de equilibrio. La TC puede ser sustituida por la RM. Si el tratamiento a seguir es el trasplante hepático, se efectuará gammagrafía ósea y TC de tórax para descartar metástasis [5].

ESTADIAJE DEL CARCINOMA HEPATOCELULAR

Tras realizar el diagnóstico de CHC, el siguiente paso es el estadiaje del tumor. Lo que se persigue es poder separar a los pacientes en distintos grupos según la supervivencia, para así conocer qué tratamiento será el más adecuado para cada uno. El CHC es distinto de otros tumores porque la supervivencia no está sólo basada en la biología del tumor, sino que existen varios factores determinantes de su pronóstico y que son: 1) estadio tumoral; 2) estado clínico del paciente; 3) función hepática, y 4) tratamiento aplicado.

Se han desarrollado varios modelos pronósticos pero ninguno es óptimo. El estadiaje pTNM [6], empleado por oncólogos, es similar al que se usa en otros tumores sólidos y está limitado porque no tiene en cuenta el estado clínico del paciente. Este modelo no es adecuado para predecir el pronóstico del CHC precoz. La clasifica-

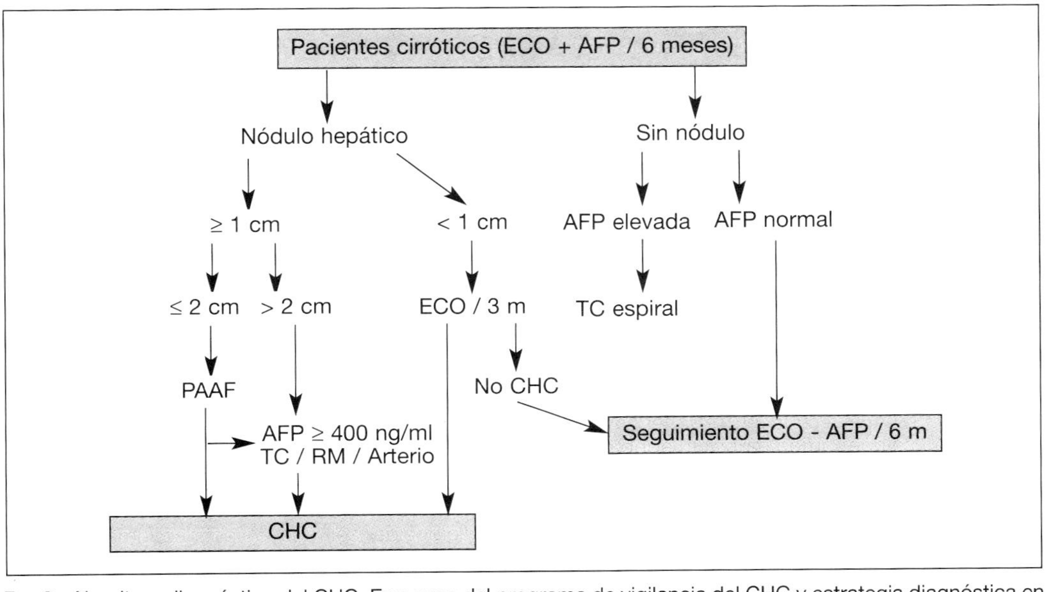

FIG. 3. Algoritmo diagnóstico del CHC. Esquema del programa de vigilancia del CHC y estrategia diagnóstica en los pacientes cirróticos. Reproducido con autorización [4].

ción de Okuda [7] ha sido ampliamente utilizada en la última década. Incluye parámetros relacionados con la función hepática (albúmina, ascitis, bilirrubina) y con el estadio tumoral (más o menos el 50 % del hígado afecto). Esta clasificación identifica fundamentalmente a los pacientes en estadio terminal, que no pueden ser incluidos en programas de tratamiento. Existe otra tercera clasificación realizada por italianos, Cancer of the Liver Italian Program (CLIP) [8], que incluye como variables el estadio de Child-Pugh, la morfología tumoral, la alfa-fetoproteína y la trombosis venosa portal. Su valor pronóstico está limitado porque no identifica adecuadamente a aquellos pacientes que se van a beneficiar de un tratamiento radical o curativo, como es el trasplante o la resección, aunque identifica mejor que la clasificación Okuda a los pacientes en estadios intermedios.

La clasificación BCLC (Barcelona Clinic Liver Cancer) [9] agrupa a los pacientes según el estadiaje tumoral, el estadio de Child-Pugh, la presencia de HTP y los niveles de bilirrubina. Esta clasificación es particularmente útil para seleccionar el tipo de tratamiento que debe aplicarse. Parece muy efectiva para seleccionar pacientes en estadios precoces, para así poder aplicar tratamientos agresivos.

Así pues, resulta que ninguna clasificación es superior a otra. Para resumir, se podría decir que la clasificación BCLC es mejor para seleccionar estadios precoces de CHC que se beneficiarían de resección, trasplante o ablación local. La puntuación CLIP sirve mejor para estratificar pacientes que no son candidatos para resección o trasplante. Okuda, CLIP y BCLC son todas efectivas para elegir pacientes con muy mal pronóstico, que sólo son subsidarios de un tratamiento de soporte [1].

TRATAMIENTO DEL CARCINOMA HEPATOCELULAR

Tratamientos curativos

Trasplante hepático

Es el único tratamiento que permite la curación del tumor y de la cirrosis, evitando así la aparición de otros tumores en el hígado cirrótico.

Las primeras series de TH para CHC incluían pacientes con tumores avanzados y las tasas de recurrencia eran muy altas. Sin embargo, se ha comprobado que los pacientes con trasplante y con el hallazgo de CHC incidental en el hígado explantado, presentan tasas de recurrencia muy bajas.

En general, se admite que el TH está indicado en pacientes con 3 nódulos inferiores a 3 centímetros cada uno de ellos o con tumores únicos de hasta 5 cm, en los que no se puede realizar cirugía, ya sea por hipertensión portal o por insuficiencia hepática [10]. La supervivencia en estos casos es del 70 % a los 5 años, similar a la de los pacientes con cirrosis hepática sin CHC que reciben trasplante, con una recidiva inferior al 25 % a los 5 años.

Aunque en la supervivencia de los pacientes con trasplante parece influir mucho el tamaño y el número de los depósitos tumorales, no existe acuerdo generalizado con respecto al tamaño ideal que entrañe el menor riesgo de recidiva, principalmente porque un tumor de pequeño tamaño no significa un estadio precoz en todos los casos. Así, puede producirse una invasión vascular o de los ganglios perihepáticos, incluso en pacientes con CHC pequeños [11].

La causa de mortalidad precoz más frecuente, en los tres primeros meses postrasplante, es el fallo del injerto, mientras que la causa más habitual de muerte tardía, a partir de los 3 primeros meses, es la recidiva tumoral.

Actualmente, uno de los problemas más importantes que presenta el TH es la escasez de órganos disponibles, lo que supone que los pacientes suelen llegar a permanecer durante todo un año en la lista de TH. De forma que desde que se incluye al paciente en lista hasta que se realiza el trasplante, el tumor puede haber crecido, en cuyo caso el trasplante estaría contraindicado. Así pues, si se analizan los resultados según la intención de tratar, éstos son inferiores al 70 % expuesto con anterioridad. Para solucionar este problema, algunos autores administran quimioembolización mientras el paciente está en lista de espera, para así necrosar la mayor parte del tumor y retrasar su crecimiento. Sin embargo, no estaba demostrado que esta técnica mejorara la supervivencia global, aunque estudios recientes han demostrado que sí la mejora [12]. Otra solución para este problema es el TH de donante vivo.

Otro problema que no tiene solución es la reinfección por el VHC tras el TH, y además la reinfección suele ser más severa en pacientes con CHC. La enfermedad hepática crónica puede instaurarse en el órgano trasplantado, y así restablecer el potencial oncogénico del hígado y/o llevarlo a estadios de cirrosis terminal.

Todos estos problemas hacen que actualmente muchos autores sigan considerando la resección quirúrgica como el tratamiento de elección en pacientes en estadio Child A.

Resección quirúrgica

Se reserva para pacientes con tumores únicos inferiores a 5 cm, que no presentan invasión vascular ni diseminación extrahepática, que asientan sobre hígados con función hepatocelular preservada (Child A). Dado que la capacidad funcional del hígado restante es el principal factor pronóstico de estos pacientes sometidos a resección, las resecciones hepáticas segmentarias (segmentectomías y subsegmentectomías) son las técnicas de elección. Sin embargo, con las actuales técnicas de imagen (TC helicoidal, RM) se definen con gran precisión los márgenes del tumor, de modo que tumores de mayor tamaño y que se ha confirmado que son solitarios, pueden ser susceptibles de tratamiento quirúrgico, independientemente de su tamaño [13].

La presencia de hipertensión portal significativa (gradiente de presión venosa hepática $\geq$ 10 mmHg) es el mejor predictor de una descompensación hepática posoperatoria [14]. Los mejores candidatos a esta técnica son, por lo tanto, los pacientes con cirrosis en estadio A de Child, con bilirrubina sérica normal y sin hipertensión portal (definida como gradiente de presión portal $<$ 10 mmHg, ausencia de varices esofágicas o plaquetas $>$ 100.000/mm^3).

La resección está absolutamente contraindicada en pacientes con cirrosis descompensada o hipertensión portal grave, dado el elevado riesgo operatorio y la corta esperanza de vida.

El principal inconveniente de este tratamiento es la elevada probabilidad de recidiva, del 50 % a los 3 años y del 70 % a los 5 años.

En un estudio reciente llevado a cabo por el Grupo Internacional para el Estudio del Carcinoma Hepatocelular se analizaron 59 pacientes sometidos a resección quirúrgica curativa. Se identificaron cinco variables independientes para predecir mortalidad: la invasión vascular principal (definida como la invasión de la rama principal de la vena porta o de las venas hepáticas), la invasión vascular microscópica, la fibrosis grave o cirrosis, los tumores múltiples y el tamaño tumoral mayor de 5 cm.

Basándose en estos factores, se estableció un sistema de clasificación muy sencillo, en el que lo más destacable es que los tumores solitarios con ausencia de invasión vascular tienen el mismo pronóstico tras la cirugía independientemente de su tamaño [15].

Tratamientos percutáneos

El tratamiento percutáneo de los tumores hepáticos incluye diferentes terapias locales del CHC que permiten preservar el resto del parénquima hepático, por lo que pueden aplicarse en pacientes con insuficiencia hepática. Son el tratamiento de elección en aquellos pacientes excluidos para cirugía debido a edad avanzada, función hepática deteriorada o asociados a situaciones clínicas que contraindican la cirugía.

Existen diversos tipos de tratamientos percutáneos, pero los más ampliamente utilizados y estudiados son la inyección intratumoral de alcohol y la radiofrecuencia.

a) *Inyección intratumoral de etanol (IIE)* La IIE produce necrosis inmediata de las células tumorales por desnaturalización proteica y deshidratación intracelular, además de trombosis vascular, de modo que el tumor puede ser completa o parcialmente destruido con la etanolización. La extensión de la necrosis depende claramente del tamaño tumoral, pues los nódulos menores de 2 cm son destruidos por completo, pero los mayores de 3 cm sólo son destruidos parcialmente. Generalmente, se repiten varias sesiones en intervalos de unos pocos días a semanas. Se obtienen respuestas completas iniciales entre el 60 y 100 % de los casos, básicamente en función del tamaño del tumor y el número de nódulos.
La IIE se ha empleado en CHC de pequeño tamaño ($<$ 3-5 cm) preferentemente uninodulares y sin opción quirúrgica. Sus resultados son óptimos en tumores menores de 3 cm de diámetro. Se ha demostrado una larga supervivencia en pacientes con tumores pequeños y buena función hepática, de hasta el 79 % a los

3 años y del 45 % a los 5 años [16]. La etanolización no parece modificar el pronóstico rápido y fatal en los pacientes con cirrosis en estadio C de Child [17], por lo que en estos casos no es recomendable.

Las recidivas tumorales son frecuentes. La probabilidad de recidiva a los 3 años de seguimiento es del 40-50 % y su localización es intratumoral en el 10-30 % de los casos.

Los efectos secundarios, excepto el dolor abdominal tras la ablación, que es el más frecuente, y la fiebre, son raros e incluyen derrame pleural, hemoperitoneo, trombosis venosa, colangitis, abscesos y la diseminación tumoral en la zona de inserción del catéter.

Una variante utilizada en tumores grandes o presencia de varios nódulos es la inyección única de un gran volumen de alcohol bajo sedación anestésica, con el objetivo de disminuir el número de sesiones necesarias.

b) *Radiofrecuencia.* La radiofrecuencia se basa en ondas electromagnéticas que pertenecen al dominio de las radioondas (450-500 kHz) producidas por el paso de una corriente a través de un electrodo. Estas ondas aplicadas a los tejidos producen necrosis coagulativa, con un área de destrucción de más de 5 cm de diámetro. Una de las ventajas de esta técnica es el bajo número de sesiones necesarias [18].

Con este tipo de terapia se obtienen resultados óptimos en tumores únicos menores de 3 cm o multinodulares con un máximo de 3 nódulos, cada uno de ellos no mayores de 3 cm de diámetro. Se consiguen respuestas completas iniciales entre el 70 y 90 % de los tumores únicos menores de 3 cm.

Las complicaciones de esta técnica son más frecuentes e importantes que en la IEE, ya que el grosor de las agujas empleadas en la radiofrecuencia es mayor. Los efectos secundarios son dolor, fiebre, hemoperitoneo, hemobilia, derrame pleural, hemoneumotórax, infarto hepático segmentario, estenosis de la vía biliar, abscesos, perforación de la vesícula biliar y de asas intestinales por efecto directo del calor y diseminación en el trayecto de la aguja.

Estas técnicas son sencillas, poco costosas, bien toleradas y poco agresivas, lo que permite repetir el tratamiento. Las contraindicaciones a las técnicas percutáneas son la alergia comprobada a los anestésicos locales, la importante dilatación de la vía biliar, tiempo de protrombina < 40 % y/o plaquetas < 40.000/ mm^3, CHC de tipo infiltrativo, visualización poco definida del tumor por ecografía o TC (sin inyección vascular), presencia de ascitis abundante, CHC grande (> 5 cm) y presencia de más de 3 nódulos. La localización subcapsular del tumor no es una contraindicación, pero requiere gran habilidad para la punción. Una contraindicación que afecta sólo a la radiofrecuencia es la presencia de grandes vasos o de la vesícula biliar y ramas principales de la vía biliar cercanos al tumor.

Una vez completado el tratamiento, se valora la respuesta unas 4 semanas después, mediante ecografía con Doppler color y potenciadores de señal, TC, RM, arteriografía o PAAF. Los criterios de respuesta al tratamiento son la ausencia de vascularización en el interior del tumor y de células viables en la citología. Si la respuesta es correcta, se realizan controles evolutivos mediante técnicas de imagen y determinación de alfafetoproteína.

Comparando el empleo de IIE con el de radiofrecuencia, se puede resumir que los CHC de tamaño igual o menor de 3 cm pueden ser tratados correctamente con técnicas percutáneas, tanto etanolización como radiofrecuencia, pero el primero es de más fácil aplicación y presenta menor número de complicaciones. Los tumores mayores de 3 cm o multinodulares también pueden ser tratados con ambas técnicas, aunque es preferible con radiofrecuencia, combinar ambos tratamientos o combinar la radiofrecuencia con la obstrucción del flujo vascular hepático. Los tumores situados en la zona yuxtahiliar o adyacentes a la vesícula biliar, corazón, aorta o asas intestinales, es preferible tratarlos mediante IIE. En los pacientes con CHC incluidos en lista de trasplante, debe considerarse que al realizar un tratamiento percutáneo adyuvante puede existir un mayor índice de diseminación en el trayecto de la aguja [18].

Tratamientos paliativos

Quimioembolización arterial transcatéter

La embolización arterial se utiliza cuando los tratamientos curativos, ya sean quirúrgicos o percutáneos, están contraindicados. Su empleo se basa en que el CHC recibe su aporte sanguíneo principalmente a través de la arteria hepática, mientras que el hígado sano tiene una doble irrigación, procedente de la arteria hepática y de la vena porta. La quimioembolización arterial transcatéter a través de la arteria femoral permite la necrosis isquémica del tumor y la inyección arterial hepática de agentes antitumorales [19].

Esta técnica está contraindicada en pacientes con tumores hipovasculares, deterioro hepático avanzado, trombosis completa del tronco venoso portal, insuficiencia renal o metástasis extrahepáticas. La quimioembolización tampoco se recomienda en pacientes cirróticos con CHC grandes y/o multifocales.

En general este tratamiento es bien tolerado. Algunos pacientes desarrollan un síndrome posembolización autolimitado, que consiste en fiebre, dolor abdominal y náuseas. La presencia de fiebre refleja la inducción de necrosis tumoral, pero si dura varios días hay que descartar una complicación infecciosa, como la formación de un absceso hepático. Otros efectos secundarios son el deterioro de la función hepática manifestado por ictericia, ascitis, encefalopatía y atrofia funcional progresiva, y un daño isquémico de órganos vecinos (colecistitis aguda, pancreatitis aguda, úlceras gastroduodenales o estenosis biliar isquémica).

Un metaanálisis reciente ha demostrado que la quimioembolización no produce un claro beneficio en términos de supervivencia, de forma que los pacientes sometidos a este tratamiento tenían una mínima supervivencia mayor que los pacientes que habían recibido tratamiento conservador [20]. En cambio, una revisión sistemática demuestra lo contrario, es decir, que aumenta la supervivencia [12]. La embolización arterial induce una progresión tumoral más lenta e incluso disminuye la incidencia de invasión portal, pero la probabilidad de presentar complicaciones asociadas al tumor o una descompensación hepática no se modifica cuando se compara con los pacientes que no reciben tratamiento.

La única circunstancia en la que se ha demostrado un claro beneficio de la embolización arterial es para el tratamiento del hemoperitoneo espontáneo secundario a la rotura de un CHC en la cavidad peritoneal.

En el tratamiento de un paciente con quimioembolización se deben plantear las siguientes cuestiones: 1) la quimioterapia tiene un efecto limitado en el crecimiento tumoral y además importantes efectos secundarios; 2) la embolización arterial selectiva es menos agresiva para el hígado no tumoral que la embolización de la arteria hepática; 3) procedimientos repetidos en corto espacio de tiempo añaden poco beneficio a la respuesta al tratamiento, y en cambio producen muchos efectos deletéreos en el hígado no tumoral; 4) los pacientes con un tumor pequeño, bien delimitado e hipervascularizado responden bien a la quimioembolización, siendo por ello los que más se beneficiarían de la técnica, y 5) los pacientes que no tienen hipertensión portal ni insuficiencia hepática son los que presentan menor tasa de efectos secundarios.

Otros tratamientos médicos

a) *Quimioterapia.* El CHC es uno de los tumores más resistentes a los fármacos antineoplásicos. El cisplatino y la doxorubicina son los que más actividad antitumoral han demostrado en este tipo de neoplasia cuando se administran en altas dosis, pero a expensas de una gran toxicidad. Hoy en día no están recomendados en la práctica clínica [21].
b) *Terapia hormonal.* La presencia de receptores estrogénicos en los hepatocitos tumorales ha llevado al uso racional de terapia antiestrógeno en el CHC no quirúrgico. Sin embargo, la aplicación de este tratamiento ha sido controvertida, pues no se ha demostrado que aumente la supervivencia de los pacientes. Esto puede ser debido a la expresión de receptores estrogénicos mutantes o a la baja expresión de estos receptores en el CHC avanzado. Por otra parte, parece que la expresión de receptores androgénicos en los hepatocitos tumorales es más frecuente e importante que en los hepatocitos normales. Sin embargo, tampoco los antiandrógenos han demostrado eficacia ni en la respuesta tumoral ni en la supervivencia.
c) *Interferón.* No se tolera adecuadamente en pacientes cirróticos con CHC avanzado y su administración no parece proporcionar beneficio en cuanto a la progresión tumoral ni a la supervivencia.
d) *Octreótido subcutáneo.*
e) *Radioterapia.* La radioterapia convencional no es útil en el tratamiento del CHC.

Indicaciones de tratamiento

El trasplante es la mejor elección de tratamiento para el CHC en términos de supervivencia. Por lo tanto, la primera pregunta que debe plantearse es la de si el paciente es candidato a trasplante hepático. Sin embargo, la contestación más frecuente suele ser negativa, debido a factores como la edad, enfermedades concomitantes, tamaño y número de tumores, es decir, situaciones que contraindican el trasplante. En los casos en que el paciente sea candidato a trasplante, ésta será la primera opción si el paciente presenta cirrosis avanzada o mala calidad de vida, pero en los pacientes con cirrosis bien compensada y vida normal, la duda sobre el pronóstico del trasplante puede conducir a elegir un tratamiento más conservador. El trasplante de donante vivo puede ser una elección en los casos en que exista una prolongada lista de espera.

Si el trasplante está contraindicado, la segunda pregunta sería la de si es posible curar el tumor. En los pacientes elegidos para un tratamiento curativo se realizará un tratamiento percutáneo, IIE o radiofrecuencia, según el tumor sea $<$ 3 o $>$ 3 cm, respectivamente, y según la experiencia de cada centro. La quimioembolización arterial es una técnica paliativa y se reserva para pacientes con tumores hipervascularizados, con cirrosis bien compensada y que no son candidatos para resección hepática ni tratamiento percutáneo.

De esta forma se ha propuesto la siguiente estrategia de tratamiento [22]. En pacientes con CHC precoz (estadio A) se propone un tratamiento radical. La resección quirúrgica es el tratamiento de elección en tumores únicos, ausencia de hipertensión portal importante y bilirrubina normal. Los pacientes con un riesgo intermedio (estadio A2: tumores únicos, con hipertensión portal importante, pero bilirrubina normal) deben ser propuestos para trasplante hepático, cuando no hay contraindicación por la edad avanzada o enfermedades asociadas. Si existe una larga lista de espera, la resección quirúrgica o la quimiembolización pueden ser beneficiosas mientras se aguarda el trasplante. A los pacientes con un peor pronóstico, gran hipertensión portal y bilirrubina elevada, y con CHC $\leq$ 5 cm (estadio A3) no se les debe practicar resección porque su expectativa de vida puede verse perjudicada, y deben ser evaluados para TH, del mismo modo que si existen 3 nódulos menores de 3 cm (estadio A4). En estos casos, mientras se permanece en lista, se deben aplicar tratamientos percutáneos. Si el TH está contraindicado, entonces se deben considerar los tratamientos percutáneos por radiofrecuencia o IIE. Los pacientes que no cubran las indicaciones para un tratamiento curativo deben ser elegidos para tratamientos paliativos. Los que permanezcan asintomáticos con tumores no invasivos (estadio B) pueden entrar en estudios controlados de terapias locorregionales, como la quimioembolización arterial. Los enfermos con un peor pronóstico (estadio C) son los mejores candidatos a nuevos fármacos antitumorales. Finalmente, los pacientes diagnosticados de CHC terminal (estadio D) deben ser excluidos de investigaciones de tratamiento y recibir tratamiento sintomático.

BIBLIOGRAFÍA RECOMENDADA

1. Befeler AS, Di Bisceglie AM. Hepatocellular carcinoma: diagnosis and treatment. Gastroenterology 2002; 122: 1609-1619.
2. Colombo M. Early diagnosis of hepatocellular carcinoma in Italy. A summary of a consensus development conference held in Milan, November 1990, by the Italian Association for the Study of the Liver (AISL). J Hepatol 1992; 14: 401-403.
3. Bosch FX, Ribes J, Borrás J. Primary liver cancer. Semin Liver Dis 1999; 19: 271-285.
4. Bruix J, Sherman M, Llovet JM, Beaugrand M, Lencioni R, Burroughs A, y cols. Clinical management of hepatocellular carcinoma. Conclusions of the Barcelona 2000 EASL Conference. J Hepatol 2001; 35: 421-430.
5. Sala M. Manejo clínico de carcinoma hepatocelular. Conclusiones de la Conferencia de la EASL, Barcelona 2000. Gastroenterología Práctica 2002; 11: 28-34.
6. Sobín L, Wittekind C. TMN classification of malignant tumours, 5.ª ed. Wiley-Liss. Nueva York, 1997: 74-77.
7. Okuda K, Ohtsuki T, Obata H, y cols. Natural history of hepatocellular carcinoma and prognosis in relation to treatment. Cancer 1985; 56: 918-928.
8. CLIP investigators. A new prognostic system for hepatocellular carcinoma: a retrospective study of 435 patients: the Cancer of the Liver Italian Program (CLIP) investigators. Hepatology 1998; 28: 751-755.
9. Llovet JM, Bru C, Bruix J. Prognosis of the hepatocellular carcinoma: the BCLC staging clasification. Semin Liver Dis 1999; 19: 329-338.
10. Mazzaferro V, Regalia E, Doci R, Andreola S, Pulvirenti A, Bozzetti F, y cols. Liver trasplantation for the treatment of small hepatocellular carcinomas in patients with cirrosis. N Engl J Med 1996; 334: 693-699.

11. Colombo M. Carcinoma hepatocelular: cribado y tratamiento. En Mc Donald J, Burroughs A, Feagan B. Evidence based gastroenterology and hepatology. Medical Trends. Barcelona, 2002; 421-431.
12. Llovet JM, Bruix J. Systematic review of randomized trials for unresectable hepatocellular carcinoma: chemoembolization improves survival. Hepatology 2003; 37: 429-442.
13. Bruix J. Treatment of hepatocellular carcinoma. Hepatology 1997; 25: 259-262.
14. Bruix J, Castells A, Bosch J, Feu F, García-Pagán JC, Visa J, y cols. Surgical resection of hepatocellular carcinoma in cirrhotic patients: prognostic value of postoperative portal pressure. Gastroenterology 1996; 111: 1018-1023.
15. Vauthey JN, Lauwers GY, Esnaola NF, Do KA, Belghiti J, Mirza N, y cols. Simplified staging for hepatocellular carcinoma. J Clin Oncol 2002; 20: 1527-1536.
16. Livraghi T, Giorgio A, Marin G, Salmi A, Desio I, Bolondi L, y cols. Hepatocellular carcinoma and cirrhosis in 746 patients: long term results of percutaneous ethanol injection. Radiology 1995; 197: 101-108.
17. Goldberg SN, Gazelle GS, Mueller PR. Thermal ablation therapy for focal malignancy: a unified approach to underlying principles techniques, and diagnostic imaging guidance. AJR 2000; 174: 323-331.
18. Vilana R. Tratamiento percutáneo del carcinoma hepatocelular: alcoholización frente a radiofrecuencia. Gastroenterología Práctica 2002; 11: 18-23.
19. Kwang-Hun Lee, Kyu-Bo Sung, Do-Yun Lee, Sang Joon Park, Ki Whang Kim, Jeong-Sik Yu. Transcatheter arterial chemoembolization for hepatocellular carcinoma. Anatomic and hemodynamic considerations in the hepatic artery and portal vein. Radiographics 2002; 35: 519-524.
20. Camma C, Schepis F, Orlando A, Pietro, Craxi A, Cottone M. Transarterial chemoembolization for unresectable hepatocellular carcinoma: meta-analysis of randomized controlled trials. Radiology 2002; 224: 47-54.
21. Ganne-Carrie N, Seror O, Trinchet JC, Beaugrand M. Treatment of hepatocellular carcinoma in patients with cirrhosis. En Arroyo V, Bosch J, Bruix J, Ginés P, Navasa M, Rodés J. Therapy in hepatology. Medicina stm Editores. Barcelona, 2001; 367-377.
22. Bruix J, Llovet JM. Prognostic prediction and treatment strategy in hepatocellular carcinoma. Hepatology 2002; 35: 519-524.

Nota de los editores: *otras citas de interés*

Jonson PJ. Hepatocellular carcinoma: is current therapy really altering outcome? Gut 2002; 51: 459-465.
Ryder SD. Guidelines for the diagnosis and treatment of hepatocellular carcinoma in adults. Gut 2003; 52: iii1-iii8.
Llovet JM, Bruix J. Systematic review of treatment for hepatocellular carcinoma. En Arroyo V, Forns X, García-Pagán J, Rodés J (eds). Progress in the treatment of liver disease. ARS Médica. Barcelona, 2003: 341-352.

CAPÍTULO 15

VARÓN DE 40 AÑOS CON CIRROSIS HEPÁTICA Y DOLOR ABDOMINAL AGUDO

M.ª P. VALER LÓPEZ-FANDO
C. BLESA RADIGALES

CASO CLÍNICO

Motivo de consulta: dolor abdominal agudo.

Antecedentes personales*:* etilismo crónico activo. Ex ADVP en tratamiento sustitutivo con metadona (130 mg/día) y Rivotril®. VIH negativo. Probable hepatopatía crónica, sin ingresos hospitalarios previos por descompensación con serología positiva para el VHB (antígeno de superficie positivo) y anti-VHC también positivo.

Enfermedad actual: varón obeso de 40 años de edad que es traído al servicio de urgencias por presentar, tras la ingesta de su dosis diaria de metadona y dos copas de licor, intenso malestar general, vómitos de alimentos y dolor abdominal difuso, de aparición súbita. Posteriormente, realiza una deposición líquida, de coloración normal sin productos patológicos. La familia avisó al 061 por presentar bajo nivel de conciencia. El cuadro había comenzado 24 horas antes, con intensa astenia y sensación de mareo, sin giro de objetos, ni datos de focalidad neurológica. El paciente no había presentado fiebre ni aumento subjetivo del perímetro abdominal. En la última semana había aumentado de forma significativa su ingesta habitual de alcohol.

Exploración física (en urgencias): TA 75/40 (100/50 tras Hemoce®); frecuencia cardíaca 120 lpm; frecuencia respiratoria 28 rpm; glucemia capilar 256 mg/dl. El paciente se hallaba sudoroso, pálido, con perfusión periférica regular y cianosis acra. Ictericia mucosa. Arañas vasculares en el tórax.

- Exploración neurológica: somnoliento, con abertura ocular espontánea, movilizaba las 4 extremidades. Respondía a órdenes verbales con lenguaje incoherente, localizaba y retiraba al estímulo doloroso; no se exploró asterixis por falta de colaboración.
- AC: taquicárdico, rítmico y sin soplos.
- Ap: roncus bibasales.
- Abdomen: ruidos hidroaéreos positivos, débiles; distendido, con percusión timpánica y dolor difuso a la palpación, más intenso en epigastrio y sin datos de irritación peritoneal. No se palpaban masas ni visceromegalias.
- Extremidades inferiores: no se palpaban pulsos pedios; edemas maleolares y trastornos tróficos con erosiones.
- Tacto rectal: ampolla rectal con heces de características normales.

En urgencias se efectuó la siguiente analítica y pruebas complementarias:

Analítica:
- Hemograma: Hb 8,9 g/dl; VCM 101 fl; HCM 34 pg; leucocitos 8,8 × 10^3/µl (neutrófilos 69 %, linfocitos 22 %), plaquetas 113 × 10^3/µl.
- Hemostasia: actividad de protrombina 52 %; INR 1,6; fibrinógeno 188 mg/dl.
- Bioquímica: glucosa 222 mg/dl; creatinina 1,3 mg/dl; BUN 13 µmol/l; sodio 143 mmol/l; potasio 3,6 mmol/l; calcio 8,2 mg/dl; proteínas totales 6 g/dl; bilirrubina 3,1 mg/dl; GOT 24 U/l; GPT 7 U/l; amilasa 50 U/l; amonio 162,4 µmol/l.
- Gasometría arterial basal: pH 7,29; pCO_2 21 mmHg; pO_2 81 mmHg; HCO_3 10,8 mM/l; saturación 94 % (acidosis metabólica parcialmente compensada).

Pruebas complementarias: radiografía de tórax: sin hallazgos patológicos. ECG: taquicardia sinusal a 120 latidos por minuto.

Evolución: en urgencias se colocó sonda nasogástrica sin detectarse sangre. Se intentó realizar paracentesis diagnóstica en la fosa ilíaca izquierda sin obtenerse muestra y el paciente fue trasladado a la UVI de urgencias. Tras la perfusión de 2.000 ml de volumen, persistía la tendencia a hipotensión y mala perfusión periférica. Se repitió el hemograma, en el que destacó Hb de 6,9 g/dl, VCM 101 fl, leucocitos 11,5 × 10^3/µl (neutrófilos 89 %). La gasometría arterial con oxígeno al 31 %, presentó un pH de 7,24, pCO_2 30 mmHg, pO_2 117 mmHg y HCO_3 13 mM/l.

Se realizó entonces una ecografía abdominal en la que destacó un hígado de pequeño tamaño y contorno nodular sin evidencia de LOE. La vena porta era permeable. Asimismo, se apreció esplenomegalia homogénea y abundante líquido libre, con ecos en su interior sugerentes de hemoperitoneo. Posteriormente se efectuó TC abdominal con contraste intravenoso, que confirmó el diagnóstico de hemoperitoneo masivo, más llamativo en el flanco izquierdo (fig. 1). Los vasos mesentéricos eran permeables, sin evidencia de fugas y se confirmó la ausencia de LOE hepáticas.

Mientras se realizaban las exploraciones mencionadas, se intentó estabilizar hemodinámicamente al paciente con coloides, cristaloides y sangre, pese a lo cual la evolución favorable no se produjo, por lo que se decidió laparotomía urgente. Ésta puso de manifiesto un hígado de aspecto cirrótico, abundante hemoperitoneo y varices en el peritoneo parietal, dos de ellas con sangrado activo, que fueron ligadas.

Durante el acto quirúrgico se trasfundieron 6 concentrados de hematíes y 1.400 cc de plasma fresco congelado, pese a lo cual las tensiones no superaban los 80 mmHg de sistólica. También se realizó cobertura antibiótica de forma empírica con ceftriaxona y ampicilina.

Tras la cirugía, el paciente fue trasladado a la UVI, donde presentó hipotensión progresiva, sangrado difuso por la herida quirúrgica, acidosis metabólica que no mejoró con el aporte de bicarbonato, oligoanuria e insuficiencia respiratoria, situación que condujo a su fallecimiento.

DIAGNÓSTICO DEFINITIVO

Hemoperitoneo secundario a la rotura de varices peritoneales en un paciente con cirrosis hepática enólica, asociada a VHB y a VHC.

COMENTARIOS

HEMOPERITONEO EN PACIENTES CON CIRROSIS

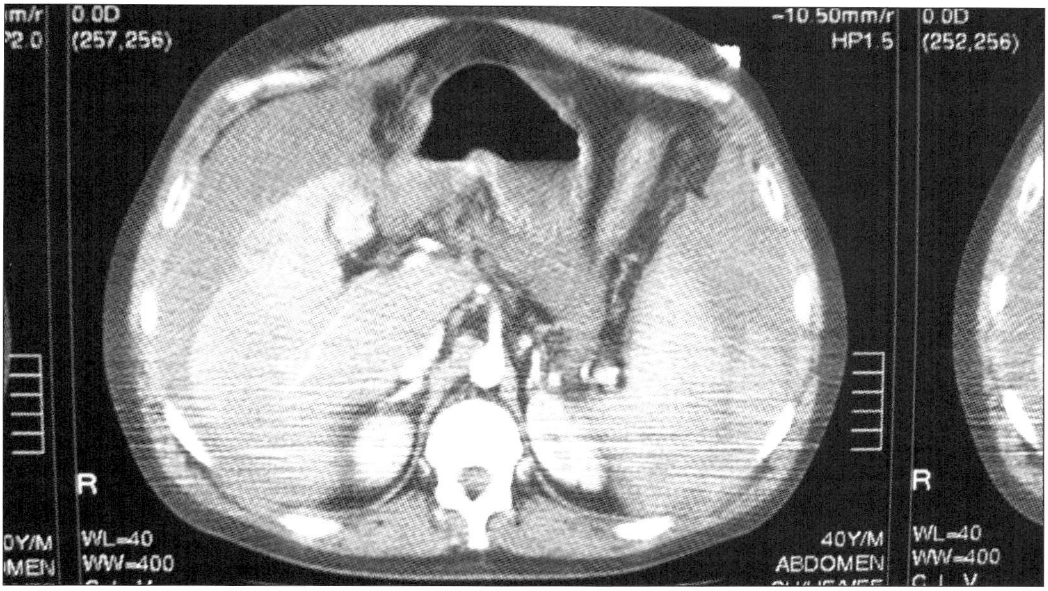

FIG. 1. TC abdominal. Hemoperitoneo masivo, sin demostrarse la presencia de hepatocarcinoma.

INTRODUCCIÓN

El líquido ascítico se define como hemorrágico cuando hay más de 50×10^3 hematíes/µl o bien cuando el hematócrito es superior al 0,5 %. El hemoperitoneo se define cuando el hematócrito en líquido ascítico es mayor del 5 %, pues generalmente está por encima del 40 % e incluso superior al de sangre periférica [1].

Si al realizar una paracentesis se obtiene un líquido de aspecto hemático, es necesario repetirla en otro punto para descartar punción vascular. Si se confirma el diagnóstico, no se debe evacuar el líquido, ya que el aumento de la presión intraabdominal favorece teóricamente la hemostasia.

ETIOLOGÍA

El hemoperitoneo en pacientes con ascitis puede ser espontáneo o postraumático. Las causas más frecuentes son las siguientes [1, 2]:

- Hemoperitoneo espontáneo (72 %):
  - Rotura de varices o de vasos linfáticos peritoneales.
  - Hepatocarcinoma.
  - Rotura de nódulos de regeneración hepáticos.
  - Metástasis (hepáticas y peritoneales).
  - Neoplasia ovárica.
  - Miscelánea: adenoma hepatocelular, pancreatitis hemorrágica, peritonitis tuberculosa, perforación víscera hueca, diálisis peritoneal, hiperplasia nodular regenerativa.
  - Hemoperitoneo postraumático (18 %):
    - Traumatismo abdominal (bazo).
    - Biopsia hepática (0,2-0,35 %).
    - PAAF.
    - DPPI.
    - Laparoscopia (0,2-0,6 %).
    - Paracentesis diagnóstica (0,2 %).

INCIDENCIA

La frecuencia de la ascitis hemorrágica en pacientes con cirrosis es de un 5 % aproximadamente. Es raro que se presente de forma brusca o que produzca inestabilidad hemodinámica y muchas veces no se identifica el punto de sangrado [1].

El hemoperitoneo espontáneo en pacientes con cirrosis es una complicación infrecuente y grave, ya que puede provocar más inestabilidad hemodinámica y favorece la aparición de complicaciones como síndrome hepatorrenal, encefalopatía y sepsis.

Las causas más frecuentes de hemoperitoneo espontáneo en pacientes con cirrosis son las roturas del hepatocarcinoma, de varices y de vasos linfáticos dilatados, por este orden. En aproximadamente un tercio de los casos no se encuentra el origen del sangrado, lo que se atribuye a que éste procede de pequeños vasos [1].

El hemoperitoneo secundario a la rotura de varices mesentéricas es una complicación muy infrecuente y extremadamente grave de la cirrosis, con una mortalidad superior al 50 %. Suele ser espontáneo, aunque en el 0,2 % de los casos está precipitado por una paracentesis evacuadora de más de 4 litros [3, 4].

Fue descrito por primera vez en 1958 por Ellis y cols. [5] y su incidencia es desconocida. Hasta 1995 había 20 casos publicados en la literatura inglesa [6-10]. Generalmente se produce en pacientes con varices esofágicas, pero no todos tienen antecedentes de hemorragia digestiva alta.

Es más frecuente en varones, menores de 50 años y que presentan cirrosis avanzada. Los factores predisponentes para la aparición de varices mesentéricas son la cirugía abdominal y los procesos inflamatorios abdominales previos. El origen más frecuente de la hemorragia es la vena umbilical o paraumbilical (25 %) y los vasos perivesiculares [7]. Otros orígenes posibles son los vasos del colon ascendente, vasos adyacentes al riñón derecho, adherencias entre el omento y la zona apendicular, y vasos de la raíz del mesenterio.

CLÍNICA

Los síntomas y signos más frecuentes son la aparición de dolor abdominal súbito, acompañado de un aumento rápido y progresivo del perímetro abdominal, hipotensión y shock hipovolémico.

DIAGNÓSTICO

El diagnóstico se determina mediante paracentesis al obtener un líquido de aspecto hemático y se confirma al realizar la punción en otro punto distinto. Ya hemos dicho previamente que el hematócrito es superior al 5 % [1].

La TC abdominal con contraste intravenoso confirma la existencia de hemoperitoneo por la presencia de líquido libre intraabdominal con ecos duros en su interior, y también permite descartar un hepatocarcinoma, aunque es muy infrecuente que identifique el punto de sangrado.

La arteriografía identifica el origen del sangrado sólo en un 30 % de los casos, mostrando la extravasación del contraste durante la fase venosa, pero tiene el inconveniente de que puede demorar el tratamiento definitivo de la hemorragia.

PRONÓSTICO

El hemoperitoneo en el paciente cirrótico tiene una mortalidad del 50 al 70 %, siendo del 100 % si no se trata. El pronóstico está condicionado por el estadio previo de la cirrosis y además por la aparición de otras complicaciones como el síndrome hepatorrenal, la encefalopatía y la sepsis.

TRATAMIENTO

La mayoría de los casos se tratan quirúrgicamente, mediante resección o ligadura de los vasos sangrantes. La cirugía derivativa no suele realizarse debido a la mala situación clínica que generalmente acompaña a estos pacientes, así como a la elevada mortalidad que implica el procedimiento en estos casos.

Hay pocos casos tratados mediante la implantación de una DPPI. En la tabla 1 se muestra una serie de 4 pacientes con hemoperitoneo secundario a la rotura de varices peritoneales, precipitados tras la realización de una paracentesis evacuadora de más de 4 litros y tratados mediante la colocación de una DPPI [11].

HEMOPERITONEO SECUNDARIO A LA ROTURA DEL HEPATOCARCINOMA

La rotura del hepatocarcinoma ocurre entre un 5 y 15 % de los pacientes y es causa de mortalidad en un 10 % de los casos. En Estados Unidos es el primer síntoma en un 20 % de los pacientes con hepatocarcinoma sintomático [1]. Es más frecuente que se produzca en varones, a partir de los 60 años.

Los factores predisponentes son localización subcapsular del tumor, presencia de hipertensión

TABLA 1. Hemoperitoneo secundario a la rotura de varices peritoneales tratado con DPPI

Paciente	1	2	3	4
Síntoma	Shock	Dolor abdominal Shock	Shock	Dolor abdominal Shock
Transfusión	6 CH	4 CH	12 CH	4 CH
Tiempo entre la paracentesis y los síntomas	4 días	1 hora	6 días	5 días
Tiempo entre los síntomas y el diagnóstico	4 días	3 horas	3 días	2 días
Tratamiento	DPPI	Cirugía y posteriormente DPPI		DPPI
Evolución	Vivo	Exitus	Exitus	Vivo

Tomado de Arnold y cols. [11]. CH: concentrado de hematíes.

portal asociada, necrosis tumoral, fijación al diafragma y trombosis portal asociada [12, 13].

El diagnóstico se realiza en primer lugar por los síntomas (dolor abdominal agudo, shock, acidosis láctica). La TC helicoidal confirma el diagnóstico al encontrar extravasación del contraste, presencia de discontinuidad en la pared de una masa hepática subcapsular y presencia de hemoperitoneo (fig. 2).

La arteriografía muestra la extravasación del contraste en el 13-23 % de los casos.

El pronóstico es malo, sobre todo si la bilirrubina es superior a 3 mg/dl. La causa más frecuente de fallecimiento es el fallo hepático. En un 46 % de los casos se produce diseminación peritoneal del tumor.

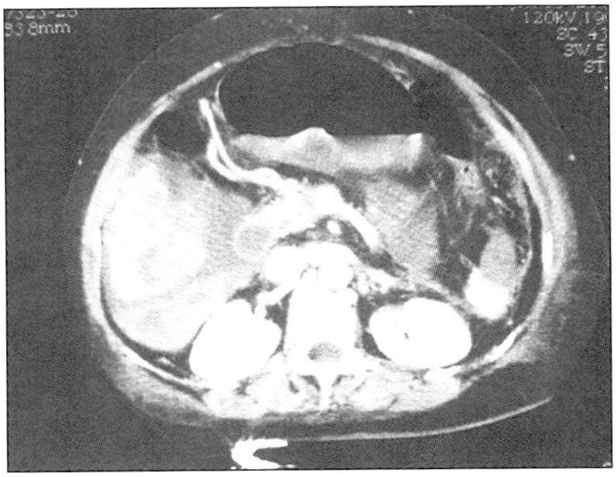

FIG. 2. Hemoperitoneo en paciente con hepatocarcinoma.

El tratamiento de elección es la embolización arterial selectiva, que controla el sangrado en el 100 % de los casos, con una supervivencia media variable según las series. Este tratamiento puede combinarse con la resección quirúrgica practicada de una a ocho semanas después [1, 10]. La cirugía urgente se realiza si no es posible la embolización o si ésta fracasa y el paciente muestra buena situación clínica; la resección es curativa.

La tabla 2 expone la mortalidad por rotura del hepatocarcinoma en función del tratamiento en una serie de 87 pacientes, 68 de los cuales siguieron tratamiento conservador y 19 tratamiento quirúrgico [12].

La tabla 3 recoge las características del tumor en pacientes con hemoperitoneo secundario a la rotura de hepatocarcinoma tratados mediante embolización [13].

TABLA 2. Mortalidad por rotura del hepatocarcinoma según el tratamiento

Tratamiento	1.ª semana (%)	1.er mes (%)
Conservador	26,5	48,5
Cirugía urgente	31,6	47,4
Embolización	26,3	36,8

Tomado de Xu y cols. [12].

TABLA 3. Características del hepatoma roto tratado con embolización

Paciente	1	2	3	4	5	6
Tumor subcapsular	Sí	Sí	Sí	Sí	Sí	Sí
Tamaño (cm)	5	7		10	5	10
Extravasación del contraste	Sí	No	No	No	No	Sí
Control del sangrado	Sí	Sí	Sí	Sí	Sí	Sí
Recurrencia	No	Sí	No	Sí	No	No

Adaptado de Castells y cols. [13].

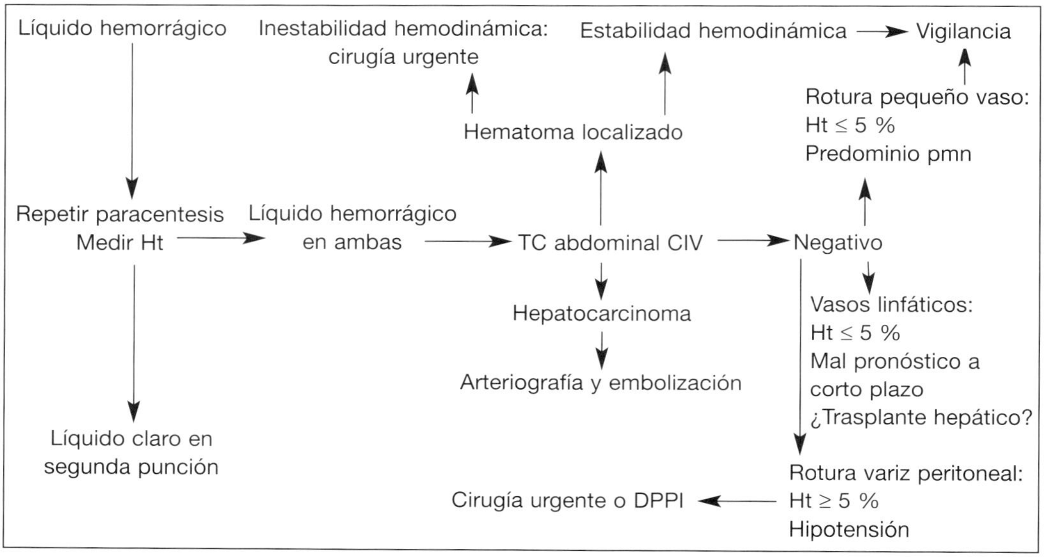

FIG. 3. Diagnóstico diferencial del líquido ascítico de aspecto hemorrágico. pmn: polimorfonucleares. CIV: contraste intravenoso. Ht: hematócrito. Adaptado de Akriviadis [1].

BIBLIOGRAFÍA RECOMENDADA

1. Akriviadis EA. Hemoperitoneum in patients with ascites. Am J Gastroenterol 1997; 92: 567-575.

2. DeSitter L, Rector WG. The significance of bloody ascites in patients with cirrhosis. Am J Gastroenterol 1984; 79: 136-138.

3. Martinet O, Reis ED, Mosimann F. Delayed hemoperitoneum following large-volume paracentesis in a patient with cirrhosis and ascites. Dig Dis Sci 2000; 45: 357-358.

4. Webster ST, Brown KL, Lucey MR, Nostrant TT. Hemorrhagic complications of large volume abdominal paracentesis. Am J Gastroenterol 1996; 91: 366-368.

5. Ellis H, Griffiths PW, Mc Intyre A. Haemoperitoneum: a record of 129 consecutive patients with notes on some unusual cases. Br J Surg 1958; 45: 606-610.

6. Kosowsky JM, Gibler WB. Massive hemoperitoneum due to rupture of a retroperitoneal varix. J Emerg Med 2000; 19: 347-349.

7. Chu EC, Chick W, Hillebrand DJ, Hu KQ. Fatal spontaneous gallbladder variceal bleeding in a patient with alcoholic cirrhosis. Dig Dis Sci 2002; 47: 2682-2685.

8. Fox L, Crane SA, Bidari C, Jones A. Intra-abdominal hemorrhage from ruptured varices. Arch Surg 1982; 117: 953-956.

9. Jhung JW, Micolonghi TS. Ruptured mesenteric varices in hepatic cirrhosis: a rare cause of intraperitoneal hemorrhage. Surgery 1995; 97: 377-380.

11. Arnold C, Haag K, Blum H, Rössle M. Acute hemoperitoneum after large-volume paracentesis. Gastroenterology 1997; 113: 978-982.

12. Xu HS, Yan JB. Conservative management of spontaneous ruptured hepatocellular carcinoma. Am Surg 1994; 60: 629-633.

13. Castells L, Moreiras M, Quiroga S, Álvarez Castells A, Segarra A, Esteban R, Guardia J. Hemoperitoneum as first manifestation of hepatocellular carcinoma in western patients with liver cirrhosis: effectiveness of emergency treatment with transcatheter arterial embolization. Dig Dis Sci 2001; 46: 555-562.

CAPÍTULO 16

ANEMIA CRÓNICA RECIDIVANTE EN UN PACIENTE ANCIANO CON CIRROSIS HEPÁTICA

J. R. FORUNY OLCINA
V. DEFARGES PONS

CASO CLÍNICO

Motivo de consulta: anemia en un varón de 76 años.

Antecedentes personales:
- Cirrosis hepática de origen enólico diagnosticada en 1985 con hipertensión portal (HTP). Abstinencia alcohólica desde 1985.
- Varios episodios de HDA por varices esofágicas tratadas con ß-bloqueantes y múltiples sesiones de esclerosis, la última en 1998.
- Descompensación hidrópica en agosto de 1999.
- DM tipo II en tratamiento con insulina.
- Colelitiasis asintomática. Tratamiento habitual: propranolol 20 mg/12 horas, espironolactona 200 mg/24 horas, ácido fólico, vitamina K, hierro oral e insulina NPH 12-0-8.

Historia actual: paciente remitido desde atención primaria al servicio de urgencias tras detectar en analítica de rutina una Hb de 5,1 g/dl. Refería ligero incremento de su astenia habitual. No había presentado dolor abdominal, pirosis, náuseas ni vómitos. Tampoco alteraciones en el ritmo intestinal ni melenas. Únicamente en el último mes, cada 2-3 días había notado restos de sangre roja, muy escasos al limpiarse y al final de algunas deposiciones. No refería ictericia, coluria, prurito, ni sangrado a otros niveles.

En los tres meses previos a la consulta había presentado varios episodios de anemización, motivo por el cual recibió la transfusión de

15 concentrados de hematíes y había requerido un ingreso en nuestro servicio.

Durante estos meses se realizaron varias exploraciones endoscópicas:

- Una colonoscopia que mostró hemorroides internas y dos pólipos, que no justificaban los episodios de sangrado.
- Dos panendoscopias, la primera fue diagnóstica de gastropatía moderada de HTP, y la segunda sugirió posible existencia de ectasia gástrica vascular antral asociada a gastropatía de la HTP.

En esta última exploración endoscópica se practicó una sesión de electrocoagulación con gas argón.

Exploración física (en urgencias): normotenso (110/50) y afebril. Consciente, orientado, ligeramente bradipsíquico. Bien hidratado y perfundido. Delgado y con marcada palidez cutaneomucosa.

- Cabeza y cuello: pupilas isocóricas y normorreactivas. Pulsos carotídeos rítmicos y simétricos.
- AC: rítmica 75 lpm. Soplo sistólico polifocal.
- Ap: sin ruidos patológicos.
- Abdomen: blando, depresible, no doloroso, sin hepatomegalia ni esplenomegalia. Hernia inguinal izquierda no dolorosa y parcialmente reductible.
- Extremidades: sin edemas. Pulsos periféricos conservados.
- Tacto rectal: hemorroides externas congestivas. Ampolla rectal con heces no melénicas.
- Lavado por sonda nasogástrica: no se observaron restos de sangre ni tampoco de bilis.

Analítica (en urgencias):
- Hemograma: Hb 4,7 g/dl; Ht 14,4 %; VCM 73,9 fl; HCM 24,4 pg; plaquetas 91 $\times$ 10^3/µl; leucocitos 10,5 $\times$ 10^3/µl (fórmula normal).
- Hemostasia: TP 72,5 %; INR 1,3; tiempo de cefalina y fibrinógeno en límites normales.
- Bioquímica: glucosa 131 mg/dl; creatinina 1,27 mg/dl; urea 54 mg/dl; proteínas 5,9 g/dl. Resto normal incluyendo iones, perfil hepático y lipídico.
- Orina elemental: normal. Iones en orina: Na 41; K 8.
- Frotis en sangre: moderada anisocitosis. Policromatofilia con punteado basófilo ocasional. Plaquetas bien granuladas.

Pruebas complementarias (en urgencias):
- Radiografía de tórax: discreta cardiomegalia. Ateromatosis aórtica. Lesiones fibróticas en la base pulmonar derecha.
- Ecografía abdominal: compatible con hepatopatía crónica e HTP. Ascitis moderada. Colelitiasis.

Evolución: en urgencias, el paciente recibió una nueva transfusión de 4 concentrados de hematíes.

Una vez ingresado, se recibieron los siguientes resultados de las pruebas solicitadas en urgencias antes de la transfusión:

- Hierro sérico 17 µg/dl; ferritina 31,2 ng/ml; ácido fólico 16,5 ng/ml; vitamina B_{12} 3.617 pg/ml.
- Alfa-fetoproteína: 1,1 UI/ml.
- Test de Coombs: directo, negativo; indirecto, positivo para antiE.

Se efectuaron dos nuevas panendoscopias con un intervalo de 10 días, observándose las mismas lesiones citadas con anterioridad, por lo que se efectuaron dos nuevas sesiones de electrocoagulación con argón. Al tratamiento se añadió además ácido tranexámico a dosis de 1 g cada 8 horas. Con estas medidas el paciente mostró una buena evolución sin presentar nuevos episodios de anemización, por lo que fue dado de alta a las tres semanas.

La biopsia endoscópica aportó la información de congestión de capilares a nivel de la mucosa gástrica, compatible con gastropatía de la hipertensión portal. Transcurridos seis meses, el paciente no ha vuelto a presentar anemia.

DIAGNÓSTICO DEFINITIVO

- **Cirrosis hepática enólica con HTP y ascitis.**
- **Ingreso por anemia recidivante secundaria a pérdidas digestivas crónicas asociada a gastropatía congestiva de la hipertensión portal, sin poder descartar ectasias vasculares antrales, dada la buena respuesta al tratamiento.**
- Hemorroides externas.

COMENTARIOS

GASTROPATÍA DE LA HTP Y ECTASIA GÁSTRICA VASCULAR ANTRAL

La gastropatía de la hipertensión portal (GHTP) y la ectasia gástrica vascular antral son dos entidades patológicas asociadas a pérdidas digestivas de sangre tanto en pacientes con cirrosis como sin ella. En ocasiones, fundamentalmente en pacientes cirróticos, el diagnóstico diferencial endoscópico entre estos dos procesos no resulta sencillo, siendo, sin embargo, muy importante a la hora de aplicar un correcto tratamiento.

GASTROPATÍA DE LA HIPERTENSIÓN PORTAL (GHTP)

Definición

Gastropatía de la hipertensión portal es un término endoscópico aplicado a la mucosa gástrica que de forma característica presenta un patrón en mosaico, acompañado o no de lesiones puntiformes eritematosas, rojizas y que se observa en pacientes con hipertensión portal.

El patrón en mosaico de la mucosa gástrica presenta una imagen blanquecina en entramado reticular que separa áreas parcheadas de mucosa enrojecida discretamente sobreelevadas, lo que en la endoscopia aparece con un aspecto semejante a la piel de serpiente.

La gastropatía de la HTP se observa fundamentalmente en el cuerpo y fundus gástrico, y con menos frecuencia en el antro. Pueden apreciarse cambios similares a los descritos en otras zonas mucosas del tracto digestivo como en el colon o duodeno, especialmente en casos de hipertensión portal extrahepática [1].

Epidemiología

Se calcula que la gastropatía de la HTP aparece en más del 65 % de los pacientes cirróticos con hipertensión portal, aunque también afecta a pacientes no cirróticos con fibrosis portal y obstrucción de la vena porta extrahepática. Existen importantes variaciones en las cifras de prevalencia entre las diferentes series de pacientes descritas. Esto se explica por los distintos criterios de selección de pacientes que han seguido los trabajos, por la falta de uniformidad en los criterios endoscópicos de clasificación y, sobre todo, por las diferencias intra e interobservador.

El 65-90 % de los casos de las gastropatías son leves, mientras que sólo el 10-25 % son severos [2].

La aparición de gastropatía de HTP se relaciona con el tiempo de evolución y la severidad de la enfermedad hepática (más frecuente en pacientes en espera de trasplante hepático o subsidiarios de tratamiento con DPPI), con la presencia y el tamaño de las varices gastroesofágicas y con tratamientos previos para la erradicación de varices mediante esclerosis o bandas. Existe controversia en los resultados de los diferentes estudios que han tratado de demostrar cuál de estos dos tratamientos para la erradicación de varices se relacionaba mayormente con la aparición de gastropatía. Algunos autores defienden que los tratamientos erradicadores de varices no tienen tanta importancia en el desarrollo de gastropatía, siendo la propia progresión de la enfermedad hepática la que incrementa la frecuencia de la gastropatía hipertensiva [1, 2].

Clasificación

La distinción entre los diferentes grados de gastropatía que podemos encontrar se establece mediante la presencia de 4 lesiones mucosas elementales: el patrón en mosaico, las lesiones puntiformes rojas, las lesiones «en cereza» y los puntos marrones. En la gastropatía leve, la mucosa está edematosa y enrojecida con patrón en mosaico o «en piel de serpiente», habiéndose también utilizado el término de mucosa en escarlatina. En la gastropatía severa, la mucosa presenta puntos rojos «en cereza» y es friable, pudiendo sangrar activamente con el simple roce del endoscopio. Las formas severas tienen un riesgo de sangrado que oscila entre el 38 y 62 %, mientras que en los casos leves el riesgo está entre el 3,5 y 35 % [2, 3].

Patogenia

El factor clave en la patogénesis de la gastropatía de la HTP es la propia hipertensión portal, no teniendo tanta importancia el tipo de enfermedad hepática. Esta afirmación se ve reforzada por la mejoría, incluso desaparición de la gastropatía en la mayoría de los pacientes tras la colocación de un DPPI o de cirugía derivativa. Sin embargo, la severidad y la presencia de gastropatía de la HTP no tiene una correlación lineal con la severidad de la HTP. Teóricamente, el incremento crónico de la presión portal provoca un aumento del flujo en el territorio esplénico con incremento del flujo sanguíneo en la mucosa gástrica. Sin embargo, en estudios recientes con ultrasonografía Doppler se han obtenido resultados dispares en cuanto al flujo de la pared gástrica, lo que sugiere que deben participar otros factores en el desarrollo de esta entidad [1].

Parece claro que en la gastropatía congestiva la mucosa es especialmente susceptible a determinados agentes nocivos, como la bilis, el alcohol, los AINE y el AAS. En varios trabajos se ha detectado una alteración en la distribución del flujo vascular de la pared gástrica en el paciente con gastropatía de HTP. A pesar de que el flujo total de la pared gástrica está aumentado, la mayor parte se distribuye por las capas submucosa, muscular y serosa, quedando la capa mucosa hipoperfundida y, por lo tanto, con menor capacidad de resistencia.

El papel de las prostaglandinas no está totalmente aclarado en la GHTP. En estudios animales y en algunos con humanos se han demostrado niveles bajos de prostaglandinas en la mucosa. Por el contrario, los niveles de gastrina, óxido nítrico, TNF-α y TGF-α parecen estar incrementados. El papel de estas sustancias debe estudiarse con mayor detenimiento con el fin de encontrar nuevas estrategias terapéuticas.

La bacteria *Helicobacter pylori* no ha podido relacionarse con el desarrollo de gastropatía de HTP [1, 2, 4].

Historia natural de la gastropatía de la HTP

En un interesante trabajo de Primignani y cols. [5] se recogieron resultados de 315 pacientes italianos con cirrosis y seguimiento semestral con endoscopia durante 3 años, estudiándose la aparición y evolución de la GHTP. Se demostró que la gastropatía era una entidad dinámica en el tiempo. El 23 % de los pacientes empeoraron, el 23 % mejoraron y el 25 % fluctuaron; además, sólo el 29 % permanecieron estables. El riesgo general de sangrado agudo fue del 2,5 %, mientras que el de sangrado crónico fue del 10,8 %. La mortalidad en relación con el sangrado fue de 12,5 %. Aunque en ocasiones los pacientes con GHTP presentan melenas, lo más frecuente es que se manifieste con anemia crónica, que puede requerir transfusiones periódicas.

Se estudiaron también las diferencias en la evolución entre pacientes con y sin GHTP sometidos a tratamiento erradicador de varices con esclerosis, observándose que existía mayor riesgo de progresión y de sangrado en los pacientes con GHTP antes del tratamiento de esclerosis [5].

Anatomía patológica

Histológicamente, la gastropatía de la HTP se caracteriza por la presencia de dilataciones de capilares y venas de la mucosa y submocosa sin erosiones, infiltrados inflamatorios, fibrosis ni trombosis microvascular [1].

ECTASIA GÁSTRICA VASCULAR ANTRAL (EGVA)

Definición

Descrita por vez primera en 1953 por Ryder, fue definida de forma definitiva en 1984 por Jabbari. La imagen endoscópica de la ectasia vascular antral se caracteriza por la presencia de zonas de mucosa discretamente sobreelevadas y eritematosas localizadas en el antro gástrico y dispuestas generalmente de forma radial en dirección al píloro. Clásicamente se la ha denominado «estómago en sandía» *(watermelon stomach)* o «en camiseta a rayas» [6].

Enfermedades asociadas

La ectasia vascular antral suele aparecer en mujeres de mediana edad, habiéndose relacionado con diversas enfermedades autoinmunes (enfermedad de Raynaud, esclerodermia, gastritis atrófica, hipotiroidismo y cirrosis biliar primaria, entre otras), insuficiencia renal crónica, trasplante de médula ósea y también cirrosis hepática. Aproximadamente el 30 % de los pacientes con ectasia vascular antral tienen cirrosis hepática [6].

El aspecto endoscópico de la EGVA en este tipo de pacientes tiene algunas peculiaridades. En el paciente cirrótico, a diferencia de lo que ocurre en otras enfermedades en las que aparece la EGVA, las alteraciones en la mucosa no siempre adoptan en el antro el clásico patrón lineal-radial. Al contrario, es más habitual que la EGVA en el cirrótico se observe en forma de puntos rojos distribuidos difusamente por el antro. La aparición de anemia suele ser más importante en los pacientes con patrón lineal-radial, pero, sin embargo, la respuesta al tratamiento con electrocoagulación es similar en ambos grupos [7].

Patogenia

Del mismo modo que en la GHTP, la patogenia de la EGVA no se conoce con exactitud. Algunos autores que defienden la «teoría mecánica» sugieren que la dilatación vascular se produce tras la obstrucción crónica intermitente de los vasos submucosos por la excesiva contracción de la musculatura del antro y del píloro. A favor de esta teoría está la coincidencia de los hallazgos anatomopatológicos con los encontrados tras fenómenos de intususcepción y traumas mucosos, además de la presencia de hiperplasia fibromuscular. Además, en el paciente cirrótico se ha demostrado una alteración en la motilidad antral con enlentecimiento del vaciamiento gástrico [6].

También como en la GHTP, los niveles de gastrina están elevados. Asimismo, en la patogenia de la EGVA, se ha intentado implicar sustancias vasoactivas como la 5-hidroxitriptamina o el péptido intestinal vasoactivo y factores de crecimiento celular, especialmente en pacientes con trasplante de médula ósea [1].

DIAGNÓSTICO DIFERENCIAL ENTRE GHTP Y EGVA

Aunque a veces el diagnóstico diferencial no se puede realizar, las diferencias fundamentales aceptadas para distinguir estas dos entidades son las siguientes:

- En la EGVA las lesiones se localizan fundamentalmente en el antro, mientras que en la GHTP suelen hacerlo de forma predominante en el cuerpo y fundus.
- Los pacientes cirróticos con EGVA suelen presentar un mayor deterioro de la función hepática que los pacientes con GHTP.
- Los requerimientos transfusionales suelen ser mayores en el caso de EGVA, los niveles de gastrina menores y el antecedente de esclerosis de varices esofágicas es menos frecuente.
- En la biopsia el grado de ectasia vascular es mayor en los casos de EGVA, acompañándose además, en el 50 % de los casos, de trombosis de la microvasculatura submucosa, y en el 85 % de proliferación de células «en huso» y de fibrosis hialina, lo que no ocurre en la GHTP.

Aunque las diferencias en la histología parecen claras, hay que lamentar el hecho de que las muestras obtenidas en la biopsia endoscópica no siempre son lo suficientemente profundas y muchas veces no se corresponden con zonas patológicas, ya que la EGVA afecta a la mucosa de forma parcheada [2].

En resumen, cuando en la endoscopia de un paciente cirrótico se observan lesiones eritematosas puntiformes en el antro, es muy probable que se trate de una EGVA. La biopsia puede ayudar en el diagnóstico diferencial con la gastropatía congestiva de la HTP, sabiendo que la tasa anatomopatológica de falsos negativos para EGVA es alta por la mala calidad de las biopsias y por tratarse de una lesión focal.

Con frecuencia la respuesta del paciente a las diferentes modalidades terapéuticas contribuye a establecer el diagnóstico definitivo [2, 8].

TRATAMIENTO

La clave para tratar correctamente a este tipo de pacientes consiste en realizar un diagnóstico diferencial apropiado.

Gastropatía de la hipertensión portal

- No son efectivos tratamientos con anti-H2 ni sucralfato. Además, en muchas ocasiones los pacientes de base tienen hipoclorhidria.
- Los fármacos más importantes en el tratamiento de esta patología son los ß-bloqueantes. Pérez-Ayuso y cols. demostraron en pacientes con GHTP un descenso en la tasa de resangrado mediante la utilización de estos fármacos, al

disminuir la presión portal y el flujo sanguíneo gástrico (Lancet 1991; 337: 1431-1434).

- La somatostatina y su análogo, el octreótido, se han mostrado efectivos en el tratamiento de los episodios de sangrado agudo, ya que provocan un descenso rápido del flujo en el territorio esplácnico. Este efecto es transitorio, por lo que estos fármacos no son válidos para tratar de forma crónica la gastropatía hipertensiva.
- Otros tratamientos médicos como la prednisona, los estrógenos o los derivados de la progesterona no se han mostrado eficaces. La GHTP tampoco es subsidiaria de tratamiento endoscópico.
- Los tratamientos derivativos de la circulación portal, ya sea mediante implantación de prótesis portosistémicas intrahepáticas o quirúrgicos, habitualmente utilizados en pacientes con hemorragias varicosas, también corrigen la GHTP. Por lo tanto, en un paciente cirrótico con GHTP y anemia crónica recidivante con grandes requerimientos transfusionales podría considerarse la implantación de un DPPI [9].
- Finalmente, el trasplante hepático revierte la gastropatía de la HTP [1, 2, 6].

Ectasia gástrica vascular antral

- Los tratamientos que disminuyen la presión portal (ß-bloqueantes, DPPI y cirugía derivativa) no han demostrado ser efectivos para controlar el sangrado por EGVA.
- Las técnicas endoscópicas de electrocoagulación con gas argón o láser han demostrado ser eficaces para la desaparición de las lesiones vasculares en la mayoría de los pacientes, disminuyendo los requerimientos transfusionales. El tratamiento endoscópico tiene una duración media de 6 meses con sesiones cada 4 semanas. Es de menor utilidad en caso de presentar lesiones difusas.
- El tratamiento con estrógenos o progestágenos ha sido utilizado en algunos casos con éxito, pero estos fármacos no hacen desaparecer las lesiones vasculares.
- Algo similar ocurre con el ácido tranexámico (empleado en nuestro paciente). Existen dos casos previos descritos en los que el ácido tranexámico obtenía resultados espectaculares en pacientes con requerimientos transfusionales muy altos. Siempre que se utilice este fármaco hemos de valorar el riesgo-beneficio para el paciente, teniendo en cuenta que puede provocar efectos adversos importantes, fundamentalmente fenómenos de isquemia y de embolismo pulmonar [10].
- Resultados dispares en casos tratados con octreótido subcutáneo.
- La antrectomía también cura la gastropatía, pero en el paciente con cirrosis hepática esta intervención tiene una alta tasa de morbimortalidad.
- El trasplante hepático mejora e incluso puede curar la EGVA. Estos resultados probablemente se relacionen con la disminución en la producción de sustancias vasoactivas del paciente con cirrosis y no con el descenso de la presión portal [2, 6, 11].

BIBLIOGRAFÍA RECOMENDADA

1. Thuluvath PJ, Yoo HY. Portal hypertensive gastropathy. Am J Gastroenterol 2002; 97: 2973-2978.

2. Burak KW, Lee SS, Beck PL. Portal hypertensive gastropathy and gastric antral vascular ectasia (GAVE) syndrome. Gut 2001; 49: 866-872.

3. Yoo HY, Eustance JA, Verma S, Zhang L, Harris M, Kanstevoy S, y cols. Accuracy and reliability of the endoscopic classification of portal hypertensive gastropathy. Gastrointest Endosc 2002; 56: 675-680.

4. Sarin SK, Screenivas DV, Lahoti D, Saraya A. Factors influencing development of portal hypertensive gastropathy in patients with portal hypertension. Gastroenterology 1992; 102: 994-999.

5. Primignani M, Carpinelli L, Preatoni P, Battaglia G, Carta A, Prada A, y cols. Natural history of portal hypertensive gastropathy in patients with liver cirrosis. Gastroenterology 2000; 119: 181-187.

6. Gretz JE, Achem SR. The watermelon stomach: clinical presentation, diagnosis, and treatment. Am J Gastroenterol 1998; 93: 890-895.

7. Ito M, Uchida Y, Kamano S, Jawabata H, Nishioka M. Clinical comparisons between two subsets of gastric antral vascular ectasia. Gastrointest Endosc 2001; 53: 764-770.

8. Spahr L, Villeneuve JP, Dufresne MP, Tassé D, Bui B, Willems B, Fenyves D, y cols. Gastric antral vascular ectasia in cirrotic patients: absence of relation with portal hypertension. Gut 1999; 44: 739-742.

9. Kamth PS, Lacerda M, Ahlquist DA, McKusick MA, Andrews JC, Nagorney DA. Gastric mucosal responses to intrahepatic portosistemic shuting in patiens with cirrhosis. Gastroenterology 2000; 118: 905-911.

10. McCormick PA, Ooi H, Crosbie O. Tranexamic acid for severe bleeding gastric antral vascular ectasia in cirrhosis. Gut 1998; 42: 750-752.

11. Park RM, Danesh BJZ, Upadhyay. Gastric antral vascular ectasia (watermelon stomach)- therapeutic options. Postgrad Med J 1990; 66: 720-723.

Nota de los editores: *otra cita de interés*

Burak KW, Beck PL. Diagnosis of portal hypertensive gastropathy. Curr Opin Gastroenterol 2003; 19: 477-482.

CAPÍTULO 17

VARÓN DE 33 AÑOS CON TEMBLOR Y ALTERACIÓN DE LA ANALÍTICA HEPÁTICA

G. PLAZA PALACIOS
V. FARO LEAL
*A. MORENO CAPARRÓS**

**Anatomía Patológica*

CASO CLÍNICO

Motivo de consulta: temblor en miembros inferiores y superiores.

Antecedentes personales:
- Fumador de 20 cigarrillos al día.
- Exbebedor de 3 vasos de vino al día.
- Consumidor habitual de hachís y ocasional de cocaína.
- Síndrome ansioso-depresivo.

Enfermedad actual: varón de 33 años ingresado en el servicio de neurología por presentar temblor en miembros inferiores, de aparición progresiva y 8 meses de evolución, que se había iniciado en reposo y extendido a miembros superiores y cabeza en el último mes. En la analítica realizada durante el ingreso se encontró una alteración del perfil hepático, por lo que se solicitó una interconsulta con el servicio de gastroenterología.

Exploración física: facies hiperpigmentada y tatuaje en el brazo derecho. En la exploración neurológica destacaba temblor de actitud y cinético en miembros superiores de predominio izquierdo y de reposo, y actitud distal en miembros inferiores, siendo el resto de la exploración normal.

Analítica:
- Hemograma: hemoglobina 13,3 g/dl; hematócrito 38,2 %; VCM 99,7 fl; HCM 34,6 pg; leucocitos 6,1 × 10^3/µl; plaquetas 104 × 10^3/µl.
- Hemostasia: fibrinógeno 500 mg/dl y resto sin alteraciones.

- Bioquímica: glucosa e iones dentro de la normalidad; creatinina 1,21 mg/dl; urea 23 mg/dl; bilirrubina total 2,01 mg/dl; GOT 50 UI; GPT 48 UI; GGT 118 UI; fosfatasa alcalina 371 UI; LDH 330 UI; hierro sérico 120 µl/dl; ferritina 229 ng/ml; ceruloplasmina sérica 5 mg/dl; cobre sérico 40 µl/ml; cobre en orina de 24 horas 517,3 µg.
- Serología VHA, VHB, VHC, Epstein-Barr y CMV negativas.
- ANOES: negativos.

Pruebas complementarias:

- Ecografía abdominal: alteración de la ecogenicidad hepática sugestiva de hepatopatía crónica. Vías biliares intrahepática y extrahepática no dilatadas. Esplenomegalia de 13 cm homogénea. Cava, porta y suprahepáticas permeables y de calibre normal.
- TC craneal: sin alteraciones significativas.
- RM craneal: hiperintensidad de ganglios basales con pequeñas zonas de necrosis central a nivel del putamen.

Con el diagnóstico muy probable de enfermedad de Wilson, se solicitó biopsia hepática que demostró hepatitis crónica activa con moderada actividad necrótico-inflamatoria, microesteatosis y fibrosis multilobulillar (fig. 1). El cobre en tejido hepático fue de 398 µg/g (normal < 250 µg/g).

También se solicitó examen oftalmológico con lámpara de hendidura, que demostró el anillo corneal de Kayser-Fleischer.

Evolución: con el diagnóstico de enfermedad de Wilson, se inició tratamiento con D-penicilamina, normalizándose el perfil hepático a los 3 meses. El temblor no respondió de forma favorable, por lo que precisó tratamiento con ß-bloqueantes.

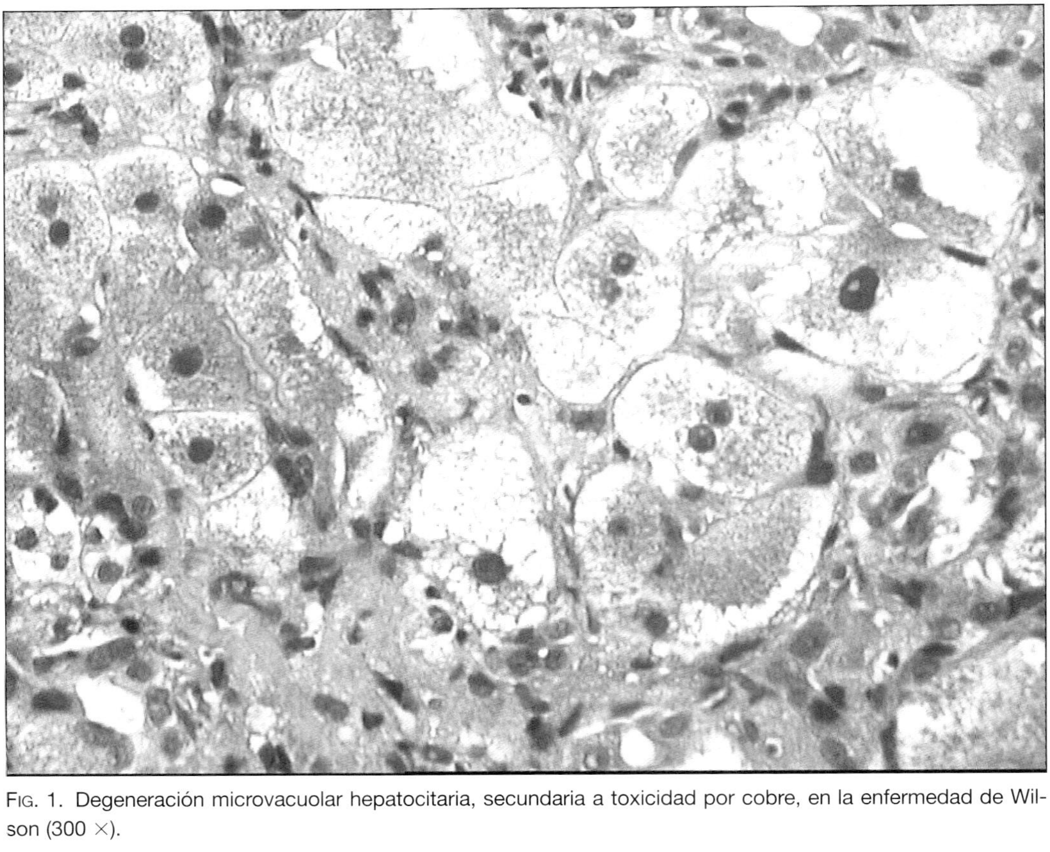

FIG. 1. Degeneración microvacuolar hepatocitaria, secundaria a toxicidad por cobre, en la enfermedad de Wilson (300 ×).

DIAGNÓSTICO DEFINITIVO

Enfermedad de Wilson con afectación hepática y neurológica.

COMENTARIOS

ENFERMEDAD DE WILSON

INTRODUCCIÓN

La enfermedad de Wilson se caracteriza por una alteración hereditaria de carácter autosómico recesivo del gen ATP7B localizado en el cromosoma 13 (13q 14.3) que codifica para una ATP-asa trasportadora de cobre que impide la eliminación del mismo, depositándose fundamentalmente en el hígado y cerebro [1-4].

En 1912 Kinnear Wilson describió una enfermedad con agregación familiar que asociaba cirrosis hepática y degeneración del núcleo lenticular que denominó «degeneración hepatolenticular». En años posteriores se identificó el cobre como causante de la enfermedad (1948), la determinación de ceruloplasmina sérica para el diagnóstico (1952), la D-penicilamina como tratamiento (1956), el carácter autosómico recesivo de la enfermedad (1960), el gen responsable en el cromosoma 13 (1985) y, finalmente, la clonación del gen ATP7B en 1993 [2, 3].

La prevalencia de la enfermedad oscila entre 10 y 30 casos por millón de habitantes, siendo la frecuencia de portadores heterocigotos de 1/90 [1, 3]. El riesgo de enfermar en hermanos de pacientes afectos es del 40 % y en hijos del 0,5 % [2, 4].

Existen más de 200 mutaciones del gen ATP7B, siendo la más frecuente la His 1069 Glu. La mayoría de los pacientes son heterocigotos compuestos para la mutación, lo que dificulta el diagnóstico genético.

FISIOPATOLOGÍA

El cobre se encuentra en el marisco, las nueces, productos de soja y el chocolate, variando su ingesta diaria entre 1 y 3 mg. Actúa como cofactor de enzimas y proteínas y su eliminación es fundamentalmente biliar. En exceso se comporta como prooxidante generando radicales libres.

La absorción del cobre se produce en el intestino proximal y es trasportado hasta el hígado vía portal unido a la albúmina. En el interior de la célula se encuentra unido al glutatión y a las metalotioneínas y es liberado al plasma unido a la ceruloplasmina y a la bilis mediante la ATP7B.

En la enfermedad de Wilson, la alteración de la ATP7B hace que el cobre no se incorpore a la ceruloplasmina ni se elimine por vía biliar, lo que provoca que disminuyan los niveles séricos de ceruloplasmina y se sobrepase la capacidad de almacenamiento del cobre, lesionando el hígado por su efecto prooxidante y se libere a la circulación sistémica acumulándose en otros tejidos (p. ej., cerebro) y eliminándose por vía urinaria [2, 3].

MANIFESTACIONES CLÍNICAS

La edad de aparición de la enfermedad varía entre los 15 y los 50 años. La mayoría de los pacientes presentan hepatopatía, manifestaciones neuropsíquicas o ambas. En un 5-10 % de los casos aparecen otras manifestaciones no relacionadas con el hígado o el cerebro [2].

Hepatopatía

Representa la manifestación clínica más importante en el 50 % de los pacientes [2]. Se puede presentar como [1-4]:

- Hepatitis crónica activa en un 10-20 %, simulando una hepatitis autoinmune o crónica vírica.
- Cirrosis hepática con datos de HTP, siendo raro el desarrollo de hepatocarcinoma.
- Hepatitis fulminante: caracterizada por
  - Ser más frecuente en mujeres.
  - Los niveles de transaminasas suelen ser bajos, generalmente inferiores a 2.000 UI, igual que la fosfatasa alcalina (menos de 40 UI), con cifras de bilirrubina elevadas.
  - Relación GOT/GPT mayor de 4.
  - Relación fosfatasa alcalina/bilirrubina total menor de 2.
  - Presencia de anemia hemolítica Coombs negativo.
  - Elevada concentración de cobre en suero y orina con disminución de la ceruloplasmina sérica.

La asociación de hepatitis aguda con anemia hemolítica y niveles bajos de fosfatasa alcalina es muy sugeridora de enfermedad de Wilson.

Manifestaciones neuropsíquicas

Aparecen entre la segunda y tercera década de la vida. Prácticamente todos los pacientes con afectación neurológica presentan el anillo corneal de Kayser-Fleischer, estando ausente sólo en un 5 % de los casos [2]. Entre un 10-20 % de los pacientes con enfermedad de Wilson muestran síntomas psíquicos como alteraciones de la conducta y de la afectividad [2]. En cuanto a los síntomas neurológicos predominan los extrapiramidales, cerebelosos y seudobulbares como disartria, disfagia, sialorrea, temblor distal de reposo e intencional, trastornos de la coordinación, espasticidad y movimientos coreoatetósicos [1-4].

Afectación ocular

El anillo de Kayser-Fleischer es una acumulación de cobre en la membrana de Descemet de la córnea. Su presencia es excepcional antes de los 7 años y aparece en la mayoría de los pacientes con afectación neurológica, estando ausente en un 15-50 % de los pacientes con afectación hepática. Puede aparecer en otras enfermedades hepáticas colestásicas como la cirrosis biliar primaria, colangitis esclerosante primaria y hepatitis autoinmune, no siendo pues específico de la enfermedad de Wilson [1-4].

Las cataratas «en girasol» también se asocian a la enfermedad de Wilson y, al igual que el anillo de Kayser-Fleischer, no afectan a la visión y desparecen con el tratamiento médico o el trasplante hepático [1-4].

Manifestaciones hematológicas

La anemia hemolítica Coombs negativa se produce por la lesión oxidativa del cobre sobre la membrana eritrocitaria y puede ser la primera manifestación de la enfermedad [1-4]. También es posible que aparezcan otras alteraciones hematológicas secundarias al daño hepático o al hiperesplenismo por hipertensión portal como son la coagulopatía, leucopenia y trombopenia.

Otras manifestaciones

La acumulación renal de cobre puede producir disfunción tubular distal apareciendo proteinuria, acidificación de la orina, aminoaciduria, glucosuria e hipercalciuria. Un 16 % de los pacientes tienen cálculos renales de fosfato cálcico [2]. Asociado al tratamiento con D-penicilamina puede aparecer neuropatía por inmunocomplejos [2].

Las manifestaciones óseas y articulares incluyen osteoporosis, osteomalacia, fracturas espontáneas, osteocondritis disecante, condrocalcinosis y quistes subcondrales [2-4].

Secundario al depósito de cobre en el corazón, pueden presentarse miocardiopatías, fibrosis intersticial o arritmias cardíacas [2-4]. El hipoparatiroidismo, la amenorrea o el hipogonadismo son algunas de las alteraciones endocrinas raras asociadas a la enfermedad de Wilson y en ocasiones puede aparecer pancreatitis.

DIAGNÓSTICO

Para el diagnóstico de la enfermedad de Wilson es fundamental una adecuada historia clínica apoyada por el resto de pruebas complementarias. Sternlieb estableció la presencia de dos o más de los siguientes hallazgos: anillo corneal de Kayser-Fleischer, ceruloplasmina sérica menor de 20 mg/dl, alteraciones neurológicas típicas de la enfermedad y aumento del cobre intrahepático en la biopsia.

Ceruloplasmina sérica

Los valores en la enfermedad de Wilson son menores de 20 mg/dl [2-4]. Entre un 5-15 % de los pacientes afectos tienen valores normales o ligeramente bajos, por lo que valores normales de ceruloplasmina no excluyen el diagnóstico [2, 5]. La ceruloplasmina es un reactante de fase aguda, por lo que puede aparecer falsamente alta en la inflamación así como en estados de hiperestrogenismo (embarazo o empleo de anticonceptivos orales), pudiendo estar baja en enfermedades renales, pérdida entérica de proteínas y enfermedades hepáticas graves de cualquier etiología [1, 2]. Un 20 % de los heterocigotos tienen niveles bajos de ceruloplasmina sin desarrollar la enfermedad.

Cobre sérico

El cobre sérico total es de poca utilidad para el diagnóstico. Valores menores de 60 µg/dl indican la necesidad de realizar otras pruebas para llegar al diagnóstico. Puede estar elevado en la hepatitis aguda fulminante por la enfermedad de Wilson por liberación de cobre desde los tejidos dañados [1, 2].

También se puede determinar el cobre sérico libre, que es más útil para el diagnóstico, mediante la fórmula:

Cobre sérico libre (µg/dl) = concentración total de cobre – cobre unido a la ceruloplasmina (ceruloplasmina × 3,15)

El valor diagnóstico es mayor de 25 µg/dl. También puede estar elevado en el fallo hepático agudo, colestasis crónica e intoxicación por cobre. Su utilidad fundamental es la evaluación del tratamiento [1, 2].

Excreción urinaria de cobre en 24 horas

La excreción basal de cobre en orina de 24 horas suele ser mayor a 100 µg, aunque un 16-23 % de los pacientes presentan un valor menor, por lo que una excreción mayor de 40 µg es indicativa de realizar más estudios [1].

La determinación de cobre en orina puede ser basal o tras la administración de D-penicilamina, administrando dos dosis de 500 mg separadas por 12 horas, siendo diagnóstica una eliminación de cobre mayor de 1.600 µg/24 horas [1].

La medición de cobre en orina se emplea para el diagnóstico así como para la monitorización del tratamiento.

Biopsia hepática y cobre hepático

En estadios iniciales de la enfermedad existe esteatosis, núcleos glucogenados en los hepatocitos, necrosis hepatocelular focal y cuerpos apoptósicos, y en estadios más avanzados se presenta fibrosis periportal y cirrosis macronodular. Mediante microscopio electrónico se puede observar dilatación de la punta de las crestas mitocondriales por separación de las membranas externa e interna, siendo este hallazgo casi patognomónico de la enfermedad si se excluyen otras causas de colestasis [1].

El cobre hepático suele ser igual o mayor de 250 µg/g de peso seco y es ésta determinación la técnica más idónea para el diagnóstico [1, 2]. No obstante, en las enfermedades colestásicas de larga evolución el cobre hepático puede sobrepasar esta cifra.

Cobre radiomarcado (Cu64)

Determina la incorporación alterada del cobre a la ceruloplasmina. En individuos normales existen dos picos de elevación del Cu64, uno representa el paso al plasma y el segundo pico su incorporación a la ceruloplasmina, estando este último ausente en los pacientes con enfermedad de Wilson [2].

RM craneal

La imagen muestra cambios en los ganglios basales, el tálamo y el núcleo dentado, con atrofia cortical generalizada asociada a dilatación de los ventrículos. El hallazgo más frecuente es la hiperintensidad en T_2 de los ganglios basales, dando el signo de la «cara de panda gigante».

Estudio genético

Existen más de 200 mutaciones, por lo que el diagnóstico genético es difícil. Se utiliza en el cribado de familiares de primer grado de pacientes afectos mediante análisis del haplotipo, siempre asociado al estudio clínico y bioquímico [2]. El cribado de pacientes asintomáticos se realiza a los familiares de primer grado menores de 40 años e incluye historia clínica, bioquímica hepática y ceruloplasmina. Si la ceruloplasmina sérica es menor de 20 mg/dl o existe alteración del perfil hepático no explicado por otro motivo, está indicada la biopsia hepática [1, 2].

TRATAMIENTO

Debe aplicarse a los pacientes sintomáticos y también a los asintomáticos, ya que disminuye la morbimortalidad [1]. El tratamiento se basa en medidas dietéticas, farmacológicas (D-penicilamina, trientina, sales de cinc y tetratiomolibdato de amonio) y, en último término, trasplante hepático.

Medidas dietéticas

Se debe realizar una dieta pobre en alimentos que contengan cobre, asociada siempre a un fármaco quelante del cobre, ya que por sí sola no es útil.

D-penicilamina

La D-penicilamina (Cupripén®) ejerce una acción quelante del cobre e induce su excreción urinaria y la síntesis de metalotioneínas (proteínas intracelulares que ligan cobre). Se emplea a dosis de 1-1,5 g cada 24 horas repartidas en 3 o 4 tomas en ayunas, comenzando con 250-500 mg cada 24 horas e incrementando 250 mg cada 4-7 días hasta alcanzar la dosis máxima. Si en un año se normaliza el perfil hepático, se reduce la dosis a 750 mg cada 24 horas repartidos en dos tomas de por vida. En el tratamiento se debe asociar piridoxina, por su efecto antipiridoxina. La monitorización terapéutica se realiza midiendo la excreción urinaria de cobre en 24 horas, siendo ésta mayor de 2.000 μg al inicio del tratamiento [1, 2].

Se debe conocer que en un 20-30 % de los pacientes empeoran los síntomas neuropsíquicos, siendo necesario en estos casos reducir la dosis e ir aumentándola paulatinamente [2].

Un 10-25 % presentan fiebre, leucopenia, adenopatías, erupción cutánea o proteinuria al inicio del tratamiento y un 10-20 % efectos a largo plazo como lupus eritematoso sistémico, síndrome de Goodpasture, nefrotoxicidad o molestias gastrointestinales que hacen necesario el abandono del tratamiento [2].

Trientina

Como la D-penicilamina, es un quelante del cobre y aumenta su excreción urinaria. También interfiere en la absorción intestinal del cobre. Representa una alternativa a la D-penicilamina en casos de intolerancia o contraindicaciones de la misma. Se emplea en dosis de 750-1.500 mg cada 24 horas repartidos en 2 o 3 tomas en ayunas [2], siendo la dosis de mantenimiento de 750-1.000 mg/día [1]. Sus efectos secundarios son escasos, destacando la producción de gastritis y el déficit de hierro.

Sales de cinc (acetato y sulfato de cinc)

Interfieren en la absorción intestinal de cobre induciendo las metalotioneínas enterocitarias, quelantes endógenos del cobre, impidiendo el paso del cobre a la circulación portal. El acetato de cinc se emplea en dosis de 150 mg al día repartidos en 3 tomas antes de las comidas. Se utilizan como tratamiento de mantenimiento y en pacientes asintomáticos o presintomáticos [1, 2]. Como efectos secundarios presentan elevación de amilasa, lipasa y fosfatasa alcalina, además de inmunosupresión y desarrollo de gastritis.

Tetratiomolibdato de amonio

Forma complejos entre el cobre y la albúmina en la luz intestinal impidiendo su absorción. Se emplea en dosis de 20 mg 6 veces al día durante 8 semanas. Su efecto secundario más importante es la depresión medular [1, 2].

También se han empleado antioxidantes como el alfa-tocoferol y la vitamina E para evitar el daño mediado por el cobre [2].

Trasplante hepático

Las indicaciones de trasplante hepático en la enfermedad de Wilson son similares al resto de las hepatopatías. No está indicado en pacientes con afectación neuropsíquica exclusiva, aunque la neurológica puede mejorar en los pacientes trasplantados. La supervivencia al año es del 87,5 % [6]. La enfermedad no recidiva sobre el hígado trasplantado.

BIBLIOGRAFÍA RECOMENDADA

1. Roberts EA, Schilsky ML. A practice guideline on Wilson disease. Hepatology 2003; 37: 1475-1492.
2. Pérez Aguilar F. Enfermedad de Wilson: consideraciones fisiopatológicas, clínicas y terapéuticas. Gastroenterología y Hepatología 2003; 26: 42-51.

3. Álvarez E. Diagnóstico de la enfermedad de Wilson. Gastroenterología Práctica 2002; 11: 16-20.
4. Gitlin N. Wilson´s disease: the scourge of copper. J Hepatol 1998; 28: 734-739.
5. Schilsky ML, Tavill S. Wilson´s disease. En Shiff ER, Sorrell MF, Maddrey WC. Schiff´s diseases of the liver, 8.ª ed. Lippincott-Raven. Filadelfia, 1999: 1091-1106.
6. Enre S, Atillasoy EO, Ozdemir S, y cols. Orthotopic liver transplantation for Wilson´s disease: a single center experience. Liver Transplant 2001; 72: 1232-1236.

Nota de los editores: *otra cita de interés*

Gitlin J. Wilson disease. Gastroenterology 2003; 125: 1868-1877.

CAPÍTULO 18

AUSENCIA DE FLUJO EN LA ARTERIA HEPÁTICA EN UN PACIENTE CON TRASPLANTE HEPÁTICO RECIENTE

R. GONZÁLEZ ALONSO
L. GIL GRANDE

CASO CLÍNICO

Motivo de consulta: ingreso para trasplante hepático.

Antecedentes personales: hepatopatía crónica de origen etílico con hipertensión portal. El primer ingreso fue por hemorragia digestiva provocada por varices esofágicas en 1998, que se trató con una derivación portosistémica percutánea intrahepática (DPPI) que precisó varias dilataciones posteriores por hiperplasia neoíntima. Presentó encefalopatía grado II, controlada con paramomicina oral. El último ingreso había sido 7 meses antes, por hemorragia digestiva alta secundaria a trombosis de la DPPI, que precisó la colocación de una segunda derivación coaxial. Se le realizaba una ecografía con estudio Doppler cada 3-4 meses para control del funcionamiento de la derivación portosistémica y de su hepatopatía crónica, sin detectarse en ningún momento lesiones ocupantes de espacio (LOE) hepáticas. Seguía tratamiento habitual con espironolactona, lactulosa y paramomicina.

Enfermedad actual: varón de 59 años de edad con los antecedentes descritos y cirrosis en estadio B7 de Child-Pugh en ese momento, que ingresó para trasplante hepático. En el estudio pretrasplante destacaba: serología a los virus B, C y VIH negativa y a CMV positiva. Además, se le había detectado insuficiencia mitral leve en el ecocardiograma.

El día 24 de junio de 2001 se realizó el trasplante hepático mediante hepatectomía reglada según la técnica habitual, sin incidencias operatorias de interés. La duración total del trasplante fue de 6 horas 25 minutos y un tiempo de isquemia de órgano de 8 horas. Se transfundieron 2 unidades de sangre durante la cirugía. El enfermo fue trasladado a UVI y extubado a las 7 horas del ingreso en esta unidad. Se mantenía estable hemodinámicamente, con 2 fármacos inotrópicos, que se fueron retirando a lo largo del día +1. Además mantuvo diuresis razonables, con balances positivos.

Durante el día +1 el paciente se mantuvo estable hemodinámicamente en todo momento, manteniendo buenas tensiones arteriales y buenas diuresis, con respiración espontánea. Analíticamente se observó un descenso de las transaminasas, así como de la bilirrubina y de la LDH. La función de síntesis hepática también evolucionó favorablemente, con elevación de la actividad de la protrombina y de la albúmina. La función renal se mantuvo estable.

Exploración física: extubado a las 7 horas de su ingreso, sin que se presentase ningún problema, el paciente se encontraba despierto, consciente y orientado, con buena perfusión periférica y edematoso.

En la auscultación cardiopulmonar presentaba un soplo sistólico polifocal, más audible en el ápex y en el foco pulmonar, y una disminución generalizada del murmullo vesicular en ambas bases. En la exploración, el abdomen presentaba aperistalsis, pero era blando y depresible. En las extremidades inferiores destacaban edemas bilaterales.

Analítica (véase tabla 1)

Pruebas complementarias: además de la analítica en el primer día de estancia en UVI, se le realizaron las siguientes pruebas:

- Radiografía de tórax: derrame pleural bilateral.
- Ecografía abdominal (día +1): informada como de poca calidad por mala ventana ecográfica, injerto de aspecto normal sin colecciones libres; no se consiguió visualizar la arteria hepática.

TABLA 1. Analítica del paciente con trasplante hepático reciente

	Día 0 (0 h)	Día 0 (14 h)	Día +1	Día +2	Día +3	Día +17 (alta)	4/2003
Hb (g/dl)	10,4	8,6	7	8,6	8,7	10,7	14,5
Ht (%)	30,5	25,6	20,1	24,1	24,4	32	43
Leucocitos (3 10^3/µl)	14,4	8,11	8,10	3,2	4,8	3,7	4,5
Neutrófilos (%)	82,8	83,6	89,6	79,1	82,5	71	64,7
Plaquetas (3 10^3/µl)	129	81,2	49	31	37	228	125
Actividad de protrombina (%)	37	58,8	73,9	83,6	74,2	92	91
Glucosa (mg/dl)	167	315	300	169	142	121	106
Creatinina (mg/dl)	0,57	0,87	0,89	1,03	0,85	0,83	1,35
Urea (mg/dl)	126	43	67	77	86	39	
Na (mmol/l)	131	137	136	135	139	142	139
K (mmol/l)	4,1	4	4,2	4,2	4,5	4,1	5
Proteínas (g/dl)	4,1	4	3,5	3,8	3,3	7,5	7,1
Albúmina (g/dl)	2,3	2,3	2,1	2,4	2,1	2,8	4,5
GOT (U/l)	1.400	1.974	797	209	96	72	15
GPT (U/l)	963	1.596	1.387	880	497	79	16
GGT (U/l)	77	69	55	84	115	359	17
FA (U/l)	89	133	160	153	140	328	79
BT (mg/dl)	4,2	1,4	1	0,9	3,2	1,6	0,4
LDH (U/l)	2.722	2.337	1.253	406	413	163	133
Amilasa (U/l)	31	170	155	77	49		

Evolución y tratamiento: a pesar de no encontrarse flujo arterial en la ecografía de control de las primeras 24 horas postrasplante, se valoró la posibilidad de que fuera un falso positivo, dada la buena evolución clínica y analítica del enfermo, y, por otra parte, la mala calidad ecográfica. Por consiguiente, se decidió esperar la evolución en las siguientes horas y repetir la ecografía al día siguiente.

El día +2 se mantuvo la misma tendencia analítica favorable y la estabilidad hemodinámica. Se repitió la ecografía abdominal, sin hallarse nuevamente flujo arterial. Por este motivo se decidió realizar una angio-TC para confirmar el hallazgo ecográfico.

La angio-TC abdominal mostró obstrucción de la arteria hepática a menos de 2 cm de la arteria esplénica. Hígado con áreas hipodensas en ambos lóbulos en relación con posibles infartos. No se observaron colecciones intraabdominales, aunque sí un derrame pleural derecho (fig. 1).

Ante la confirmación de ausencia de flujo arterial, se aceptó al paciente en lista de trasplante hepático en «alerta 0». Ese mismo día (+2) se practicó el trasplante hepático, observándose que la sutura de la anastomosis tenía buen aspecto, pero existía un trombo intraluminal en la arteria hepática que se extendía hacia las ramas intrahepáticas. Se realizó una trombectomía con obtención de buen flujo proximal, existiendo una zona estenótica distal del 50 %, que se intentó dilatar con un balón de Fogarty, obteniéndose también un buen flujo distal (fig. 2).

El día +3 se realizó una arteriografía de control que mostraba un buen flujo distal, una estenosis de la anastomosis del 50 % y arterias filiformes a nivel intrahepático. Ante la buena evolución el enfermo, fue retirado de alerta 0.

El día +5 el paciente presentó un cuadro de edema agudo de pulmón, secundario a fibrilación auricular, que se controló con tratamiento diurético y restricción hídrica, además de control de la arritmia cardíaca. El día +11 se procedió a una colangiografía por el tubo de Kehr que fue normal, motivo por el cual se pinzó el tubo de Kehr el día +14.

La evolución fue favorable, con buena función del injerto. En los controles posteriores por ecografía abdominal y eco-Doppler, se demostró una arteria hepática permeable, con injerto con buen aspecto y vía biliar normal. A los 17 días del trasplante hepático el paciente fue dado de alta hospitalaria.

El paciente ha seguido controles ambulatorios periódicos, con buena función hepática y renal. Se le ha realizado un control ecográfico cada 4 meses, en los que se ha visualizado flujo arterial. Desde aproximadamente un año después del trasplante, en la ecografía Doppler se evidenció un flujo en arteria hepática «tardus y parvus», compatible con estenosis arterial, sin evidencia de otras complicaciones. Las transaminasas han permanecido normales hasta la actualidad y en el último control ecográfico se ha seguido detectando un flujo arterial que sugiere estenosis arterial.

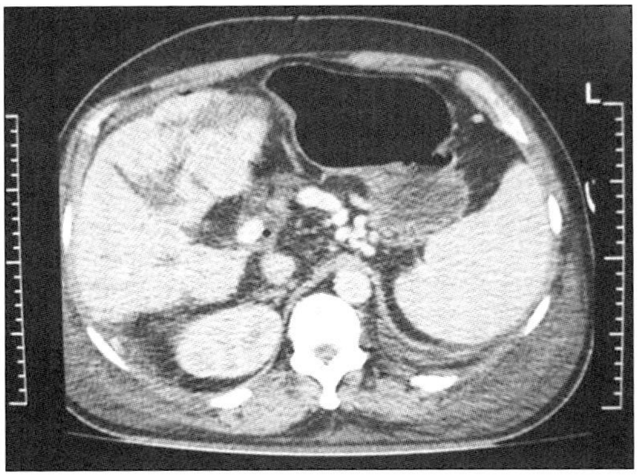

FIG. 1. Imagen de TC que muestra la obstrucción de la arteria hepática y lesiones hipodensas en el parénquima hepático, compatibles con áreas de infarto.

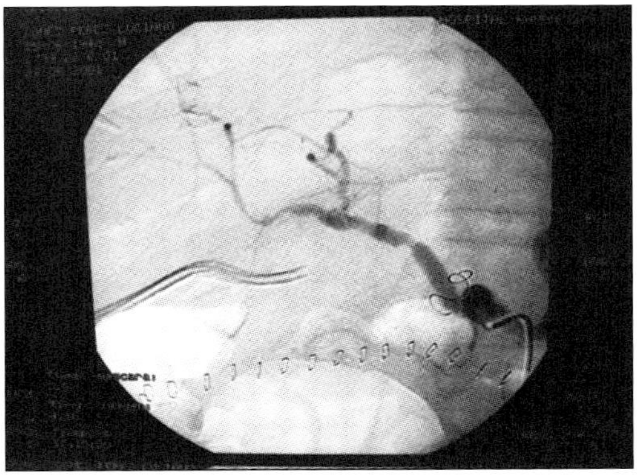

FIG. 2. Arteriografía de control postrombectomía que muestra una estenosis de la anastomosis de la arteria hepática con buen flujo distal.

Anatomía patológica:

- Biopsia de hígado explantado: cirrosis micronodular con escasa actividad. DPPI insertada en el hígado.
- Biopsia de arteria hepática trombosada: trombosis arterial y necrosis parcial del segmento de arteria

DIAGNÓSTICO DEFINITIVO

- **Trasplante hepático ortotópico por cirrosis hepática de origen enólico, Child B7 en el momento del trasplante.**
- **Trombosis precoz de la arteria hepática, con revascularización quirúrgica.**
- **Estenosis de la arteria hepática a nivel de la anastomosis.**

COMENTARIOS

ECOGRAFÍA EN LOS PROGRAMAS DE TRASPLANTE HEPÁTICO

INTRODUCCIÓN

Los programas de trasplante hepático están formados por unidades multidisciplinarias, en las que el gastroenterólogo es una de las partes fundamentales por sus conocimientos en hepatología y el manejo de técnicas diagnósticas y terapéuticas, sin las que un programa de trasplante quedaría radicalmente incompleto.

Dentro de las técnicas que la gastroenterología aporta al manejo del paciente con trasplante, la ecografía Doppler es con mucho la de mayor importancia. La experiencia del ecografista, sus conocimientos de la clínica específica del paciente, su disponibilidad e integración en el programa de trasplante, condicionan un nivel de eficiencia que repercutirá directamente en la supervivencia del injerto y, por lo tanto, del paciente.

La patología de trasplante de hígado (TH) requiere precocidad diagnóstica y en múltiples ocasiones terapéutica, medidas que no suelen ser tan prioritarias en la patología hepática convencional, y un porcentaje muy elevado de la patología del paciente que ha recibido trasplante requiere, como técnica de diagnóstico inicial, la ecografía, que puede establecer diagnósticos precisos (haciendo innecesarias otras técnicas más complejas y engorrosas como la TC en el posoperatorio inmediato) o sentar las indicaciones de procedimientos diagnósticos más agresivos o complejos.

Desde un punto de vista práctico, se revisará la aportación de la ecografía en las distintas etapas cronológicas del TH, concretando aspectos puntuales de diagnóstico ecográfico, aunque éstos se puedan dar en otros momentos evolutivos del paciente. El orden de exposición será: evaluación pretrasplante, posoperatorio inmediato y problemas vasculares y biliares en el seguimiento a medio plazo, y complicaciones en el seguimiento a largo plazo.

EVALUACIÓN DEL PACIENTE CANDIDATO A TRASPLANTE HEPÁTICO

La evaluación del paciente candidato a TH implica dos aspectos fundamentales:

1. Excluir la existencia de contraindicaciones.
2. Facilitar la planificación de la técnica quirúrgica.

Una aportación adicional en esta situación es la etanolización de carcinomas hepatocelulares (CHC) pequeños, cuando el tiempo de espera estimado para el trasplante es superior a 6 meses, en un intento de lograr que el crecimiento y/o la extensión tumoral no contraindiquen posteriormente el TH.

Contraindicaciones ecográficas al TH

Las contraindicaciones que la ecografía puede establecer para el TOH son:

- Existencia de patología tumoral en número y tamaño que contraindiquen el trasplante (se acepta CHC único de más de 5 cm o más de 3 CHC mayores de 3 cm situados en el mismo lóbulo) [1, 2].
- Presencia de trombosis portal tumoral.
- Trombosis portal no tumoral cuando exista extensión a vena esplénica o mesentérica superior. Si la trombosis afecta sólo a la porta extra-

hepática, se puede efectuar trombectomía o colocar un injerto venoso para suplir la porta trombosada (cirugía reconstructiva).
- Presencia de tumores extrahepáticos.

Facilitar la planificación quirúrgica

La ecografía aporta datos al cirujano que pueden tener una implicación en la técnica quirúrgica:

- Tamaño, permeabilidad y sentido del flujo en el eje esplenoportal. Se aceptan diferencias de tamaño portal de 3-4 mm entre donante y receptor y si la diferencia es mayor, se pueden requerir injertos y anastomosis con otros vasos. El Doppler color y sobre todo el *power* Doppler son las técnicas de elección para demostrar la permeabilidad portal, con sensibilidades similares a la TC, RM y arteriografía. Los potenciadores de señal permiten demostrar flujo en los casos límite en que la lentitud de la sangre impide obtener señal, incluso con *power* Doppler. La presencia de flujo hepatófugo puede ser debida a shunts portosistémicos espontáneos (esplenorrenal) o quirúrgicos que deben ser ligados o reconstruidos durante el acto quirúrgico para evitar posibles trombosis por flujo lento en el postrasplante.
- Evaluación preoperatoria del flujo arterial en el tronco celíaco y arteria hepática. Pacientes que han sido sometidos previamente a embolizaciones arteriales, o que presentan placas de ateroma, pueden tener flujos arteriales disminuidos y requerir técnicas quirúrgicas especiales (por ejemplo injerto de arteria ilíaca del donante entre aorta del receptor y arteria hepática del donante).
- Ubicación de extremos de DPPI. Si están desplazadas, pueden plantear problemas en el acto quirúrgico.
- Evaluación de venas suprahepáticas y cava. El síndrome de Budd-Chiari crónico puede presentar manifestaciones clínicas similares a una hepatopatía evolucionada. Esta situación puede beneficiarse de técnicas de derivación antes de recurrir al TH.
- La demostración de fístulas arterioportales secundarias a técnicas invasivas (biopsia hepática, colangiografía percutánea) se puede realizar mediante Doppler pulsado, comparando los índices de resistencia y pulsatilidad de las ramas derecha e izquierda de la arteria hepática. La rara presencia de estas fístulas puede variar la indicación de TH a otros procedimientos para tratar el aumento de presión portal que provocan.

LA ECOGRAFÍA EN EL POSOPERATORIO

En el posoperatorio inmediato del paciente con TH la ecografía es la primera técnica diagnóstica que se utiliza, y debe hacerse en las primeras 24 horas poscirugía en la UCI. Se evaluará el parénquima hepático, la vía biliar, los espacios perihepáticos y la cavidad pélvica para descartar colecciones y/o líquido libre (hemoperitoneo, ascitis) y la permeabilidad de los vasos arteriales y venosos (hepática común con sus dos ramas, porta, venas suprahepáticas y cava).

Evaluación del parénquima hepático

El parénquima hepático del injerto es homogéneo o levemente irregular y suele ocupar un espacio alto en la cavidad torácica por parálisis diafragmática transitoria. Las áreas de hipoecogenicidad del parénquima sugieren déficit de perfusión, generalmente por isquemia arterial (90 % de posibilidades de trombosis arterial) [3].

Evaluación de colecciones

En la mayoría de los pacientes existe derrame pleural derecho de mayor o menor cuantía, que se resuelve en pocos días, aunque a veces debe ser drenado con control ecográfico.

La presencia de líquido libre perihepático y/o pélvico en cuantía moderada, junto con hematomas perihepáticos, son la norma en el posoperatorio inmediato y suelen desaparecer en pocos días o semanas. Casi la totalidad de los pacientes presentan líquido alrededor del ligamento redondo, que puede persistir durante meses.

El hematoma reciente se muestra como una colección hipoecoica o anecoica perihepática, que se va llenando de ecos a medida que transcurren los días y el hematoma se organiza, para terminar por reabsorberse con el paso del tiempo.

La presencia de líquido libre en cuantía abundante debe sugerir hemoperitoneo, la complicación más frecuente en el posoperatorio inmediato (10-15 % de pacientes trasplantados requieren reintervención por hemoperitoneo). La situación clínica del paciente y la obtención de sangre por los drenajes confirman el diagnóstico.

EVALUACIÓN DE LAS COMPLICACIONES VASCULARES

Complicaciones arteriales

Trombosis de la arteria hepática

Es la complicación vascular más frecuente y se presenta en el 2-8 % de los TH de adulto [4]. La obstrucción total en las dos primeras semanas del posoperatorio provoca fallo hepático fulminante, y el diagnóstico precoz mediante ecografía Doppler es fundamental, ya que el éxito de la revascularización quirúrgica del injerto depende del tiempo de evolución (75 % en pacientes asintomáticos con diagnóstico precoz frente a 20 % en pacientes sintomáticos). Sin embargo, la mayoría de pacientes van a requerir retrasplante.

El diagnóstico ecográfico se establece por la imposibilidad de encontrar flujo en la arteria hepática y sus ramas. Se pueden observar áreas hipoecoicas en el injerto cuando se han producido infartos hepáticos. La sensibilidad del Doppler para la ausencia de flujo arterial es superior al 90 % [5], aunque el hecho de no encontrar flujo arterial no implica necesariamente trombosis, ya que se dan falsos positivos en situaciones en las que el flujo arterial disminuye:

- El edema hepático severo provoca isquemia relativa del injerto en las primeras horas con imposibilidad de obtener flujo arterial.
- Hipotensión sistémica.
- Estenosis arterial significativa.
- Calidad ecográfica muy deficiente (abdomen voluminoso, ascitis marcada).
- El rechazo agudo y la hepatitis aguda viral pueden ser causas de edema hepático y de amortiguación de la onda arterial.

La sospecha ecográfica de trombosis arterial debe ser confirmada mediante angio-TC o arteriografía.

Se ha descrito un «síndrome de trombosis progresiva» [3], que se desarrolla en un período entre 3 y 10 días, en que se va modificando la onda de flujo arterial, con ausencia de flujo diastólico en la fase inicial, seguida de amortiguación del pico sistólico, para terminar con la imposibilidad de obtener flujo arterial. Estos cambios cualitativos de la onda arterial deben alertar de una probable trombosis inminente.

En períodos algo más tardíos del posoperatorio, la trombosis arterial puede manifestarse por estenosis o fístulas biliares, con su biloma correspondiente, o por bacteriemia de causa desconocida.

Las fístulas biliares son debidas a necrosis isquémica de la pared del ducto del donante que permite la salida de bilis, lo que habitualmente provoca un biloma, que se muestran ecográficamente como una colección más o menos cercana a la vía biliar, generalmente subhepática. Esta complicación se suele presentar entre 7 días y 2 meses postrasplante.

La isquemia con posterior fibrosis de la pared ocasiona estenosis de la vía biliar.

Los episodios de bacteriemia sin foco aparente son debidos a infartos isquémicos focales del parénquima hepático, sobreinfectados y abscesificados, que cuando adquieren un tamaño suficiente son detectados en modo B como lesiones habitualmente hipoecogénicas, múltiples, aunque también pueden ser hiperecoicas.

Cuando la trombosis se desarrolla de forma gradual, permitiendo el desarrollo de circulación colateral, el estudio de la onda arterial de las ramas intrahepáticas mostrará el típico pulso «tardus et parvus», que se caracteriza por disminución del índice de resistencia (menor de 0,5) y un tiempo de aceleración sistólica (desde el final de la diástole al pico sistólico) prolongado más de 0,1 segundo. Este tipo de onda en arterias intrahepáticas con ausencia de pulso arterial en hilio hepático es altamente sugestivo de trombosis completa de arteria hepática común [6].

Estenosis de la arteria hepática

La estenosis de la arteria hepática suele asentar a nivel de la anastomosis y puede cursar de forma subclínica, por lo que su incidencia es difícil de establecer, variando entre el 5 % [7] y el 11 % [8]. La media del diagnóstico se establece dentro de los primeros 100 días [7].

Los hallazgos con Doppler pulsado descubren un aumento focal de la velocidad a nivel de la estenosis (de 2 a 3 m/seg) y turbulencia inmediatamente distal a ésta. Sin embargo, en un porcentaje alto de casos el lugar de la estenosis no se puede encontrar, por lo que el diagnóstico se basa en el hallazgo de un pulso «tardus et parvus» en arterias intrahepáticas distales a la estenosis, dato que tiene una sensibilidad y especificidad del 73 % [6].

El tratamiento depende de la existencia o no de disfunción del injerto, lo que a su vez depende del grado de estenosis. Las posibilidades de tratamiento abarcan desde la simple anticoagulación y seguimiento estrecho, al retrasplante, pasando por intentos de angioplastia percutánea y revascularización.

Seudoaneurismas y fístulas arteriovenosas

Estas complicaciones arteriales son menos frecuentes. Los seudoaneurismas son poco frecuentes pero potencialmente fatales en casos de rotura. Se suelen localizar a nivel de la anastomosis vascular, pero pueden ser intrahepáticos, siendo en este caso secundarios a biopsia hepática, con actuaciones sobre la vía biliar o infecciones locales bacterianas o micóticas, pudiéndose producir fístulas con el árbol biliar o la vena porta.

La imagen ecográfica revela una estructura quística a nivel periportal o intrahepático que al aplicar Doppler pulsado muestra un patrón arterial desorganizado [9]. Cualquier estructura quística encontrada durante una ecografía rutinaria debe ser estudiada con Doppler color y pulsado para descartar su naturaleza arterial.

Complicaciones venosas

Trombosis de la vena porta

La trombosis de la vena porta se presenta entre el 1-2 % de los TH [8, 10], pudiéndose presentar en el primer mes postrasplante, cursando clínicamente como fallo hepático, similar al provocado por la trombosis arterial, o como complicaciones de hipertensión portal (ascitis, HDA) en períodos más tardíos.

La ecografía es la técnica de elección en el diagnóstico de la trombosis portal, pudiéndose observar en modo B la presencia de material ecogénico y ausencia de flujo con Doppler color, *power* Doppler y Doppler pulsado.

Estenosis de la vena porta

La estenosis portal se localiza a nivel de la anastomosis quirúrgica, visualizándose en modo B como un estrechamiento del calibre portal. El Doppler color muestra un artefacto de «aliasing» en la zona de la estenosis, producido por la alta velocidad de la sangre a este nivel, velocidad que con Doppler pulsado es 3 a 4 veces superior a la del segmento preestenótico [11].

Complicación de la vena cava o de las venas suprahepáticas

La trombosis o estenosis de la cava o venas suprahepáticas se presenta también en las anastomosis quirúrgicas superior o inferior cuando se utiliza la técnica original de Starzl (incidencia del 0,5 % [12]), o bien en la anastomosis única con la técnica de preservación de la cava del receptor, denominada «piggy-back», que es la que se utiliza en la actualidad en el 80 % de los programas de trasplante [13]. Con la técnica de «piggy-back» el porcentaje de trombosis disminuye claramente, pero casi un 1 % (9 de 1.112) de pacientes sufre síndrome de Budd-Chiari agudo en las primeras 48 horas de posoperatorio, debido a la dificultad de drenaje de las suprahepáticas por malposición del injerto. Sin embargo, este porcentaje disminuye a un 0,28 % cuando se utiliza una variante de la técnica en la que se anastomosan las 3 suprahepáticas en lugar de 2 [13]. En períodos más tardíos (mes 2.º-3.º) se puede desarrollar un síndrome de Budd-Chiari crónico con ascitis masiva, debido a hiperpresión de las venas suprahepáticas.

Los hallazgos ecográficos son los mismos que se han descrito para la estenosis de la vena porta, es decir, presencia de material ecogénico en la vena cava en el caso de la trombosis y aumento de velocidad a nivel de la estenosis 3-4 veces superior a la del segmento preestenótico. Adicionalmente, la inversión del flujo en las venas suprahepáticas, o la ausencia de periodicidad del trazado de las venas suprahepáticas son indicadores sensibles de estenosis de la anastomosis superior de la vena cava [12]. La cavografía puede confirmar la estenosis.

EVALUACIÓN DE LAS COMPLICACIONES BILIARES

Las complicaciones biliares fundamentales consisten en fístulas biliares, con desarrollo de bilomas, y estenosis de los ductos biliares. Presentan una incidencia elevada, entre el 10-20 % de los pacientes con trasplante [14, 15].

Fístula biliar

Las fístulas biliares precoces se presentan en los primeros días del posoperatorio y se deben a complicaciones técnicas del acto quirúrgico, con dehiscencia de la sutura de la anastomosis biliar (coledococoledociana término-terminal) o bien localizarse en la superficie de corte hepático en el trasplante de donante vivo o de hígado partido («split»). Su presencia ocasiona colecciones de bilis o bilomas que habitualmente se localizan a nivel subhepático. Posteriormente, ya en un estadio más tardío, la trombosis arterial y la retirada del tubo de Kehr, que se realiza entre el 3.°-4.° mes, pueden dar lugar a fístulas y bilomas.

La ecografía abdominal evidencia la colección líquida del biloma, permite la punción dirigida cuando esté clínicamente indicada (sospecha de infección o diagnóstico diferencial con otras colecciones) y la valoración, mediante Doppler color y pulsado, de la permeabilidad y normalidad de la onda de la arteria hepática.

Siempre que exista un biloma es obligado el estudio Doppler de la arteria hepática, para descartar la etiología isquémica de la fístula biliar.

La fístula biliar asociada a trombosis de la arteria hepática se puede manifestar a modo de cavidades múltiples a nivel hiliar o parenquimatoso [16].

Estenosis biliar

Las estenosis son, tras las fístulas, la segunda complicación biliar en el paciente con trasplante. La estenosis de la anastomosis quirúrgica se debe a problemas técnicos y a la fibrosis secundaria al estrés quirúrgico sobre la vía biliar y se presenta a partir del primer mes, produciéndose un cuadro clínico de colestasis y datos ecográficos de obstrucción [14, 15, 17] extrahepática con dilatación de vía biliar intrahepática y extrahepática por encima de la estenosis. A partir del tercer mes, el estasis biliar que provoca la estenosis puede facilitar el desarrollo de coledocolitiasis por encima de la estenosis.

Las estenosis de etiología isquémica son producto de la secuencia isquemia-necrosis-fibrosis y se presentan exclusivamente en la vía biliar del donante. Suelen ser múltiples a nivel intrahepático y extrahepático y asociarse a fístulas y bilomas a múltiples niveles, lo que es indicativo de trombosis arterial.

Los hallazgos ecográficos muestran dilataciones segmentarias del árbol biliar intrahepático y extrahepático, y presencia de colecciones líquidas. El Doppler color y pulsado demostrará el compromiso de la vascularización arterial. También, como en los bilomas, la presencia de estenosis de la vía biliar obliga al estudio Doppler de la arteria hepática para descartar estenosis o trombosis.

La presencia de un molde de barro biliar, que se produce en el posoperatorio inmediato de algunos pacientes, se debe al daño de preservación y al tiempo de isquemia fría prolongada, que provocan una descamación masiva que da lugar al molde de barro. La imagen ecográfica muestra material ecogénico en la vía biliar, con dilatación por encima de la zona obstruida.

EVALUACIÓN DE COMPLICACIONES INFECCIOSAS

La patología infecciosa sigue siendo la principal causa de mortalidad en el paciente con trasplante, y entre el 10-15 % de ellos desarrollan abscesos intrahepáticos o intraabdominales. La ecografía es fundamental en el manejo de la patología infecciosa focal de estos pacientes, ya que permite la localización, el diagnóstico microbiológico por PAAF y el tratamiento mediante catéter de drenaje de los abscesos o colecciones sobreinfectadas.

Como ya se ha comentado, en el posoperatorio inmediato existen hematomas y colecciones perihepáticas que pueden sobreinfectarse y desarrollar abscesos que se diagnostican mediante PAAF dirigida por eco y que deben ser drenados mediante catéter si son accesibles al abordaje ecográfico.

Los bilomas secundarios a dehiscencia de la anastomosis en el posoperatorio precoz o isquemia arterial en estadios más tardíos tienden, por evolución natural, a sobreinfectarse y deben ser manejados igualmente con PAAF y drenaje cuando existan datos clínicos de infección. Los infartos hepáticos ocasionados por abscesos secundarios a trombosis de la arteria hepática pueden ser diagnosticados mediante ecografía cuando adquieren un tamaño suficiente, como ya se ha comentado.

SEGUIMIENTO ECOGRÁFICO A LARGO PLAZO

El seguimiento a largo plazo del paciente con trasplante requiere controles ecográficos frecuentes, con tres fines fundamentales:
- Descartar la aparición de recidiva en los pacientes con trasplante por o con CHC.
- Descartar la aparición de tumores *de novo*.
- Valorar la recurrencia de la enfermedad primaria, generalmente viral.

Descartar aparición de CHC

Los pacientes con CHC único inferior a 5 cm o con menos de 3 nódulos inferiores de 3 cm y que han recibido trasplante, tienen una tasa de supervivencia similar a los pacientes con trasplante pero sin CHC [2]. Fuera de esta situación, la recurrencia tumoral es alta (40-56 %) [18, 19], la mayoría en los dos primeros años postrasplante [18], por lo que estos pacientes deben ser incluidos en un programa de detección precoz con ecografías periódicas cada 4-6 meses.

Descartar tumores *de novo*

El riesgo de desarrollar tumores *de novo* en pacientes con TH es el doble que en la población de la misma edad [20] debido a la inmunosupresión mantenida. Los tumores cutáneos, seguidos por el linfoma no Hodgkin, son los más frecuentes. El virus de Epstein-Barr se ha asociado al desarrollo postrasplante de síndromes linfoproliferativos y linfomas en pacientes tratados con ciclosporina [21]. Esta alta incidencia obliga a estudios rutinarios de detección con una periodicidad anual que incluye ecografía abdominal. Los síndromes linfoproliferativos pueden afectar al hígado de modo difuso o formando nódulos hipoecogénicos hiliares, que pueden comprimir la vena porta y la vía biliar, así como adenopatías retroperitoneales y esplenomegalia con lesiones focales esplénicas o sin ellas.

Seguimiento de la recidiva de la enfermedad primaria

Prácticamente la totalidad de los pacientes con TH por cirrosis por virus C tienen recidiva de su infección, que evoluciona a cirrosis en el 8,5 % a los 2 años y en el 28 % a los 4 años [22], por lo que estos pacientes requieren ecografía frecuente.

La cirrosis por virus B con replicación viral se ha considerado una contraindicación para el TH, dada la alta frecuencia de reinfección del injerto y el posterior desarrollo acelerado de cirrosis. En los últimos años, la negativización del ADN viral con lamivudina, el empleo de gammaglobulina específica y lamivudina postrasplante consiguen evitar la reinfección en un porcentaje elevado de enfermos, por lo que cada vez es una causa menos frecuente de disfunción tardía del injerto. En estos pacientes se debe realizar el control ecográfico convencional consistente en una ecografía anual.

Por último, a pesar de múltiples investigaciones, tanto en la onda arterial del Doppler pulsado [23], como en el espectro de las venas suprahepáticas, no se han podido establecer signos ecográficos que permitan diagnosticar el rechazo agudo ni el crónico, requiriéndose biopsia hepática para establecer dicho diagnóstico.

BIBLIOGRAFÍA RECOMENDADA

1. Bismuth H, Chiche L, Adam R, y cols. Liver resection versus transplantation for hepatocellular carcinoma in cirrhotic patients. Ann Surg 1993; 218: 145-151.
2. Mazzaferro V, Regalia E, Doci R. Liver transplantation for the treatmen of small hepatocellular carcinoma in patients with cirrhosis. N Eng J Med 1996; 334: 693-700.
3. Nolten A, Sproat JA. Hepatic artery thrombosis after liver transplantation: temporal accuracy of diagnostic with duplex US and the syndrome of impending thrombosis. Radiology 1996; 198: 553-559.
4. Everson GT, Kan I. Inmediate postoperative care. En Transplantation of the liver. Madrey WC, Shiff ER, Sorrell MF (eds). Lippincott, Williams and Wilkins. Filadelfia, 2001: 131-162.
5. Flint E, Sumkin J, Zajko A, y cols. Duplex sonography of hepatic artery thrombosis after liver transplantation. AJR 1988; 151: 481-483.

6. Dodd G III, Nemel D, Zajko A, y cols. Hepatic artery stenosis and thrombosis in trasplant recipientes: Doppler diagnosis with resistive index and systolic acceleration time. Radiology 1994; 192: 657-661.

7. Abbasoglu O, Levy Mf, Vodapally MS, y cols. Hepatic artery stenosis after liver transplantation, incidence, presentation, treatment and long-term outome. Transplantation 1997; 63: 250-255.

8. Wozney P, Zajko A, Bron K, y cols. Vascular complications after liver transplantation: a 5 year experiencie. AJR 1986; 147: 657-663.

9. Zajko A, Tobben P, Equivel C, y cols. Pseudoaneurysms following orthotopic liver transplantation: clinical and radiologic manifestations. Trasplant Proc 1989; 21: 2457-2459.

10. Stieber AC, Zetti G, Todo S, y cols. The spectrum of portal vein thrombosis in liver trasplantation. Ann Surg 1991; 213: 199-206.

11. Skolnick ML, Dodd GD. Doppler sonography in liver transplantation pre and post transplant evaluation. En Thrall JH (ed). Current practice in radiology. Decker. Filadelfia, 1993: 161-172.

12. Rossi AR, Pozniak MA, Zaruan NP. Upper inferior vena caval anastomosis stenosis in liver transplant recipients: Doppler US diagnosis. Radiology 1993; 187: 387-389.

13. Parrilla P, Sánchez Bueno F, Figueras J, y cols. Analysis of the complications of the piggy-back technique in 1.112 liver transplants. Transplantation 1999; 67: 1214-1217.

14. Porayko MJ, Kondo M, Steers JL. Liver transplantation: late complications of the biliary tract and their management. Sem Liver Dis 1995; 15: 139-155.

15. Reichert PR, Renz JF, Rosenthal P, y cols. Biliary complication of reduce-organ liver transplantation. Liver Transplant Surg 1998; 4: 343-344.

16. Cook GJ, Crofton ME. Hepatic artery thrombosis and infarction: evolution of the ultrasound appearances in liver trasplant recipients. Br J Radiol 1997; 70: 248-251.

17. Stratta RJ. Diagnosis and treatment of biliary tract complications after orthotopic liver transplantation. Surgery 1989; 106: 676-684.

18. Marsh JW, Dvorchick I, Subotin M, y cols. The prediction of risk of recurrence and time to recurrence of hepatocellular carcinoma after orthotopic liver transplantation: a pilot study. Hepatology 1997; 26: 440-450.

19. Schlitt HJ, Neipp M, Weimann A, y cols. Recurrence patterns of hepatocellular and fibrolamellar carcinoma after liver transplantation. J Clin Oncol 1999; 17: 324-331.

20. Galve ML, Cuervas-Mons V, Figueras J, y cols. Incidence and outcome of the novo malignancies after liver transplantation. Transplant Proc 1999; 31: 1257.

21. Harris K, Schwartz M, Slasky B, y cols. Postransplantation cyclosporine-induced lymphoproliferative disorder: clinical and radiologic manifestations. Radiology 1987; 162: 697-700.

22. Prieto M, Berenguer M, Rayón JM, y cols. High incidence of allograft cirrhosis in hepatitis C virus genotype 1b infection following transplantation: relationship with rejection episodes. Hepatology 1999; 29: 250-256.

23. Longley DG, Skolnick LM, Sheeman DG. Acute allograft rejection in liver transplant recipients: lack of correlation with loss of hepatic artery diastolic flow. Radiology 1988; 169: 417-420.

Nota de los editores: *otra cita de interés*

Crossin JD, Muradali D, Wilson SR. Use of the liver transplants. Normal and abnormal Radiographics 2003; 23: 1093-1114.

CAPÍTULO 19

VARÓN CON EPIGASTRALGIA DE SEIS AÑOS DE EVOLUCIÓN, SÍNDROME CONSTITUCIONAL Y MELENAS

M.ª P. VALER LÓPEZ-FANDO
F. HERNÁNDEZ RANZ

CASO CLÍNICO

Motivo de consulta: melenas.

Antecedentes personales: accidente isquémico transitorio el año anterior y desde entonces sigue tratamiento con Plavix®. Hipertensión arterial. Diagnosticado previamente, mediante ecografía y TC abdominal, de angiomas hepáticos. Gastritis crónica activa antral asociada a *Helicobacter pylori*, por la que hace un año siguió tratamiento erradicador con claritromicina, amoxicilina y omeprazol.

Enfermedad actual: varón de 50 años de edad, que refiere cuadro de molestias en epigastrio de 6 años de evolución que no mejoran claramente con las comidas, acompañado de clínica vegetativa, anorexia, astenia y pérdida de 7 kg de peso en los últimos tres meses. Acude al servicio de urgencias por presentar heces melénicas de aproximadamente una semana de evolución. No refiere hematemesis ni ingesta de fármacos gastroerosivos.

Exploración clínica: tensión arterial 120/70, frecuencia cardíaca 80 lpm. Palidez cutaneomucosa. Abdomen blando, doloroso a la palpación profunda en la fosa ilíaca derecha, sin datos de irritación peritoneal. No se palpan masas ni visceromegalias. En el tacto rectal se obtienen heces duras, con restos melénicos.

Analítica (en urgencias)***:***

- Hemograma: Hb 9,6 g/dl; Ht 28,7 %; VCM 90 fl; HCM 33 pg; leucocitos, fórmula leucocitaria y plaquetas normales.

- Bioquímica: glucosa, creatinina, ácido úrico, urea, BUN, sodio, potasio, osmolaridad plasmática, amilasa, lipasa, calcio, GOT, GPT, GGT, FA y LDH normales.

Evolución y tratamiento: en urgencias se le efectuó una endoscopia oral en la que se observó la ampolla de Vater aumentada de tamaño y desestructurada, presentando en su centro una ulceración con un coágulo negro adherido. No se encontraron otras lesiones potencialmente sangrantes. Se ingresó al paciente y una vez en planta se efectuaron las siguientes exploraciones complementarias:

- CPRE: papila sustituida por una masa ulcerada que espontáneamente presentaba un pequeño sangrado, de la que se tomaron múltiples biopsias. No se canula ni la vía biliar ni el conducto pancreático (fig. 1).
- Tránsito esofagogastroduodenal: en la segunda porción duodenal se apreció una imagen «en corazón de manzana», de aproximadamente 2,5 cm, ulcerada, con bordes irregulares, sugerente de neoplasia intraluminal.
- Ecoendoscopia: a nivel de la papila mayor se identificó una tumoración hipoecoica, homogénea, de 1,6 × 2,3 cm de diámetro, que parece invadir la mucosa, submucosa y muscular propia, pero que no penetra en el tejido pancreático. La vía biliar extrahepática y el conducto pancreático eran de calibre normal.

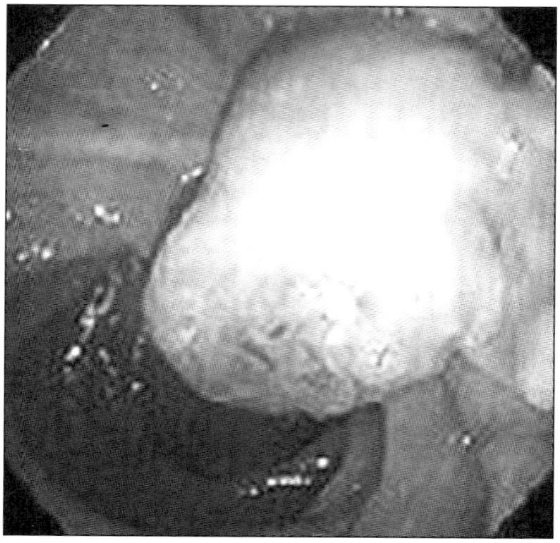

FIG. 1. CPRE que muestra una papila engrosada, y ulcerada.

Para conocer la extensión tumoral y confirmar los hallazgos descritos (antes de recibir las biopsias de la papila) también se efectuaron:

- Ecografía abdominal: mostró tres lesiones hiperecoicas en el lóbulo hepático derecho compatibles con angiomas.
- TC con contraste oral e intravenoso de tórax, abdomen y pelvis: engrosamiento de la pared de la segunda porción duodenal, así como pequeñas adenopatías, subcentimétricas, retroperitoneales, mesentéricas e inguinales. El bazo era de tamaño normal y en el lóbulo hepático derecho se observaron tres lesiones hipoecoicas.
- RM abdominal y CP-RM: confirmaron el diagnóstico de angiomas hepáticos.

Los marcadores tumorales (alfa-fetoproteína, CEA, CA 19-9) y $beta_2$ microglobulina fueron normales, así como el proteinograma.

Las biopsias de papila obtenidas durante la CPRE demostraron un tejido tumoral en el que no se reconoce epitelio, y los hallazgos eran compatibles con un linfoma B de células pequeñas. El índice de proliferación (Mib 1) era superior al 90 %. Los marcadores CD 5 y CD 10 negativos, CD 20 y CD 45 positivos. El bcl 2 > 90 %, y el p53 > 50 %.

Ante estos hallazgos se efectuó una biopsia de médula ósea, observándose una médula ósea hematopoyética con un infiltrado nodular de pequeño tamaño, pero mal delimitado, constituido por células pequeñas hendidas. El estudio inmunohistoquímico apoyó el carácter reactivo del infiltrado linfoide.

Entonces el paciente fue trasladado al servicio de oncología, donde se completó el estudio de extensión mediante TC craneal y gammagrafía de cuerpo entero con galio, que no demostraron ningún hallazgo patológico.

Se inició tratamiento con quimioterapia tipo CHOP (prednisona, ciclofosfamida, adriamicina, vincristina) y radioterapia, sin que se presentara respuesta. Posteriormente se cambió el tratamiento con quimioterapia de segunda línea mediante esquema ICE (epirubicina, ciclofosfamida, fosfamida) y tras dos ciclos se objetivó respuesta clínica y radiológica. Sin embargo, tras seis ciclos de tratamiento, se observó progresión del tumor, con extensión hepática y pulmonar, falleciendo el paciente tres meses después.

DIAGNÓSTICO DEFINITIVO

- **Hemorragia digestiva alta secundaria a linfoma MALT tipo B de alto grado, localizado a nivel de la papila duodenal.**
- Angiomas hepáticos.

COMENTARIOS

TUMORES DE LA PAPILA DE VATER

INTRODUCCIÓN

Los tumores que asientan en la papila o ampolla de Vater son denominados genéricamente como ampulomas. Son infrecuentes, aproximadamente el 0,2 % de las neoplasias gastrointestinales, siendo malignos alrededor de un 2 % de ellos [1]. Los tipos más frecuentes de tumores ampulares son el adenoma y el adenocarcinoma y los menos frecuentes el lipoma, fibroma, linfangioma, leiomioma, hamartoma, hiperplasia de las glándulas de Brunner, tumores neuroendocrinos (carcinoide), linfoma y metástasis (melanoma, hipernefroma) [2]. El carácter benigno o maligno del tumor ampular tiene implicaciones pronósticas y terapéuticas. Por otra parte, es conocida la dificultad de llegar a un correcto diagnóstico preoperatorio de estas lesiones, incluso a pesar de contar con un estudio histológico prequirúrgico obtenido mediante biopsias endoscópicas.

ADENOMA

El adenoma es el tumor benigno más frecuente de la papila. Histológicamente se dividen en tubulares, vellosos y tubulovellosos. Se consideran lesiones premalignas, ya que la secuencia adenoma-adenocarcinoma de la papila recuerda de inmediato a la de los pólipos de colon, siendo el velloso el que tiene más riesgo de malignización. Hasta el 50 % de los adenomas vellosos pueden contener focos de adenocarcinoma en el momento del diagnóstico [2].

Clínica

Los síntomas más frecuentes son los cólicos biliares de repetición y la ictericia obstructiva. También pueden ocasionar pancreatitis recidivante por obstrucción del drenaje del conducto de Wirsung. Pueden sangrar intermitentemente, dando sangre oculta positiva en heces, pero es raro que debuten como hemorragia digestiva alta.

Desde el punto de vista analítico suelen provocar una elevación de la fosfatasa alcalina y la GPT.

Los síntomas y signos pueden no ser diferentes a los de los tumores malignos. La tríada clásica de ictericia, dolor abdominal intermitente y anemia ferropénica, junto con la palpación de una vesícula biliar distendida (signo de Courvoisier Terrier), se encuentra en menos del 10 % de los casos.

Diagnóstico

La ecografía abdominal es útil en la evaluación inicial de los pacientes que presentan dolor abdominal e ictericia. Se suelen encontrar hallazgos indirectos como dilatación de la vía biliar o del conducto de Wirsung. La TC abdominal con contraste y la RM abdominal con gadolinio pueden detectar masas periampulares de al menos 2 cm, y también proporcionan información sobre el nivel de la obstrucción al drenaje biliar, descartando la presencia de una neoplasia pancreática. La CP-RM aporta buenos resultados en cuanto al diagnóstico por imagen de estas lesiones. La ecoendoscopia permite establecer el grado de invasión de la pared, detecta masas menores de 1 cm, así como las que presentan crecimiento intramural, e identifica la presencia de adenopatías regionales y la invasión de estructuras adyacentes.

Sin embargo, la prueba diagnóstica fundamental es la CPRE con toma de biopsias. En el caso del adenoma se suele encontrar una papila engrosada, simétrica y que conserva su morfología normal. La mucosa suele tener un aspecto granular, recordando a una coliflor en los casos vellosos, y no presenta erosiones ni ulceración. La superficie es blanda y permite canular la papila.

Hasta el 50 % de los adenomas vellosos pueden contener focos de adenocarcinoma, por lo que una biopsia negativa no permite excluir la presencia de un carcinoma [1, 2]. Los hallazgos endoscópicos que sugieren malignidad son la superficie nodular, la friabilidad y el sangrado espontáneo durante la exploración. La mayoría de los estudios no han demostrado una correlación entre el tamaño y la probabilidad de malignización.

Poliposis adenomatosa familiar

La poliposis adenomatosa familiar (PAF) es una enfermedad autosómica dominante que se caracteriza por el desarrollo en el intestino de múltiples adenomas. La papila mayor es un lugar frecuente de aparición de adenomas extracolónicos, con una incidencia de poliposis duodenal, acumulada a lo largo de la vida, del 97 % [3]. El riesgo relativo de estos pacientes respecto a la población general de desarrollar carcinoma de papila es de 123, y tras la colectomía, el carcinoma papilar es la neoplasia más frecuente, apareciendo en el 4,5-8,5 % de los casos [4]. Por esto, los pacientes con PAF deben tener un seguimiento endoscópico, y tomar biopsias de la papila aunque ésta presente un aspecto normal.

Tratamiento

El adenoma papilar debe ser extirpado mediante endoscopia o cirugía. Las técnicas quirúrgicas son la extirpación transduodenal, que tiene menos mortalidad y morbilidad pero más riesgo de recidiva, y la duodenopancreatectomía radical. Las técnicas endoscópicas son la ampulectomía, que incluye la mucosectomía y la extirpación al mismo tiempo del músculo papilar, y la ablación con láser o argón. La ampulectomía está indicada cuando la endoscopia, las biopsias y la ecoendoscopia sugieren que se trata de un tumor benigno, que está localizado en la mucosa y que no presenta crecimiento intracoledociano o intrapancreático.

Si el análisis histológico de la pieza demuestra que el adenoma se ha extirpado completamente, y que los márgenes de resección están libres de invasión, se debe realizar un seguimiento endoscópico periódico con toma de múltiples biopsias para descartar recidiva, que suele producirse al año de la ampulectomía. Se recomienda efectuar la endoscopia al mes, a los seis meses, al año y luego anualmente [5]. Si la pieza contiene focos de adenocarcinoma *in situ*, pero los márgenes están libres, también se considera que la resección ha sido completa, pero si aparece un carcinoma invasivo se debe practicar una duodenopancreatectomía cefálica.

Las complicaciones más frecuentes de la ampulectomía endoscópica son el sangrado (1 %) y la pancreatitis aguda (1-5 %) [1, 6]. Otras complicaciones son la perforación y las estenosis de la vía biliar. Algunos autores recomiendan la colocación de una prótesis pancreática para prevenir la aparición de pancreatitis cuando, tras la ampulectomía, no se obtiene un drenaje adecuado del conducto de Wirsung [1].

La ablación con láser o argón tiene el inconveniente de no permitir el análisis histológico de la pieza y que puede tratar de manera incompleta la lesión. Se aplica cuando el riesgo quirúrgico es elevado y en los casos de adenomas grandes, en los bordes, como complemento de la ampulectomía.

CARCINOMA

Las neoplasias malignas del colédoco distal, la cabeza de páncreas, la papila mayor y el duodeno son conocidos como tumores periampulares.

El carcinoma de la ampolla de Vater es un tumor poco frecuente, que supone el 6-36 % de los tumores periampulares y, comparado con el resto, tiene un pronóstico mejor y mayor tasa de resecabilidad [1]. Aparece predominantemente a partir de la sexta década de la vida sin claro predominio de sexo.

Clínica

Por el lugar anatómico que ocupa, e independientemente de su carácter benigno o maligno, se produce ictericia obstructiva en aproximadamente un 70 % de los casos, que es el síntoma de presentación más frecuente. Es típico que la ictericia sea intermitente, por necrosis y posterior crecimiento del tumor. La anemia crónica ferropénica, el prurito, la alteración de las enzimas hepáticas (GPT,GGT y FA), la pancreatitis aguda de repetición o la colangitis son otros de los motivos que llevan al diagnóstico. Los pacientes suelen referir síndrome constitucional.

En estadios iniciales el paciente puede estar asintomático y presentar únicamente dilatación de la vía biliar en las técnicas de imagen.

En un 40-50 % de los casos hay colelitiasis, que puede ser debida al estasis biliar. Como en el adenoma, la tríada de ictericia, dolor abdominal intermitente y anemia ferropénica, junto con la palpación de una vesícula biliar distendida, se encuentra en menos del 10 % de los casos.

En el momento del diagnóstico, hasta un 20 % de los pacientes presentan diseminación metastásica, que es sobre todo por afectación ganglionar, hepática y ósea. Es más rara la presentación con metástasis pulmonares [7].

Diagnóstico

Las técnicas de imagen habituales (ecografía, TC y RM abdominal) muestran la dilatación de la vía biliar y pancreática y, a veces, la existencia de una masa periampular, aunque pueden ser normales en el caso de tumores pequeños, o demostrar sólo signos indirectos como dilatación de la vía biliar o del conducto de Wirsung. La ecoendoscopia, que permite la obtención de citología, es la técnica de elección para el estadiaje local de los tumores ampulares. La CP-RM también aporta buenos resultados en cuanto al diagnóstico por imagen de estas lesiones.

En el diagnóstico es fundamental la realización de una CPRE con toma de biopsias. Desde el punto de vista endoscópico se distinguen tres tipos, polipoideo, ulcerado y mixto [1, 8]. El tipo polipoideo se subdivide a su vez en exocítico e intraductal. Las metástasis linfáticas son menos frecuentes en el intraductal (24 %) que en el exocítico (69 %).

Una papila aumentada de tamaño, con superficie nodular, asimétrica, friable y ulcerada sugiere carcinoma. En el tipo ulcerado, es típico que el fondo de la ulceración sea nodular y los márgenes irregulares. El de crecimiento intraductal se encuentra recubierto por mucosa de aspecto normal, por lo que es necesario realizar una esfinterotomía endoscópica para exponer la masa tumoral.

La secuencia adenoma-adenocarcinoma de la papila es la misma que la de los pólipos de colon, motivo por el que las biopsias pueden no ser representativas de la lesión global. Las variaciones de unas zonas a otras de la papila en lo que a arquitectura glandular (tubular o vellosa), grado de displasia, presencia simultánea de adenoma y adenocarcinoma y grado de invasión se refiere, podrían explicar los resultados discordantes entre los diagnósticos preoperatorio y definitivo. El rendimiento de la biopsia endoscópica para el diagnóstico del ampuloma es variable, siendo mejor en los adenocarcinomas que en el adenoma. Según se ha descrito, el rango de la precisión diagnóstica global de la biopsia endoscópica oscila entre el 54 y 85 %. Rodríguez y cols., de los 17 adenocarcinomas diagnosticados en las biopsias, 14 se confirmaron tras la resección (precisión diagnóstica del 82,3 %), mientras que de los 14 adenomas en las biopsias endoscópicas, sólo 7 lo eran en la pieza quirúrgica (50 %). Además, en este grupo no se diagnosticaron 4 adenocarcinomas [9] (tabla 1).

En otra serie, Moreira V y cols. [10] comunican un 70,5 % de biopsias positivas para el adenocarcinoma papilar. Rodríguez y cols. confirman, en otros estudios, que se encuentra mayor dificultad para interpretar las biopsias si previamente se ha realizado una esfinterotomía endoscópica. En general, durante las primeras 48 horas los cambios regenerativos de la papila pueden ser erróneamente interpretados como atipia celular. De ahí que se recomiende separar ambos procedimientos por un mínimo de 7 a 10 días, o tomarlos inmediatamente tras la esfinterotomía [1, 11].

Para algunos esto podría minimizarse utilizando macrobiopsias en lugar de biopsias con pinza. La pérdida del tejido, junto al mayor riesgo de hemorragia y perforación, son los posibles inconvenientes de la macrobiopsia. Otros autores recomiendan obtener muestras citológicas para mejorar los resultados de la biopsia durante la CPRE mediante cepillado convencional o aspirado con aguja fina.

Si se dispone de ultrasonografía endoscópica, ésta se debe realizar para completar el diagnóstico y el estadiaje. Los resultados se muestran alterados si se ha colocado una prótesis biliar o si previamente se ha realizado esfinterotomía.

Diagnóstico diferencial

Una papila engrosada, recubierta de mucosa duodenal de aspecto normal, se encuentra en el ampuloma de crecimiento intraductal, en la impactación de cálculos (seudotumor de papila) y

TABLA 1. Resultados de los diagnósticos preoperatorio y definitivo de adenoma y adenocarcinoma

Diagnóstico preoperatorio (biopsia endoscópica)	Diagnóstico definitivo (cirugía)			
	Adenoma	*Adenocarcinoma*	*No tumor*	*Total*
No tumor	0	0	1	1
Adenoma	7	4	3	14
Adenocarcinoma	2	14	1	17
Total	9	18	5	32

Tomado de Rodríguez C, Borda F, Elizalde I, Jiménez Pérez FJ, Carral D [9].

en el coledococele. En la coledocolitiasis se produce además pérdida de la forma de la papila. El diagnóstico diferencial se realiza mediante esfinterotomía, toma de biopsias y con el colangiograma.

La invasión del duodeno y la papila por el adenocarcinoma pancreático no es muy frecuente. Generalmente en estos casos se suele asociar compresión extrínseca de la pared y afectación de la mucosa duodenal adyacente, que se encuentra infiltrada y ulcerada.

El adenocarcinoma duodenal produce una estenosis importante de la luz que puede impedir el paso del endoscopio, y el segmento afectado suele estar ulcerado, friable y tener mayor longitud que el ampuloma.

Tratamiento

Si se diagnostica un adenocarcinoma y el estadiaje permite la cirugía, el enfermo debe ser intervenido. El tratamiento de elección del adenocarcinoma papilar es la duodenopancreatectomía cefálica, con una supervivencia variable a los 5 años según las series del 10 al 60 % [12].

La extirpación transduodenal se realiza en pacientes de edad avanzada, con morbilidad elevada, y en aquellos con tumores pequeños, de menos de 2 cm, y polipoideos.

Se están realizando estudios con quimioterapia (gemcitabina) y radioterapia local coadyuvante.

Si se ha colocado previamente una prótesis, ésta dificulta la interpretación de la ecoendoscopia, pero no la duodenopancreatectomía cefálica [13]. Si se considera que el paciente es subsidiario de un tratamiento paliativo, se recomienda colocar una prótesis biliar por vía endoscópica.

La baja precisión diagnóstica de las biopsias endoscópicas convencionales (hasta un 30 % de falsos negativos) [14-16] unida a la dificultad de interpretación de las biopsias intraoperatorias, hace que cada vez más cirujanos defiendan la necesidad de una duodenopancreatectomía cefálica como tratamiento de todos los tumores ampulares, tanto benignos como malignos.

Pronóstico

La supervivencia a los 5 años se encuentra entre el 30-50 % [17]. La afectación linfática ganglionar, el tamaño tumoral (inferior a 2 cm), la escasa diferenciación histológica y la afectación de los márgenes quirúrgicos son importantes indicadores pronósticos (tabla 2).

LINFOMA DE LA PAPILA DE VATER

El linfoma ampular es muy infrecuente. La mayoría son de células B, tipo MALT de bajo grado. El linfoma T, el centrocítico-centroblástico y el linfoma folicular son mucho más raros.

El síntoma más frecuente de presentación es la ictericia por obstrucción del drenaje biliar, y otro menos frecuente, la hemorragia [18].

El diagnóstico se realiza mediante las técnicas de imagen convencionales, la endoscopia con toma de biopsias y la ecoendoscopia, que es útil para evaluar la profundidad de la invasión de la pared, la infiltración de órganos adyacentes y la afectación de ganglios linfáticos.

El tratamiento puede ser quirúrgico (duodenopancreatectomía cefálica) cuando el tumor se encuentra localizado en la papila. Si hay afectación ganglionar o metástasis a distancia, el tratamiento de elección es la quimioterapia. La radio-

TABLA 2. Comparación de las series de carcinoma ampular

Autor	Año	Núm. pacientes	Ganglios positivos (%)	Mortalidad quirúrgica (%)	Supervivencia media (meses)	Supervivencia a los 5 años (%)
Warren	1942-71	95	29	14,9	-	32
Nakase	1949-74	351	-	16	22,7	6
Schlippert	1940-76	38	33	21,1	24	10
Herter	1940-78	44	-	14,7	25	28
Walsh	1957-79	44	36,4	15,9	-	16
Jones	1962-82	40	-	4,3	-	32
Knox	1976-81	49	-	14,3	18	-
Tarazi	1950-84	57	-	12,5	-	37
Hayes	1949-85	31	45,2	25	-	53
Trede	1972-89	36	-	2,4	-	58
Monson	1965-89	74	31,3	5,7	33,6	34
Yamaguchi	1969-89	38	47,2	7,9	-	-
Allema	1984-92	67	52	1,5	-	50
Roder	1983-94	66	42	4,5	41	35
Chareton	1970-92	51	-	7,5	-	40
Tatamini	1969-96	106	39	3,8	46	38
Howe	1983-95	101	45,5	5	58,8	46

Tomado de Howe J, Klimstra D, Moccia R, Conlon K, Brennan M. Factors predictive of survival in ampullary carcinoma. Ann Surg 1998; 228: 87-94.

terapia se utiliza como coadyuvante tras la cirugía o la quimioterapia.

La relación entre *Helicobacter pylori* y linfoma duodenal y la eficacia terapéutica de la erradicación en la curación de este linfoma es controvertida. Se ha descrito la infiltración de la mucosa duodenal por linfocitos en pacientes con gastritis por *Helicobacter pylori*, y se ha sugerido que esto podría relacionarse con el posterior desarrollo del linfoma duodenal. Hay casos publicados de regresión de linfoma duodenal de bajo grado tras la erradicación [19, 20].

BIBLIOGRAFÍA RECOMENDADA

1. Kim MH, Lee SK, Seo DW, Won SY, Lee SS, Min Y. Tumors of the major duodenal papilla. Gastrointest Endosc 2001; 54: 609-620.
2. Sakorafas GH, FriessH, Devernis CG. Villous tumors of the duodenum: biologic characters and clinical implications. Scand J Gastroenterol 2000; 35: 337-344.
3. Friedl W, Caspari R, Sengteller M, Uhlahass S, Lamberti C, Jungck M, y cols. Can APC mutation analysis contribute to therapeutic decisions in familial adenomatous polyposis? Experience from 680 FAP families. Gut 2001; 48: 515-521.
4. Arvanitis ML, Jagelman DG, Fazio VW, Lavery IC, McGannon E. Mortality in patients with familial adenomatous polyposis. Dis Colon Rectum 1990; 33: 639-642.
5. Norton ID, Geller A, Petersen BT, Sorbi D, Gostout CJ. Endoscopic surveillance and ablative therapy for peripapillary adenomas. Am J Gastroenterol 2001; 96: 101-106.
6. Zadorova Z, Dvorak M, Hajer J. Endoscopic therapy of benign tumors of the papilla of Vater: a clinicopathologic study. Am J Gastroenterol 1992; 87: 37-42.
7. Polo FJ, Segura JC, Beato JL. Colangitis y metástasis pulmonares como forma de presentación de un ampuloma. Gastroenterología y Hepatología 2003; 26: 52.
8. Yamaguchi K, Enjiji M. Carcinoma of the major duodenal papilla. A clinicopathologic study and pathologic staging of 109 cases of carcinoma and 5 cases of adenoma. Cancer 1987; 59: 506-515.
9. Rodríguez C, Borda F, Elizalde I, Jiménez Pérez FJ, Carral D. ¿Hasta qué punto es seguro el diagnóstico preoperatorio de la biopsia endoscópica en el tumor ampular? Rev Esp Enferm Dig 2002; 94: 585-587.
10. Moreira V, San Román AL, Meroño E, Arribas R, Martín de Argila C, Sanpedro J, y cols. Valor de la biopsia endoscópica en el diagnóstico del cáncer de la ampolla de Vater. Rev Esp Enferm Dig 1991; 79: 181-185.
11. Ponchon T, Berger F, Chavaillon A, Bory R, Lambert R. Contribution of endoscopy to diagnosis and treatment of tumors of the ampulla of Vater. Cancer 1989; 64: 161-167.
12. Kayahara M, NagakawaT, Ohta T, Kitagawa H, Miyazaki I. Surgical strategy for carcinoma of the papilla of Vater on the basis of lymphatic spread and mode of recurrence. Surgery 1997; 121: 611-617.
13. Saleh MN, Norregaard P, Jorgensen HL, Andersen PK, Matzen P. Preoperative endoscopic stent placement before pancreaticoduodenectomy: a meta-analysis of the effect

on morbidity and mortality. Gastrointest Endosc 2002; 56: 529-534.

14. Sauvanet A, Chapuis O, Ponsot PH, Hammel P, Fléjou JF, y cols. Are endoscopic procedures able to predict the benignity of ampullary tumors? American J Surg 1997; 174: 355-358.

15. Cahen DL, Fockens P, De Wit LT, Offerhaus GJ, Obertop H, Gouma DJ. Local resection or pancreaticoduodenectomy for villous adenoma of the ampulla of Vater diagnosed before operation. Br J Surg 1997; 84: 948-951.

16. Seller E, Schulte F, Stole M. Adenoma and carcinoma of the duodenum and papilla of Vater: a clinicopathologic study. Am J Gastroenterol 1992; 87: 37-41.

17. Allema LH, Reinders ME, Van Gulik TM, y cols. Results of pancreaticoduodenectomy for ampullary carcinoma and analisis of prognostic factors of survival. Surgery 1995; 117: 247-253.

18. Misdraji J, Del Castillo C, Ferry J. Follicle center lymphoma of the ampulla of Vater presenting with jaundice: report of a case. Am J Surg Pathol 1997; 21: 484-488.

19. Toyoda H, Yamaguchi M, Nakamura S, y cols. Regression of primary lymphoma of the ampulla of Vater after erradication of *Helicobacter pylori.* Gastrointes Endosc 2001; 54: 92-96.

20. Nagashima R, Takeda H, Maeda K, Ohno S, Takahashi T. Regression of duodenal mucosa-associated lymphoid tissue lymphoma after erradication of *Helicobacter pylori.* Gastroenterology 1996; 111: 1674-1678.

Nota de los editores: *otra cita de interés*

American Society for Gastrointestinal Endoscopy. The role of endoscopy and treatment of patients with pancreaticobiliary malignancy. Gastrointest Endosc 2003; 58: 643-649.

CAPÍTULO 20

MOLESTIAS ABDOMINALES Y CUADRO CONFUSIONAL EN UNA MUJER DE 59 AÑOS CON POLICITEMIA VERA

E. OTÓN NIETO
M.ª Á. MARTÍN SCAPA

CASO CLÍNICO

Motivo de consulta: distensión abdominal y cuadro confusional.

Antecedentes personales: hipertensión arterial. Policitemia vera diagnosticada en diciembre de 2002 y tratada con sangrías. En tratamiento con indapamida, atenolol y lorazepam.

Enfermedad actual: mujer de 59 años que acudió a urgencias por presentar desde hacía 3 días distensión abdominal con molestias leves, por lo que se le administró ranitidina y cinitaprida. Un día antes del ingreso, tras la toma habitual de lorazepam, inició un cuadro de desorientación, lo que motivó su traslado a urgencias. No presentaba ninguna otra sintomatología.

Exploración física: TA 120/70; Fc 120; temperatura 36,7 °C. Sólo llamaba la atención un abdomen distendido con matidez en los flancos. Hepatomegalia de dos traveses dolorosa a la palpación. No presentaba edemas en miembros inferiores.

Analítica (en urgencias):

- Hemograma: Hb 16,3 g/dl; leucocitos 22.000 (80 % neutrófilos).
- Bioquímica: creatinina 2,86 mg/dl; urea 182 mg/dl; albúmina 3,3 g/dl; bilirrubina 3 mg/dl; GOT 509 U/l; GPT 1.511 U/l.
- Actividad de protrombina: 34 %. Se le efectuó en urgencias un factor V que fue del 37 %.
- Iones en orina: Na 5 meq/l; K 37,8 meq/l.

Pruebas complementarias (en urgencias): la ecografía-Doppler mostró un flujo de venas suprahepáticas (VSH) ausente, con buen flujo en la vena cava inferior. Además, el parénquima presentaba heterogeneidad importante compatible con infarto hepático en evolución. Asimismo, existía ascitis en cantidad moderada-abundante. Se informó como probable síndrome de Budd-Chiari.

La TC helicoidal con contraste (fig. 1) mostraba igualmente una ausencia de flujo en las venas suprahepáticas, con defecto de repleción en la vena cava inferior en su desembocadura. Hepatomegalia con alteración difusa de la ecogenicidad, sobre todo en la periferia. El caudado mostraba una densidad conservada y una hipertrofia marcada. Además se observó abundante ascitis y derrame pleural derecho.

También se realizó un frotis sanguíneo que mostró hipersegmentación y aumento de granulación de los neutrófilos.

Evolución: ante el diagnóstico de síndrome de Budd-Chiari agudo, se inició inmediatamente tratamiento con heparina intravenosa. A los 10 días del ingreso continuaba con creatinina 1,8 mg/dl, Na 127 meq/l, albúmina 3 g/dl, bilirrubina 1,7 mg/dl y actividad de protrombina de 67 %. Las transaminasas habían descendido: GOT 69 U/l y GPT 95 U/l. Con el tratamiento diurético perdió 8 kg de peso durante el ingreso. A los 7 días se realizó una angioplastia sobre la vena suprahepática derecha, con buen resultado angiográfico postratamiento. Las presiones resultantes fueron las siguientes: en vena cava inferior 14 mmHg, la presión libre de la vena suprahepática era de 17 mmgHg y la enclavada de 20 mmHg. Sin embargo, en una nueva eco-Doppler del día siguiente, las VSH seguían sin mostrar flujo.

Ante la buena evolución clínica (mejoría de parámetros analíticos y control de la ascitis con tratamiento diurético), se decidió dar de alta a la paciente y plantear la posibilidad de la DPPI según la evolución que presentara. Sin embargo, un mes después la paciente ingresó nuevamente por encefalopatía hepática, contraindicando, por lo tanto en ese momento, la posibilidad de realizar una derivación percutánea. Además, las pruebas de imagen mostraron una prolongación de la trombosis hacia la vena cava inferior que abarcaba una porción importante de ésta, todo ello a pesar del tratamiento anticoagulante bien controlado que estaba recibiendo la enferma. Durante este segundo ingreso, la paciente presentó un empeoramiento franco de su función hepática, con múltiples rectorragias, sin origen específico tras múltiples estudios endoscópicos y angiográficos, por lo que precisó varias transfusiones. A este cuadro se añadió encefalopatía y ascitis resistentes a tratamiento habitual y la paciente falleció dos meses después del diagnóstico.

DIAGNÓSTICO DEFINITIVO

Síndrome de Budd-Chiari agudo secundario a policitemia vera.

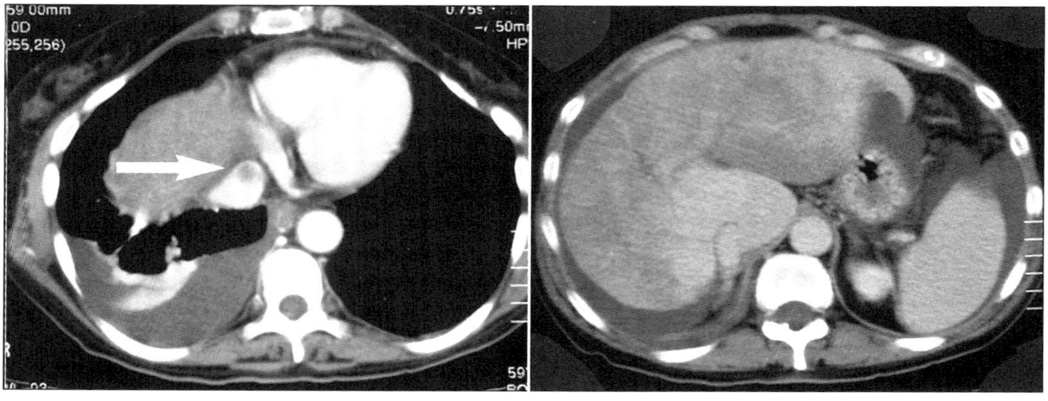

FIG. 1. TC helicoidal trifásica. En la imagen izquierda se observa (flecha) una formación trombótica que ocupa parcialmente la vena cava inferior inmediatamente por encima de las VSH. La imagen derecha muestra un hígado heterogéneo con lóbulo caudado respetado y ausencia de visualización de las VSH.

COMENTARIOS

SÍNDROME DE BUDD-CHIARI

INTRODUCCIÓN

El síndrome de Budd-Chiari se define, según el 36.º encuentro de Praga de la Asociación Europea para el estudio del Hígado, como la obstrucción al flujo sanguíneo de salida hepático a cualquier nivel desde las venas hepáticas centrolobulillares hasta la unión de la vena cava inferior y la aurícula derecha [1]. Esta definición excluye las enfermedades cardíacas y la enfermedad venooclusiva, que es la obstrucción no trombótica de sinusoides o venas centrales hepáticas por lesión en la pared sinusoidal.

Por lo tanto, el lugar de obstrucción puede ser [1]:

- Venas hepáticas pequeñas. Estas venas no son demostrables por las pruebas de imagen convencionales. Son las venas centrolobulillares y las sublobulares.
- VSH y ramas segmentarias. Las implicadas con más frecuencia en este tipo de patología. Son venas demostrables por pruebas de imagen.
- Vena cava inferior.

Según su etiología, este síndrome se puede clasificar en:

- *Primario.* Obstrucción causada por un origen endoluminal, ya sea trombosis, membranas endovasculares y endoflebitis, entre otras causas.
- *Secundario.* Obstrucción originada por lesiones externas del sistema venoso. Puede tratarse de tumores, abscesos, quistes, traumatismos y otras causas múltiples.

La clasificación de este síndrome según la rapidez de instauración es más controvertida, puesto que el valor pronóstico de estas categorías no ha sido validado. El curso de la enfermedad puede ser largo, insidioso y con frecuencia asintomático y, por otro lado, puede presentarse de forma aguda como hepatitis fulminante que precisa trasplante hepático urgente [2]:

- *Fulminante.* Forma clínica infrecuente (menos del 5 %) debida a obstrucción rápida y masiva de las VSH, lo que da lugar a una necrosis hepática severa. El deterioro clínico es muy brusco y las manifestaciones similares a cualquier hepatitis fulminante.
- *Subaguda.* Forma de presentación más frecuente que se instaura entre 2 semanas y 6 meses.
- *Crónica.* Suele presentarse con las manifestaciones propias de una cirrosis ya establecida.

ETIOLOGÍA. FISIOPATOLOGÍA

La etiología más frecuente de este síndrome es la trombosis de las VSH. En general suele deberse, hasta en un 70 % de casos [3], a un factor predisponente, como una situación de hipercoagulabilidad. La existencia de factores locales asociados es menos frecuente que en el caso de la trombosis portal.

Etiología

Trombótica

En buena parte de los casos (20-53 %) [3], existe un síndrome mieloproliferativo asociado. El factor V de Leyden se observa aproximadamente en un 25 % de pacientes y la mutación del factor II en un 5 %. El síndrome antifosfolípido ocupa también un lugar destacado con aproximadamente un 23 % de casos. Hasta en un 25 % se descubre un déficit de proteína C. Otras entidades menos frecuentes, como la enfermedad de Behçet y la hemoglobinuria paroxística nocturna, también se han visto implicadas. La asociación a anticonceptivos orales es importante, pero lo es más en los casos de altas dosis de estrógenos [5] y también el embarazo y el posparto.

Asimismo, no resulta extraño que se asocie más de un factor de hipercoagulabilidad.

No trombótica

- *Membranas endovasculares en la vena cava inferior.* Se ha observado que es mucho más frecuente en Oriente que en Occidente [4].
- *Tumores.* El carcinoma renal, el hepatocarcinoma y otros tumores pueden ocasionar obstruc-

ción al flujo de salida hepático por crecimiento endoluminal.
- *Traumatismos.* Hematomas compresivos, herniaciones hepáticas, laceración o estenosis de vena cava inferior postraumática.
- *Infecciones.* Filariasis e hidatidosis, entre otras.
- *Otras causas.* Quistes hepáticos masivos y cualquier otra causa que en su evolución comprima y obstruya las VSH o la cava inferior.

Fisiopatología

Al interrumpirse el flujo sanguíneo, se empiezan a utilizar venas hepáticas accesorias como la vena hepática accesoria inferior, los vasos intercostales, paravertebrales y las venas capsulares. El sistema ácigos se hipertrofia para acoger un mayor caudal de sangre. La vena del lóbulo caudado, que habitualmente tiene una rama propia hacia la cava inferior, se mantiene indemne, lo cual genera una hipertrofia marcada del lóbulo caudado, que en ocasiones puede llegar a comprimir de forma mecánica la cava inferior, empeorando el cuadro.

Se suele producir un flujo sanguíneo invertido en algunas ramas portales, aunque el flujo de la porta común suele seguir siendo centrípeto. Esto último da lugar a que se acumulen los factores tróficos de la porta en la zona central del hígado, produciéndose una atrofia periférica.

Si la instauración es aguda, la interrupción brusca del flujo venoso de salida hepático da lugar a trastornos isquémicos que originan una hepatitis aguda que puede ser fulminante. Si la instauración es subaguda o crónica, el daño isquémico puede producir fibrosis y con el paso del tiempo evolucionar a cirrosis.

CLÍNICA

Los signos y síntomas dependen de la rapidez de la instauración.

Forma fulminante

La trombosis puede presentarse *de novo* o sobre un síndrome de Budd-Chiari crónico, habitualmente no anticoagulado. La clínica debuta con dolor abdominal y vómitos, así como hepatomegalia dolorosa de aparición brusca. Puede haber ascitis, ictericia, encefalopatía e insuficiencia renal, entre otros trastornos. En algunos casos se ha descrito un hemoperitoneo por rotura espontánea del hígado. Analíticamente llama la atención un importante aumento de las transaminasas a nivel de hepatitis aguda con respecto a la discreta elevación de la bilirrubina y un descenso de la actividad de protrombina.

Forma subaguda

Es la forma de presentación más frecuente. El mismo cuadro de dolor abdominal, ictericia, ascitis, hepatomegalia y descenso de protrombina se establece entre 2 semanas y 6 meses. La existencia de hipertensión portal y sus complicaciones puede ser la primera manifestación del cuadro. Las transaminasas suelen elevarse de forma moderada entre 50 y 200.

Forma crónica

Determina el cuadro típico clínico y analítico de cirrosis con hipertensión portal y con ascitis rica en proteínas de difícil control. La biopsia suele mostrar bandas de fibrosis que unen las venas centrolobulillares, lo cual se conoce como cirrosis invertida. En ocasiones estos pacientes son diagnosticados de cirrosis idiopática.

En cualquiera de las tres presentaciones, si existe trombosis de la vena cava inferior, puede asociarse edemas de miembros inferiores y síndrome nefrótico.

DIAGNÓSTICO

Es siempre importante considerar un diagnóstico clínico de sospecha, sobre todo cuando existe una condición previa de hipercoagulabilidad. Las técnicas realizadas para el diagnóstico de síndrome de Budd-Chiari son los siguientes:

- *Ecografía-Doppler abdominal.* Se estima que tiene una sensibilidad del 75 %. Los hallazgos más específicos son [4, 6, 7]: *a*) VSH sin señal de flujo o con un flujo turbulento o invertido; *b*) colaterales intrahepáticas o subcapsulares de tamaño importante (es el signo más sensible para el diagnóstico, encontrándose en un 80 % de casos); *c*) una «tela de araña» en la vecindad de la desembocadura de las VSH hacia la vena cava; *d*) onda de flujo plana o ausente en VSH; y *e*) cordón hiperecogénico que remplaza la imagen normal de las VSH. La ausencia de visualización o la tortuosidad de las venas en escala de gris es frecuente pero no específica, porque se puede observar en cirrosis avanzadas de otras etiologías.

- *TC helicoidal con contraste.* La ausencia de visualización de las venas suprahepáticas apoya el diagnóstico pero existen falsos positivos en aproximadamente el 50 % de casos.
- *RM con gadolinio.* Probablemente debe seguir a la ecografía-Doppler en el proceso diagnóstico. Es superior a la TC en el diagnóstico de este síndrome.
- *Biopsia hepática.* Suele mostrar congestión, pérdida de hepatocitos, fibrosis, todo ello en áreas centrolobulillares. Otro hallazgo común es la presencia de hiperplasia nodular regenerativa, similar a la hiperplasia nodular focal. Se produce por un incremento del flujo arterial de forma compensadora [8]. Hay que hacer diagnóstico diferencial con pericarditis constrictiva e insuficiencia cardíaca. Una serie de estudios recientes [9, 10] demuestran que la utilidad de esta técnica es limitada para establecer un pronóstico, dado que el daño no es homogéneo y el resultado que se obtiene depende del fragmento biopsiado. En los limitados casos de síndrome de Budd-Chiari por afectación de las venas hepáticas pequeñas, el diagnóstico sólo se puede obtener mediante la biopsia y no siempre es fácil distinguirlo de la obstrucción sinusoidal [4]. La biopsia también es útil, en los casos crónicos evolucionados a cirrosis, para el diagnóstico del síndrome y exclusión de otras causas.
- *Angiografía digital.* Es el «patrón oro» en el diagnóstico, pero pocas veces es necesario llegar a esta técnica. Sin embargo, es la base para el tratamiento cuando se desea realizar DPPI o angioplastia. Se observa la oclusión de las VSH y en ocasiones de la cava inferior, ya sea por trombosis de la misma o porque el lóbulo caudado la comprime. Con frecuencia el contraste se acumula en lagos sinusoidales y la fase del hepatograma es más prolongada y de apariencia moteada.

PRONÓSTICO

El pronóstico depende de la etiología. Si la causa es un tumor hepático, renal o suprarrenal, éste es el que da el pronóstico. En el síndrome de Budd-Chiari primario el pronóstico de media está en torno a un 55 % de supervivencia a los 10 años del diagnóstico [10].

Algunos de los procedimientos terapéuticos son de alto riesgo y condicionan también la morbimortalidad.

Es muy importante obtener, desde el momento inicial, una valoración pronóstica para decidir la naturaleza de los tratamientos y si está o no indicado restablecer el flujo de forma invasiva.

Se puede recurrir a un índice pronóstico que ha sido planteado en un estudio amplio [10] con 120 pacientes y que tiene en cuenta la severidad de la ascitis, el grado de Child, la edad y la creatinina:

Índice = score de ascitis* × 0,75 + Child × 0,28 + edad × 0,037 + creatinina en µmol/l × 0,0036.

*Score de ascitis: 1: no existe, 2: fácil de tratar, 3: intratable.

Si este índice es mayor de 5,4 se considera un síndrome de Budd-Chiari de alto riesgo y habrá que valorar técnicas más invasivas de tratamiento, puesto que la mortalidad a largo plazo es significativamente más elevada que en los índices menores de 5,4.

TRATAMIENTO

El tratamiento de estos pacientes se basa en los siguientes puntos:

a) Anticoagulación. Debe iniciarse precozmente tras el diagnóstico y suele emplearse heparina i.v. y posteriormente dicumarínicos orales. La duración del tratamiento no está bien establecida, pero si existe una situación trombofílica subyacente se debe mantener de por vida.
b) Control de la enfermedad subyacente causante de la trombosis, habitualmente con la colaboración de los especialistas de hematología.
c) Tratamiento sintomático de la ascitis y demás complicaciones de la hepatopatía.
d) Restauración del retorno venoso hepático.

La descompresión hepática se puede realizar mediante diversas técnicas:

- *Fibrinólisis.* Si el diagnóstico se obtiene a las pocas horas de su aparición, el tratamiento local con agentes trombolíticos a través de un cateterismo de VSH puede ser curativo. Sin embargo, es raro diagnosticar pacientes en estadios tan precoces y además existen pocos estudios que avalen la técnica en esta indicación [2].
- *Angioplastia percutánea con o sin la colocación de un stent.* Sirve tanto para las VSH como para la cava inferior. Si se produce retrombosis, se debe reintentar la angioplastia.
- *Derivación portosistémica percutánea intrahepática (DPPI)* [11, 12]. En algunos casos puede ser técnicamente muy complicada según la extensión de la trombosis. La disfunción del shunt o la trombosis se presenta hasta el 70 % a los 6 meses, pero la nueva interrupción del flujo no siempre ocasiona un deterioro clínico del paciente [4].
- *Shunt quirúrgico porto-cava.* Ha sido evaluado en diversos trabajos. De éstos, dos análisis multivariables no mostraron ningún aumento de la supervivencia con esta técnica [12, 13]. Sólo en un trabajo parece existir algún beneficio [9]. La mortalidad intrahospitalaria oscila en torno a un 20 % y hasta en un 30 % se produce disfunción del shunt, ya sea por trombosis, estenosis o compresión por el caudado. La ausencia de beneficio claro de la cirugía probablemente sea debida a que los pacientes en peor situación clínica son los que más se benefician del shunt, pero también son los que más mortalidad perioperatoria van a presentar. Los pacientes muy estables y con poca clínica tienen ya un buen pronóstico exclusivamente con tratamiento conservador.
- *Trasplante hepático.* Sus indicaciones son la hepatitis fulminante por esta causa y la evolución hacia insuficiencia hepatocelular en un síndrome de Budd-Chiari crónico evolucionado a cirrosis. La elección del momento del trasplante es la misma que se establece en otras hepatopatías de diversas causas.

Es prácticamente aceptado por todos los clínicos que el manejo general de estos pacientes depende de la clínica que presenten. Si no existen síntomas o éstos son leves, se decidirá sólo anticoagulación. Si hay ascitis, fallo renal, hemorragia por hipertensión portal o insuficiencia hepatocelular, además de anticoagular se instaura el tratamiento médico habitual. Ante recurrencia o persistencia de síntomas, se optará por la angioplastia con o sin trombólisis *in situ*. Si ésta falla, se puede plantear el shunt (preferiblemente DPPI), siendo el último escalón el trasplante hepático (fig. 2).

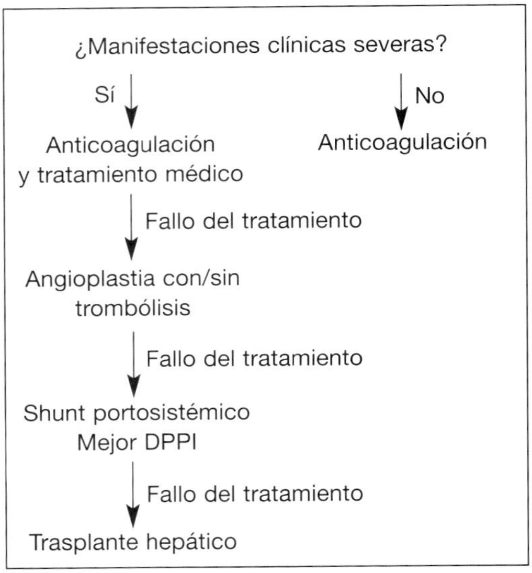

FIG. 2. Algoritmo terapéutico en el síndrome de Budd-Chiari. Adaptado de Valla [4].

Los demás síntomas derivados de la insuficiencia hepatocelular y la hipertensión portal se tratan de igual manera que en las cirrosis de otras etiologías.

BIBLIOGRAFÍA RECOMENDADA

1. Janssen HLA, García-Pagán JC, Elías E, Mentha G, Hadengue A, Valla DC. Budd-Chiari syndrome: a review by an expert panel. J Hepatol 2003; 38: 364-371.
2. García-Pagán JC, Perelló A, Bosch J. Síndrome de Budd-Chiari. Gastroenterología y Hepatología 2000; 23: 491-497.
3. Dumortier J, Conord S, Henry L, Trzeciak MC, Boillot O, Partensky C, y cols. Syndrome de Budd-Chiari (obstruction de veines hépatiques). Presse Med 1999; 28: 802-808.
4. Valla DC. The diagnosis and managemente of the Budd-Chiari syndrome: consensus and controversies. Hepatology 2003; 38: 793- 803.

5. Valla DC, Le MG, Poynard T, Zucman N, Rueff B, Benhamou JP. Risk of hepatic vein thrombosis in relation to recent use of oral contraceptives. A case-control study. Gastroenterology 1986; 90: 807-811.
6. Müller WJ, Federle MP, Straub PL. Budd-Chiari syndrome imaging with pathologic correlation. Abdom Imaging 1993; 18: 329-335.
7. Ohta M, Hashizume M, Tomikawa M, Ueno K, Tanoue K, Sugimachi K. Analysis of hepatic vein waveform by Doppler ultrasonography in 100 patients with portal hypertension. Am J Gastroenterol 1994; 89: 170-175.
8. Cazals-Hatem D, Vilgrain V, Genin P, Denninger MH, Durand F, Belghiti J, y cols. Arterial and portal circulation and parenchymal changes in Budd-Chiari syndrome: a study in 17 explanted livers. Hepatology 2003; 37: 510-519.
9. Tang T, Batts K, De Groen P, Van Hoek B, Haagsma E, Hop W, y cols. The prognostic value of histology in the assessment of patients with Budd-Chiari syndrome. J Hepatol 2001; 35: 338-343.
10. Zeitoun G, Escolano S, Hadengue A, Azar N, El Younsi M, Mallet A, y cols. Outcome of Budd-Chiari syndrome: a multivariate analysis of factors related to survival including surgical portosystemic shunting. Hepatology 1999; 30: 84-89.
11. Perelló A, García-Pagán JC, Gilabert R, Suárez Y, Moitinho E, Cervantes F, y cols. TIPS is a useful long-term derivative therapy for patients with Budd-Chiari syndrome uncontrolled by medical therapy. Hepatology 2002; 35: 132-139.
12. Rosado B, Kamath PS. Transyugular intrahepatic portosystemic shuns: an update. Liver Transplantation 2003; 9: 207-217.
13. Langlet P, Escolano S, Zeitoun G, Mallet A, Vinel JP, Belghiti J, y cols. Validation of prognostic factors and reevaluation of the influence of portosystemic shunting in Budd-Chiari syndrome. Hepatology 1998; 28: 450A.

Nota de los editores: *otra cita de interés*

Menon KVN, Shah V, Kamath PS. The Budd-Chiari syndrome. N Eng J Med 2004; 350: 578-585.

CAPÍTULO 21

TRASPLANTE DE HÍGADO POR HEPATOPATÍA CRÓNICA DE RÁPIDA PROGRESIÓN EN UN VARÓN DE 36 AÑOS

L. CID GÓMEZ
M. GARCÍA GONZÁLEZ

CASO CLÍNICO

Motivo de consulta: aumento del perímetro abdominal.

Antecedentes personales: no presenta hábitos tóxicos.

Enfermedad actual: varón de 36 años que encontrándose previamente bien, consulta por primera vez el 13/8/2003 por aumento de perímetro abdominal de 15 días de evolución, con aumento de 5-6 kg de peso y aparición de edemas maleolares bilaterales. No relataba otros síntomas.

Exploración física: ascitis moderada y miembros inferiores con edemas maleolares.

Analítica (14/08/2003):

- Bioquímica: glucosa 147 mg/dl; creatinina 0,8 mg/dl; urea 19 mg/dl; sodio 138 mmol/l; potasio 4,2 mmol/l; bilirrubina total 4,33 mg/dl; GOT 94 U/l; GPT 78 U/l; GGT 223 U/l; FA 145 U/l; LDH 363 U/l; amilasa 27 U/l; resto normal.
- Hematimetría: Hb 12,7 g/dl; Ht 35 %; VCM 105,5 fl; plaquetas 104 $\times$ 10^3/µl; leucocitos 9,72 $\times$ 10^3/µl (63 % PMN).
- Hemostasia: INR 1,6; AP 53 %; resto normal.

Una vez ingresado el paciente, se efectuó la siguiente analítica (15/08/2003):

- Bioquímica: glucosa 126 mg/dl; creatinina 0,8 mg/dl; urea 17 mg/dl; sodio 135 mmol/l; potasio 4,1 mmol/l; bilirrubina total 5,2 mg/dl; GOT 84 U/l; GPT 67 U/l; GGT 188 U/l; FA 111 U/l; LDH 317 U/l; amilasa 24 U/l; hierro 111 mg/ml; ferritina 976 ng/ml; albúmina 2,4 g/dl; proteínas totales 5,8 g/dl. Mioglobina normal.
- Hematimetría: Hb 11,8 mg/dl; Ht 35 %; VCM 104 fl; leucocitos 6,2 $\times$ 10^3/µl (63 % PMN); plaquetas 88,9 $\times$ 10^3/µl; VSG 72 mm.
- Inmunoglobulinas: IgA 607 mg/dl; IgG e IgM normales.
- Hormonas tiroideas: T3 1,8 ng/ml; T4 0,9 ng/dl; TSH 2,3 µUI/ml.
- Porfirinas en orina: coproporfirina 80 mg/24 h; porfobilinógeno 1,1 mg/24 h; uroporfirina 28 µg/24 h.
- Estudio de autoinmunidad: anticuerpos antinucleares y anticuerpos no órgano específicos (AAN, AML, AMA y antiLKM) negativos.
- Estudio del metabolismo del cobre: ceruloplasmina 10,5 mg/dl; cobre sérico 30,5 µg/dl; cobre en orina basal 350 µg/24 h; cobre urinario tras estimulación con D-penicilamida 992 µg/24 h.
- $Alfa_1$ antitripsina y alfafetoproteína normales.
- Serología viral: Anti-HBc, Ag-HBs, anti-VHC, IgM-CMV e IgM-VEB negativos; IgG-CMV e IgG-VEB positivos. VIH negativo.

Pruebas complementarias:

- Ecografía abdominal (15/04/03): se observaba un hígado de contorno nodular con abundante líquido perihepático, periesplénico y entre asas.
- Endoscopia oral: varices grado I. Gastropatía congestiva leve.
- Eco-Doppler abdominal (24/04/03): compatible con hepatopatía crónica, con vena porta y suprahepáticas permeables. Bazo de 18 cm y ascitis en escasa cuantía (estaba en tratamiento con Aldactone®).
- TC abdominal: se observa un lóbulo hepático izquierdo y un caudado aumentados de tamaño. Esplenomegalia. Resto sin hallazgos de interés.

El estudio oftalmológico descartó anillo de Kayser-Fleischer.

Evolucion y tratamiento: durante la estancia hospitalaria el paciente recibió tratamiento con una dieta sin sal y diuréticos, con buena respuesta de su ascitis, perdiendo 6 kg de peso. Se decidió alta domiciliaria con Aldactone® 100, Cupripen® 250 mg/6 h, Hidroxil® 1 comp/8 h, omeprazol 20 mg/12 h, Acfol® y Konakion®. Asimismo, se remitió a la consulta de cirugía para valoración de trasplante hepático (TOH), con el diagnóstico de muy probable enfermedad de Wilson.

De forma ambulante se realizó el protocolo completo de TOH, incluyendo ECG, radiografía de tórax, ecocardiograma y pruebas de función respiratoria, que fueron normales.

Asimismo, se consultó con el servicio de maxilofacial, para descartar infección oculta de piezas dentarias, y al servicio de psiquiatría, y se decidió incluir al paciente en lista de espera para trasplante hepático de cadáver.

A los quince de días del alta hospitalaria el paciente acudió a la consulta de digestivo, presentando mal estado general, marcada ictericia y aumento del perímetro abdominal a pesar de un buen cumplimiento terapéutico.

Dada la rápida evolución de la enfermedad hepática, se planteó al paciente y a sus familiares la posibilidad de trasplante de donante vivo. Se estudiaron varios posibles donantes a través de estudios analíticos y de imagen, encontrando finalmente a un primo suyo como candidato ideal para donante. El trasplante de donante vivo se realizó con éxito en octubre del 2003. El estudio anatomopatológico del hígado explantado confirmó enfermedad de Wilson en estadio de cirrosis (Child C_{10}).

DIAGNÓSTICO DEFINITIVO

- **Enfermedad de Wilson.**
- **Trasplante hepático de donante vivo.**

COMENTARIOS

TRASPLANTE DE DONANTE VIVO

INTRODUCCIÓN

El trasplante hepático (TH) es el tratamiento de elección en un número creciente de enfermedades hepáticas. La ampliación progresiva de las indicaciones, así como el mejor conocimiento del procedimiento y su evolución, han incrementado la demanda de órganos que no se correlaciona con una mayor oferta de donaciones, lo que conlleva un aumento del tiempo en lista de espera y, por lo tanto, mayor mortalidad y morbilidad en relación con el TH. Por este motivo se han explorado nuevas vías para incrementar el número de donaciones (donantes de más edad, permitir cierto grado de esteatosis), que junto con una mejora progresiva en las técnicas quirúrgicas, realización de bipartición hepática («splits») o trasplantes de donante vivo (THDV), podría mejorar la supervivencia de los pacientes en lista de espera.

EPIDEMIOLOGÍA

El primer THDV se realizó del lóbulo hepático izquierdo (LHI) de un adulto a un niño en el año 1984. Posteriormente se comenzó el trasplante adulto-adulto, llevándose a cabo en Japón el primer caso con el lóbulo hepático derecho (LHD) en 1994 [1] y poco después fueron publicados los resultados de la primera serie. La mayor experiencia y desarrollo de esta técnica se encuentra en los países asiáticos (Japón, Hong-Kong, Taiwán y Corea), donde no está permitido el trasplante de órganos de cadáver, siendo los donantes vivos la única fuente de donaciones [2, 3]. En Estados Unidos y Europa el desarrollo ha sido más tardío, aunque actualmente se han realizado más de 500 trasplantes de adultos en toda Europa, incluida España [4].

ESTUDIO PRETRASPLANTE

El donante

En este tipo de trasplante la seguridad del donante es primordial, puesto que se trata de una persona previamente sana, que va a ser sometida a una cirugía sin beneficio propio alguno [5] y que tiene una mortalidad no despreciable (hasta el 1 % en el peor de los casos). La valoración del riesgo es difícil de estimar, puesto que no existe una evaluación prequirúrgica universalmente aceptada ni tampoco una técnica quirúrgica estandarizada [3]. Es por ello que quedan temas por resolver, por ejemplo la aceptación o no de donantes con riesgo moderado de tromboembolismo pulmonar (TEP) como es el caso de los fumadores, personas en tratamiento con anticonceptivos o estrógenos o con defectos leves en los factores de la coagulación.

Requisitos

Edad 18-60 años (a mayor edad, mayor número de problemas médicos desconocidos; los jóvenes presentan mayor regeneración hepática); ausencia de cirugía abdominal mayor; relación con el receptor, puesto que en algunos países se exige el parentesco de primer grado (Francia); grupo sanguíneo idéntico o compatible; consentimiento informado, que implica un perfecto entendimiento del proceso así como de los riesgos (del donante y receptor), y alternativas terapéuticas para el receptor, así como del pronóstico de su enfermedad y los datos estadísticos de los resultados del centro. La valoración psicológica y ética será imprescindible, a fin de descartar la existencia de presión, coacción familiar o beneficios económicos [6].

Protocolo

Dado el gasto sanitario generado por la selección de los donantes, se ha de seguir un método de cribado que permita eliminar cuanto antes a los donantes no válidos (tabla 1).

Las pruebas de imagen constituyen una herramienta fundamental para el éxito del procedimiento:

- El mínimo volumen remanente para el donante es el 40 % del volumen hepático estándar (SLV en terminología inglesa). El SLV se calcula con la fórmula de Heinemen [10, 11]. A su vez el receptor necesita un volumen mayor del SLV para mejorar la supervivencia del injerto. Otra forma de valorar el volumen hepático necesario es a través de la relación peso injerto/peso paciente (GRWR en terminología inglesa). Un GRWR mayor del 1 % es aceptable pero dependerá también del Child del receptor: en pacientes con Child A precisarán un GRWR mayor del 0,6 %, mientras que un Child B o C requerirán un GRWR mayor de 0,85 % [2, 12].
- El donante con un índice de masa corporal (IMC) menor de 25, raramente tiene esteatosis, mientras aquellos que superan el 28 de IMC presentan esteatosis en más del 70 % de los casos [13].

TABLA 1. Protocolo de evaluación de los potenciales donantes vivos de hígado [7-9]

Primera fase
Evaluación clínica
Analítica completa (función hepática, función renal)
Serología virus hepatótropos (VHA,VHB,VHC)
Ecografía abdominal
Segunda fase
Estudio de laboratorio: CMV, VEB, VIH; marcadores tumorales; ANOES; ferritina, $alfa_1$ antitripsina, cobre y ceruloplasmina; estudio de factores de coagulación, HLA de donante y receptor
Valoración psicológica
Primer consentimiento informado
Pruebas de imagen: TC/RM y colangiorresonancia para valoración del volumen hepático, de la anatomía vascular y biliar y la presencia de esteatosis (figs. 1 y 2)
Tercera fase
Evaluación de riesgo quirúrgico: radiografía de tórax, pruebas de función respiratoria
ECG y valoración por anestesista
Biopsia hepática/arteriografía si procede
Segundo consentimiento informado firmado ante el juez

- La arteriografía sólo será necesaria cuando el SLV está en el límite e interesa conocer la vascularización del segmento IV. Según el peso del receptor, se extirparán ciertos segmentos en el donante:
  - Menor de 30 kg: se implantarán los segmentos II y III del donante.
  - Entre 30 y 60 kg: se extirparán los segmentos del I al IV del donante.
  - Más de 60 kg: precisará los segmentos V al VIII, debiendo dejar al menos el 30 % del SLV al donante.

El 25 % de la población tiene un LHD que supone el 70 % de la masa hepática, no siendo buenos candidatos para la donación.

Indicaciones

En principio las indicaciones de THDV son las mismas que para el TH de cadáver, aunque en algunos centros se han ampliado, permitiendo el THDV a pacientes que no eran subsidiarios de TH de cadáver (hepatocarcinomas que no cumplen los criterios de Milán) o que no podían esperar su

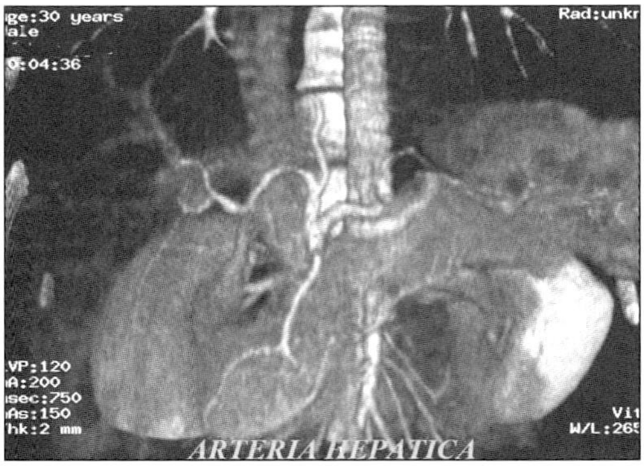

FIG. 1. Estudio de la vascularización hepática por angioTC con reconstrucción tridimensional. Cortesía del Servicio de Radiología del Hospital La Paz.

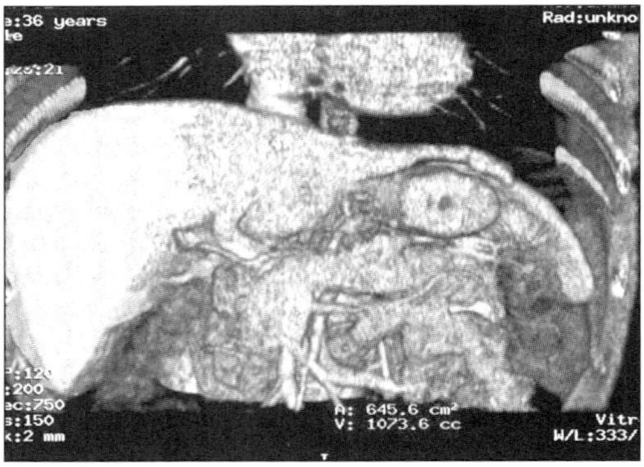

FIG. 2. Cálculo del volumen del lóbulo hepático derecho del donante. Cortesía del Servicio de Radiología del Hospital La Paz.

turno en la lista de espera (fallo hepático fulminante, retrasplante). No obstante, hay que recordar que todo candidato a trasplante de donante vivo debe estar incluido en lista de espera de TH de cadáver [2, 14].

Complicaciones

La complicación más temida es la muerte, con una incidencia del 0,5 % en Europa [15] y un 0,4 % en Estados Unidos [9], siendo una de las causas más frecuentes el TEP. Por otro lado, la morbilidad no es desdeñable, pues se presenta en el 14,5-28 % de los casos, aunque es modificable por la experiencia y la técnica quirúrgica. En Europa oscila en torno al 18-20 %, en Estados Unidos alrededor del 30 % y en Japón entre 15 y 23 %, aunque es muy posible que estos datos estén infraestimados [16-18]. Las patologías más frecuentes responsables de dicha morbilidad son fístulas biliares, colecciones intraabdominales, ictericia, infecciones de la herida y, menos frecuentemente, estenosis biliares, derrame pleural, obstrucción intestinal y embolismo pulmonar, entre otras. Otra complicación específica de este tipo de intervención es el llamado síndrome de talla pequeña [19], que aparece cuando el hígado residual es inferior al 40 % del SLV y cursa con colestasis severa e isquemia difusa sin alteraciones en la perfusión. Tiene un mal pronóstico a corto-medio plazo.

El seguimiento a largo plazo es escaso, pero las series publicadas indican que el 100 % se ha incorporado a una vida normal al tercer mes. Cuando posteriormente se entrevista a los donantes, se objetiva que un 37 % tuvieron más dolor de lo esperado, un 30 % presentaron una recuperación más lenta de lo previsto (25 % más de tres meses y 5 % más de un año); el 8 % precisaron reingresos hospitalarios y un 6 % padecieron una fístula biliar [20, 21]. El seguimiento a largo plazo es escaso, pero la mayoría de los donantes refieren que volverían a tomar la misma decisión.

El receptor

El protocolo de evaluación no varía por lo que se refiere al receptor de un hígado de cadáver, prestando especial atención a la anatomía vascular por existir una mayor dificultad técnica debido a la corta longitud de los vasos del injerto. El candidato ideal será aquel con buen estado general pero con alto riesgo de presentar deterioro rápido o alta mortalidad en la lista de espera de trasplante de cadáver [2]. Los pacientes con descompensación de su enfermedad hepática (mortalidad hasta del 30 % con una supervivencia del 43 % a los 15 meses) o cirugía abdominal mayor previa presentan una mortalidad posoperatoria que excede el riesgo admitido para el donante, por lo que no deben ser candidatos al THDV salvo en casos individualizados [2]. Una situación especial es el fallo hepático fulminante, cuya supervivencia al año no supera el 60-70 % tras el trasplante [22]. En estos casos no existe un acuerdo sobre la indicación del THDV dada la urgencia del trasplante, no permitiendo, en algunos casos, la correcta evaluación del donante. Tampoco existe un consenso en la indicación del THDV en los casos de tumores hepáticos avanzados, metástasis hepáticas de otros tumores o pacientes con un corto período de abstinencia a sustancias de abuso.

A diferencia del TH de cadáver, en el THDV se precisan menores dosis de inmunosupresores en los primeros meses postrasplante, en probable relación con un menor metabolismo hepático asociado a un menor volumen del órgano trasplantado [23, 24].

Los resultados en el receptor son superponibles al donante de cadáver, con una supervivencia al año del 86-88 % [2, 4]. No obstante, existe una mayor tasa de complicaciones de origen biliar (del 15 al 40 %), con una incidencia de estenosis de la vía biliar de hasta un 12 % y de fugas biliares hasta en un 10 % de los casos, aunque estas complicaciones no afectan a la mortalidad. Las complicaciones vasculares son levemente más frecuentes respecto al receptor de cadáver: 6,4 % de trombosis arteriales (de 0 al 2 % con microcirugía), 5,4 % de trombosis portales, siendo excepcional la afectación de las venas suprahepáticas [25].

El fallo primario del injerto es muy raro y la mayoría se producen por un síndrome de talla pequeña.

La superioridad de la calidad del injerto (menor tiempo de isquemia fría, hígado de persona sana no sometido a los cuidados habituales de la UVI) se pierde con la mayor complejidad técnica de la cirugía.

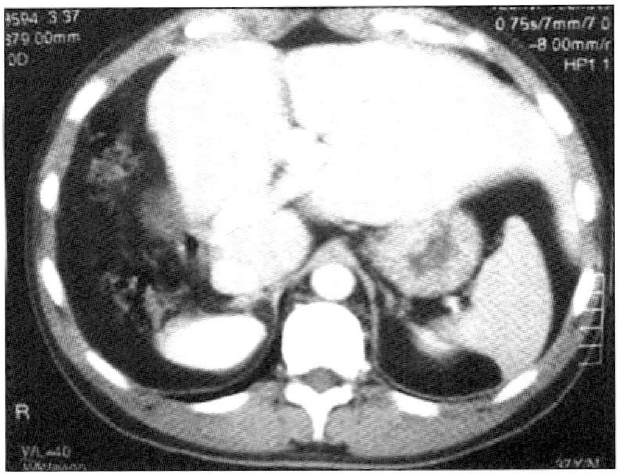

FIG. 3. TC de control al mes del donante vivo. Se observa una hipertrofia de todo el lóbulo hepático izquierdo con ausencia del lóbulo derecho.

La incidencia del rechazo se sitúa entre el 17-40 %, levemente inferior al del receptor de cadáver, tanto del paciente agudo como del crónico.

El impacto sobre la lista de espera aún se desconoce. Sólo el 15 % de los pacientes incluidos en ella consiguen disponer de un donante compatible [2]. Trabajos recientes han comunicado algunos resultados interesantes: *a*) la regeneración del volumen hepático continúa hasta un año después de la donación, aunque la mayor parte se produzca en el primer mes (fig. 3); *b*) parece que existe una menor tasa de complicaciones biliares con la anastomosis terminoterminal de la vía biliar que con la hepatoyeyunostomía, y *c*) se ha observado una recurrencia del VHC más precoz y agresiva en los receptores de donante vivo [26, 27]. No obstante, hay que evaluar con cuidado estos resultados hasta que se confirmen con posteriores estudios.

Experiencia de nuestro centro

En el momento actual se han realizado once trasplantes de donante vivo en adultos, siete por relación familiar de primer grado, dos por relación de segundo grado, otro por vecindad y el último por creencias religiosas. En la tabla 2 mostramos su evolución.

BIBLIOGRAFÍA RECOMENDADA

1. Yamaoka Y, Washida M, Honda K, Tanaka K, Mori K, y cols. Liver transplantation using a right lobe graft from a living related donor. Transplantation 1994; 57: 1127-1130.
2. Broering D, Sterneck M, Rogiers X. Living donor liver transplantation. J Hepatol 2003; 38: S119-S135.
3. Lo CM. Complications and long-term outcome of living liver donors: a survey of 1.508 cases in five Asian centers. Transplantation 2003; 75: S12-S15.

TABLA 2. Evolución del trasplante de donante vivo en nuestro centro

Caso	Relación D/R	Donante	Receptor
1	Primo	Fístula biliar autolimitada	Fístula biliar
2	Hijo-padre	Sin incidencias	Recidiva VHC
3	Hijo-padre	Alteración bioquímica hepática (GGT)	Fallecimiento por fallo multiorgánico
4	Hijo-padre	Evisceración	Estenosis de la hepatoyeyunostomía
5	Vecino	Sin incidencias	Fístula biliar intervenida 2 veces
6	Comunidad religiosa	Sin incidencias	Sin incidencias
7	Cónyuge	Neumonía	Fístula biliar resuelta con drenaje
8	Hija-madre	Estenosis biliar	Fístula biliar. Colangitis recidivante
9	Hermano	Neumonía	Recidiva VHC
10	Hermano	Sin incidencias	Fístula biliar. Trombosis arterial con retrasplante
11	Cónyuge	Sin incidencias	Fallecimiento por síndrome de talla pequeña

D: donante. R: receptor.

4. García-Valdecasas JC, Fuster J, Charco R, Bombuy E, Fondevilla C, y cols. Trasplante hepático de donante vivo en adultos. Análisis de los 30 primeros casos. Gastroenterolología y Hepatología 2003; 26: 525-530.

5. Caplan A. Must I be my brother`s keeper? Ethical issues in the use of living donors as sources of liver and other solid organs. Transplant Proc 1993; 25: 1997-2000.

6. Cronin DC, Siegler J, Siegler M. Ethical issues in adult living donor liver transplantation: too much, too soon. En Arroyo V, Forns X, García Pagán J, Rodés J. Progress in the treatment of liver diseases. Ars Medica. Barcelona, 2003: 365-372.

7. García-Valdecasas JC, Fuster J, Grande L, Fondevilla C, Rimola A, y cols. Trasplante en adulto de donante vivo. Resultados iniciales. Gastroenterología y Hepatología 2001; 24: 275-280.

8. Renz JF, Mudge CL, Heyman MB, Tomlanovich S, Kingsford RP, y cols. Donor selection limits use of living-related liver transplantation. Hepatology 1995; 22: 1122-1126.

9. Trotter JF, Wachs M, Everson GT, Kam I. Adult-to-adult transplantation of the right hepatic lobe from a living donor. N Engl J Med 2002; 346: 1074-1082.

10. Lo CM, Fan ST, Liu CL, Chan JK, Lam BK, y cols. Minimum graft size for successful living donor liver transplantation. Transplantation 1999; 68: 1112-1116.

11. Heinemann A, Wischhusen F, Puschel K, Rogiers X. Standard liver volume in the Caucasian population. Liver Transpl Surg 1999; 5: 366-368.

12. Ben-Haim M, Emre S, Fishbein TM, Sheiner PA, Bodian CA, y cols. Critical graft size in adult-to-adult living donor liver transplantation: impact of the recipient´s disease. Liver Transpl 2001; 7: 948-953.

13. Fan ST. Donor safety in living donor liver transplantation. Liver Transpl 2000; 6: 250-251.

14. Lucey MR, Brown KA, Everson GT, Fung JJ, Gish R, y cols. Minimal criteria for placement of adults on the liver transplant waiting list: a report of a national conference organized by the American Society of Transplant Physicians and the American Association for the Study of Liver Diseases. Transplantation 1998; 66: 956-962.

15. Adam R. European Liver Transplantation Registry (ELTR) 2002.

16. Broelsch CE, Malago M, Testa G, Valentin Gamazo C. Living donor liver transplantation in adults: outcome in Europe. Liver Transpl 2000; 6: S64-S65.

17. Renz JF, Busuttil RW. Adult-to-adult living-donor liver transplantation: a critical analysis. Semin Liver Dis 2000; 20: 411-424.

18. Fujita S, Kim ID, Uryuhara K, Asonuma K, Egawa H, y cols. Hepatic grafts from live donors: donor morbidity for 470 cases of live donation. Transpl Int 2000; 13: 333-339.

19. Boillot O, Delafosse B, Mechet I, Boucaud C, Pouyet M. Small-for-size partial liver graft in an adult recipient; a new transplant technique. Lancet 2002; 359: 406-407.

20. Díaz GC, Renz JF, Mudge C, Roberts JP, Ascher NL, y cols. Donor health assessment after living-donor liver transplantation. Ann Surg 2002; 236: 120-126.

21. Brown R, Russo M, Lai M, Shiffman M, Richardson M, y cols. A survey of liver transplantation from living adult donors in the United States. N Engl J Med 2003; 348: 818-825.

22. Adam R, Cailliez V, Majno P, Karam V, McMaster P, y cols. Normalized intrinsic mortality risk in liver transplantation: European Liver Transplant Registry study. Lancet 2000; 356: 621-627.

23. Taber DJ, Dupuis RE, Fann AL, Andreoni KA, Gerber DA, y cols. Tacrolimus dosing requirements and concentrations in adult living donor liver transplant recipients. Liver Transpl 2002; 8: 219-223.

24. Trotter JF, Stolpman N, Wachs M, Bak T, Kugelmas M, y cols. Living donor liver transplant recipients achieve relatively higher immunosuppressant blood levels than cadaveric recipients. Liver Transpl 2002; 8: 212-218.

25. Hatano E, Terajima H, Yabe S, Asonuma K, Egawa H, y cols. Hepatic artery thrombosis in living related liver transplantation. Transplantation 1997; 64: 1443-1446.

26. Ghobrial RM, Amersi F, Farmer DG, Chen P, Anselmo DM, y cols. Rapid and severe early HCV recurrence following adult living donor liver transplantation. American Transplant Congress, Washington, 2002.

27. Gaglio P, Malireddy S, Levitt B, Lapointe-Rudow D, Lefkowitch J, y cols. Increased risk of cholestatic hepatitis C in recipients of rafts from living versus cadaveric liver donors. Liver Transpl 2003; 9: 1028-1035.

CAPÍTULO 22

HEPATITIS AGUDA EN UN VARÓN DE 46 AÑOS TRAS CIRUGÍA

R. MANZANO FERNÁNDEZ
L. RUIZ DEL ÁRBOL OLMOS

CASO CLÍNICO

Motivo de consulta: ictericia.

Antecedentes personales: portador de una prótesis aórtica metálica implantada en 1993 a consecuencia de una insuficiencia aórtica, por lo que está anticoagulado de forma crónica con dicumarínicos. En febrero de 2001 se le implantó una lente intraocular en el ojo izquierdo por catarata traumática, que precisó posterior recolocación en junio de 2001. El 15 de febrero de 2002 fue intervenido de desprendimiento de retina en el mismo ojo. Otras intervenciones quirúrgicas relatadas por el paciente: apendicectomía, amigdalectomía y herniorrafia inguinal.

Enfermedad actual: varón de 46 años que consulta en abril de 2002 por un cuadro de astenia, anorexia, coluria e ictericia conjuntival con pérdida de 5 kilos de peso, que se inició 35 días después de una intervención quirúrgica por desprendimiento de retina. Previamente se encontraba bien.

Exploración física: ictericia conjuntival y leve hepatomegalia en la exploración abdominal. El resto de la exploración física fue normal.

Analítica:

- Hemograma: Hb 15 g/dl; hematócrito 44 %; leucocitos $8 \times 10^3/\mu l$ (fórmula normal); plaquetas $250 \times 10^3/\mu l$.
- Hemostasia: INR 3,8.

- Bioquímica: GPT 1.870 U/l; GOT 1.233 U/l; GGT 688 U/l; bilirrubina 5,6 mg/dl; fosfatasa alcalina 266 U/l. Resto de parámetros dentro de los límites de la normalidad.
- ANOES: negativos.
- Serología viral: HbsAg negativo; IgM antiHBc negativo; IgM antiVHA negativo.
- PCR para VHC: positivo con carga viral mayor de 1.000 UI/ml.
- Determinación de genotipo viral: genotipo 1.

Pruebas complementarias:
- Ecografía abdominal: vía biliar de 7 milímetros. Hígado, vesícula, vasos abdominales, páncreas y riñones normales.

Evolución y tratamiento: ante el diagnóstico de hepatitis C aguda, se inició tratamiento con interferón pegilado y ribavirina 100 microgramos semanales y 1.000 mg/día, respectivamente, durante un período de un año. A las 6 semanas de iniciado el tratamiento, las transaminasas se habían normalizado y la PCR para el VHC se había vuelto indetectable. A las 56 semanas de seguimiento, las transaminasas continuaban dentro del límite de la normalidad y el ARN viral se mantenía indetectable.

DIAGNÓSTICO DEFINITIVO

Hepatitis aguda por virus C (VHC).

COMENTARIOS

HEPATITIS C AGUDA

INTRODUCCIÓN

La hepatitis C es una infección vírica sistémica con especial tropismo por el hígado. Su agente causal, el virus de la hepatitis C (VHC), se descubrió en 1989 [1] y pronto se identificó como la principal causa de las hasta entonces denominadas «hepatitis no A-no B».

Esta afección se ha convertido en un importante problema de salud pública por su alta tendencia a la cronificación, con las graves repercusiones clínicas que ello conlleva, y su elevada prevalencia (se estima que existen en el mundo 100 millones de personas infectadas de forma crónica) [2].

EPIDEMIOLOGÍA. INCIDENCIA. PREVALENCIA

El cálculo de la incidencia y prevalencia de la hepatitis C aguda constituye un reto epidemiológico, ya que la mayor parte de los casos son asintomáticos.

En el conjunto de las hepatitis agudas virales supone el 15-16 % del total, frente al 47-49 % de casos de hepatitis A o al 33-35 % de hepatitis B [2].

Los casos de hepatitis C aguda se incrementaron en la mitad de la década de los años sesenta (entonces conocida como «hepatitis no A-no B» por no haberse identificado aún el agente causal), alcanzando un pico (240.000 casos anuales en Estados Unidos) a mediados de los ochenta. Posteriormente, se observó una disminución, atribuida principalmente a dos hechos [3]:

- Introducción de medidas de control entre los adictos a drogas por vía parenteral (ADVP) como, por ejemplo, programas de intercambio de jeringuillas.
- Cribado frente a los virus de la hepatitis y frente al VIH entre los donantes de sangre y órganos. En 1992 se comenzaron a introducir las pruebas de detección más sensibles de anticuerpos frente al VHC.

Actualmente, la incidencia en Estados Unidos se estima en 35.000 nuevos casos anuales [4]. Sin embargo, se espera un incremento en el número de pacientes infectados por VHC en los próximos años (se calcula que hasta el 2015), debido a que muchas personas están infectadas de forma crónica y aún no lo saben [4].

Vías de transmisión

El VHC se transmite por vía percutánea, perinatal y sexual. Sin embargo, es importante destacar que en un 30 % de pacientes infectados por VHC no se consigue identificar la vía de contagio [3].

- *Vía percutánea.* Es la principal vía de transmisión:

- Adicción a drogas por vía parenteral. Es la vía de transmisión más importante en los países occidentales. En la mayor parte de los estudios, en un 40-60 % de los casos de hepatitis C se encuentran antecedentes de empleo de drogas por vía parenteral [3].
- Exposición laboral. Los trabajadores sanitarios poseen la misma prevalencia de infección por VHC que la población general. El riesgo de transmisión del VHC tras una exposición percutánea accidental se cifra en un 5 % aproximadamente, y es menor que para el VHB pero mayor que para el VIH [3].
- Nosocomial. Las causas más frecuentes de diseminación de la hepatitis C en el ámbito hospitalario son los errores en las técnicas de asepsia y la esterilización del material médico [3]. La transmisión a partir de sangre y derivados y trasplante de órganos prácticamente ha desaparecido con la introducción en 1992 de pruebas más sensibles de detección de anticuerpos antiVHC [4]. Actualmente, la probabilidad de transmisión de hepatitis C se estima en menos de 1 por 100.000 unidades [3]. La transmisión de hepatitis C del personal sanitario infectado a los pacientes es rara. Sólo hay 8 casos publicados en el mundo [5], asociados en su mayor parte a la contaminación de los narcóticos destinados a los pacientes. El empleo de viales multidosis se ha implicado en varios brotes de hepatitis C [3].

- *Vía sexual.* El riesgo anual de transmisión del VHC asociado a esta vía se estima en menos del 1 % de parejas expuestas [3].
- *Vía perinatal.* La tasa de transmisión perinatal del VHC se estima en un 5-10 % [3]. Se han identificado varios factores que incrementan el riesgo:
  - Niveles elevados de ARN-VHC en suero materno.
  - Coinfección por VIH (aumenta el riesgo al 20 %).
  - Parto prolongado o complicado.
  - Empleo de técnicas diagnósticas invasivas.

ETIOLOGÍA. PATOGÉNESIS

El agente causal de la hepatitis C es el virus de la hepatitis C (VHC). Pertenece a la familia de los flavivirus y constituye el único miembro del género *Hepacivirus*. Es un virus ARN lineal monocatenario de 9,6 kilobases de longitud. Su genoma codifica una única proteína de aproximadamente 3.000 aminoácidos que se escinde postransduccionalmente en 10 polipéptidos (estructurales y no estructurales). La principal característica del genoma del VHC es la heterogeneidad de su secuencia, que puede afectar a cualquier región genómica. Sin embargo, existen regiones con secuencias más conservadas y otras con secuencias de mayor variabilidad; entre estas últimas hay dos especialmente variables, llamadas hipervariables: HVR1 y HRV2 localizadas en E2 (región que codifica para la proteína estructural E2).

Esta heterogeneidad de la secuencia genómica se atribuye principalmente a dos causas [1]:

- Alta tasa de replicación viral.
- Falta de actividad 3´→ 5´ exonucleasa reparadora de la ARN polimerasa viral [2].

A consecuencia de la heterogeneidad de la secuencia genómica, el VHC se clasifica en genotipos numerados del 1 al 6, subtipos (hay más de 50 descritos) y cuasiespecies. El genotipo más frecuente es el 1 (70-75 %) , seguido del 2 (10-15 %) y el 3 (5-10 %). Los genotipos 4, 5 y 6 son poco prevalentes y tienen una localización geográfica más restringida [3]. El genotipo 1b es el más frecuente en España [6]. El desarrollo de cuasiespecies puede contribuir a la cronificación de la infección [1]. El genotipo no parece influir en las manifestaciones clínicas ni en el curso y evolución de la enfermedad, pero tiene importancia pronóstica y terapéutica. Las infecciones crónicas producidas por el genotipo 1 presentan peor respuesta al tratamiento que la observada en las infecciones causadas por los genotipos 2 y 3, en las cuales, además, se requiere menor dosis y duración de tratamiento antivírico. Existe menor experiencia con el resto de genotipos debido a su escasa prevalencia, pero parece ser que su comportamiento es más semejante al del genotipo 1 [1].

CLÍNICA

En el adulto, únicamente entre el 30 y 35 % de los casos son sintomáticos. La duración y la severidad de los síntomas son variables, aunque la fase aguda suele ser autolimitada en varias semanas. En los casos sintomáticos se pueden observar varias fases [3]:

- *Período de incubación.* Tiempo transcurrido entre el momento de la infección y el momento en que aparecen los primeros síntomas. Tiene una duración de 15 a 75 días (media de 50 días). El ARN del VHC puede detectarse en suero en la mayor parte de los pacientes en la primera o segunda semana tras la exposición, mientras que las transaminasas comienzan a elevarse de 2 a 8 semanas tras la exposición [1], alcanzando niveles diez veces mayores del límite superior de la normalidad.
- *Fase prodrómica.* Se caracteriza por la aparición de síntomas inespecíficos: astenia, anorexia, náuseas, febrícula, mialgias, dolor o hipersensibilidad en hipocondrio derecho, entre otros.
- *Fase ictérica.* En esta fase, caracterizada clínicamente por ictericia, coluria y acolia, se suele realizar el diagnóstico. En este momento, casi todos los pacientes presentan positividad para el ARN vírico, pero sólo en un 50-70 % de los pacientes pueden detectarse anticuerpos antiVHC.
- *Fase de convalecencia.*

Durante la fase aguda, son raras las manifestaciones extrahepáticas como artralgias o rash cutáneo.

DIAGNÓSTICO

No existen signos, síntomas ni alteraciones analíticas que permitan diferenciar de forma fiable a la hepatitis C aguda de otros tipos de hepatitis. Entre los métodos diagnósticos disponibles, destacan las pruebas serológicas y las pruebas virológicas.

Puebas serológicas

Se basan en la detección de anticuerpos antiVHC. Se suelen emplear enzimoinmunoanálisis de tercera generación, capaces de detectar anticuerpos dirigidos frente a varios epítopos del VHC. Poseen una elevada sensibilidad (> 99 %) y especificidad (99 %) [7]. Su principal desventaja la constituye su detección tardía en suero. Pueden presentar falsos positivos (enfermedades autoinmunes) y falsos negativos (inmunodepresión, hemodiálisis) [4].

Pruebas virológicas

Se basan en la detección del ARN vírico y pueden clasificarse en cuantitativas y cualitativas. Las pruebas cualitativas tienen un límite de detección de 50 UI/ml [7] y las cuantitativas proporcionan importante información sobre la probabilidad de respuesta de la hepatitis crónica al tratamiento antiviral. Su principal ventaja es que se positivizan de forma precoz, aproximadamente de 1 a 2 semanas posexposición.

La infección por VHC es muy poco probable si ambas pruebas (serológicas y virológicas) son negativas. Cuando ambas son positivas, es difícil hacer el diagnóstico diferencial entre hepatitis C aguda y reagudización de una hepatitis C crónica, a menos que dispongamos de test previos negativos. La presencia de anticuerpos antiVHC con negatividad del ARN del VHC hace poco probable el diagnóstico de hepatitis C aguda, si bien sería conveniente repetir esta última determinación por si hubiera una disminución transitoria de la viremia por debajo de los límites de detección de las técnicas disponibles. Por último, la positividad de los test virológicos (ARN) en un paciente con anticuerpos antiVHC negativos es altamente sugestivo de hepatitis C aguda.

Por todo lo anteriormente expuesto, se puede deducir que la positividad de las pruebas serológicas o virológicas en un paciente con clínica compatible aguda no excluye completamente otros diagnósticos distintos de hepatitis C aguda (por ejemplo, hepatitis crónica C reagudizada o hepatitis aguda no causada por VHC en paciente con hepatitis C crónica). El diagnóstico de certeza requiere, pues, la positivización de las pruebas serológicas y/o virológicas en sujetos que previamente las tenían negativas [7].

HISTORIA NATURAL

La fase aguda de la hepatitis C suele ser autolimitada y presentar una gravedad leve-moderada. Se estima que menos del 1 % de los casos son fulminantes. Su importancia, pues, radica en la elevada tendencia de la infección a la cronificación, que globalmente se estima en un 75-

85 % de los casos [1]. El motivo por el que la infección persiste en algunos pacientes mientras que se resuelve espontáneamente en otros no se conoce, aunque parece depender de la respuesta inmunológica del organismo (especialmente de la respuesta T celular).

Se han identificado diversos factores que influyen en la tasa de cronificación [1]:

- *Edad.* Los jóvenes presentan menor tasa de cronificación que los pacientes de edad avanzada. La tasa de cronificación global en los niños oscila entre el 50 y 60 %.
- *Sexo.* Las mujeres presentan menor tasa de cronificación que los hombres, especialmente las jóvenes.
- *Raza.* La raza negra tiene mayor tasa de cronificación que la blanca y también influye en la respuesta al tratamiento antiviral, observándose menor índice de respuesta.
- *Fase aguda sintomática.* Entre los pacientes que presentan síntomas en la fase aguda se observa menor tendencia a la cronificación, lo que se ha relacionado con una respuesta inmunológica más intensa con respecto a los individuos asintomáticos.
- *Estado inmunológico.* Las inmunodeficiencias (congénitas y adquiridas) predisponen a la cronificación.

PRONÓSTICO

El pronóstico de la hepatitis C empeora de forma significativa con la cronificación de la infección, lo que fundamentalmente se debe a dos hechos:

- Desarrollo de complicaciones de la hepatitis C crónica a largo plazo, las más importantes de las cuales son cirrosis y carcinoma hepatocelular. Se estima que el riesgo global de desarrollo de cirrosis a los 20 años en pacientes con hepatitis C crónica es del 10-15 % [4]. La cirrosis secundaria a infección por el VHC es la principal indicación de trasplante hepático en España (30 % del total de trasplantes), existiendo un carcinoma hepatocelular asociado en aproximadamente el 20 % de los pacientes trasplantados [8]. La incidencia anual de hepatocarcinoma en pacientes con cirrosis asociada al VHC es del 1 al 4 % [8].
- Escasa respuesta de la hepatitis C crónica al tratamiento antiviral. Los mejores índices de respuesta se consiguen con la combinación de interferón pegilado y ribavirina durante un año. Con esta pauta se obtiene una respuesta sostenida global del 54-56 %. Los pacientes infectados por el genotipo 1 tienen peor respuesta al tratamiento (43 %) que los infectados por los genotipos 2 o 3 (79 %) [3].

TRATAMIENTO DE LA HEPATITIS C AGUDA

El objetivo del tratamiento de la fase aguda de la infección por el VHC no es disminuir la severidad ni la duración de los síntomas, sino prevenir la cronificación de la infección. En la actualidad, el mejor indicador de eficacia del tratamiento es la respuesta viral sostenida (RVS), que se define como la ausencia en suero de ARN-VHC a las 6 semanas del fin del tratamiento empleando un método de detección cualitativo [4].

Se han publicado cerca de una veintena de estudios que abordan el tratamiento de la hepatitis C aguda [9] y todos ellos emplean interferón en monoterapia. Sin embargo, es difícil extraer conclusiones de los mismos debido a:

- Pequeño tamaño de las muestras (es difícil conseguir tamaños de muestras adecuados debido a que la hepatitis C aguda es una entidad generalmente asintomática y haberse reducido su incidencia en los países desarrollados en las últimas décadas).
- Heterogeneidad de las publicaciones con respecto a su metodología, características de los pacientes (ya se analizó antes su gran importancia), dosis y duración del tratamiento, seguimiento y otros factores.

El análisis global de los resultados indica que el tratamiento con interferón en monoterapia reduce el riesgo de cronificación de la infección por VHC (respuesta viral sostenida del 62 % en los 369 pacientes tratados frente al 12 % en los 201 pacientes no tratados) y que la disminución de la cronificación se correlaciona con las características de los pacientes y con la dosis y duración de tratamiento (a mayor dosis y tiempo de tratamiento, se obtiene una mejor respuesta) [9].

En la actualidad no existen estudios que evalúen la terapia combinada con interferón-ribavirina o interferón pegilado-ribavirina en la hepatitis C aguda, aunque parece lógico esperar mejores respuestas por la experiencia obtenida del tratamiento de la hepatitis C crónica. En el tratamiento de la hepatitis C crónica, los mejores resultados se han obtenido con la combinación de interferón pegilado y ribavirina durante 1 año [3]. De hecho, existen autores que han comenzado a utilizar dicha pauta, consiguiendo buenos resultados [10].

Por otro lado, en la actualidad no conocemos el momento idóneo para comenzar el tratamiento, los predictores de respuesta ni la dosis ni la duración de los antivíricos. Sería muy conveniente identificar a los pacientes de mayor riesgo de cronificación para evitar el sobretratamiento de los mismos. No hay que olvidar que la terapia es cara y no está exenta de efectos adversos, que obligan a su retirada en un 10-14 % de los pacientes [11].

Un estudio publicado recientemente [12] sugiere que el tratamiento puede diferirse 3 meses en aquellos pacientes con hepatitis C aguda sintomática sin que ello disminuya de forma significativa el porcentaje de respuesta. En cambio, en los pacientes con hepatitis C aguda no ictérica, que tienen un riesgo muy elevado de cronificación, recomiendan comenzar la terapia lo más pronto posible.

BIBLIOGRAFÍA RECOMENDADA

1. Hoofnagle J. Course and outcome of hepatitis C. Hepatology 2002; 36: S21-S29.
2. Orland J, Wright T, Cooper S. Acute hepatitis C. Hepatology 2001; 32: 321-327.
3. Hoofnagle J, Heller T. Hepatitis C. En Zakim D, Boyer TD. Hepatology. A textbook of liver disease, 3.ª ed. Saunders. Filadelfia: 1017-1062.
4. National Institute of Health Consensus Development Conference Statement: management of hepatitis C, 2002. Hepatology 2002; 36: S3-S17.
5. Alter M. Prevention of spread of hepatitis C. Hepatology 2002; 36: S93-S98.
6. Puig-Basagoiti F, Sáiz JC. Replicones subgenómicos del virus de la hepatitis C (VHC): nuevas expectativas para la profilaxis y el tratamiento de la hepatitis C. Gastroenterología y Hepatología 2001; 24: 506-510.
7. Pawlotsky JM. Use and interpretation of virological tests for hepatitis C. Hepatology 2002; 36: S65-S73.
8. Prieto M, Clemente G, Casafont F, Cuende N, Cuervas-Mons V, Figueras J, Grande L, Herrero JI, Jara P, Mas A, De la Mata M, Navasa M. Documento de consenso de indicaciones de trasplante hepático. Gastroenterología y Hepatología 2003; 26: 355-375.
9. Alberti A, Boccato S, Vario A, Benvegnù L. Therapy of acute hepatitis C. Hepatology 2002; 36: S195-S200.
10. Nicolas I, Pons JA. Tratamiento de la hepatitis aguda C con interferón pegilado y ribavirina. Gastroenterología y Hepatología 2003; 26: 275-277.
11. Fried M. Side effects of therapy of hepatitis C and their management. Hepatology 2002; 36: S237-S244.
12. Tilman J, Diepolder HM, Zachoval R, Gruener NH, Jung MC, Ulsenheimer A, Schraut WW, Schirren CA, Waechtler M, Backmund M, Pape GR. Acute hepatitis C: high rate of both spontaneous and treatment-induced viral clearance. Gastroenterology 2003; 125: 80-88.

Nota de los editores: *otras citas de interés*

Vega R, Planas R, Durandez R, Fábregas S. Hepatitis C aguda: respuesta al tratamiento con interferón más ribavirina. Gastroenterología y Hepatología 2002; 25: 483-490.
Licata A, Di Bona D, Schepis F, Shahied L, Craxi A, Camma C. When and how to treat acute hepatitis? J Hepatol 2003; 39: 1056-1062.

CAPÍTULO 23

LESIÓN SÓLIDA HEPÁTICA EN UNA MUJER JOVEN CON FERRITINA ALTA

M. VILLAFRUELA CIVES
D. BOIXEDA DE MIQUEL
*D. RETAMAR MANCHA**
*A. MORENO CAPARRÓS***

** Radiología*
*** Anatomía Patológica*

CASO CLÍNICO

Motivo de consulta: elevación de la ferritina sérica.

Antecedentes personales: ingesta de anticonceptivos durante 10 años. Cirugía de prótesis mamaria hace 5 años.

Enfermedad actual: mujer de 34 años que acude a las consultas de gastroenterología porque durante un estudio realizado por su facultativo particular a propósito de sintomatología de astenia, se detectaron niveles altos de ferritina sérica (707,9 ng/ml) con normalidad de las transaminasas, de la FA y la GGT. En un estudio más específico realizado por éste, se detectó un HLA A3, motivo por el cual se remitió a nuestro servicio. La paciente no refería sintomatología alguna, digestiva o hepática salvo dolor abdominal periumbilical ocasional que se aliviaba con el ventoseo.

Exploración física: como único dato significativo se apreció hepatomegalia de 3 cm no dolorosa.

Analítica (inicial solicitada en la consulta): Hb 13,6 g/dl; Ht 39,5 %; VCM 92 fl; leucocitos 11 $\times$ 10^3/µl (fórmula normal); plaquetas 289 $\times$ 10^3/µl. Bioquímica hepática normal. Ferritina 707,9 ng/dl. Coproporfirinas y uroporfirinas en orina de 24 h normales. AAN, AML, AAM y anti LKM negativos. Alfa-fetoproteína 2,5 UI/ml. HbsAg y VHC negativos. Homocigota para la mutación 282 del gen del HFE.

Pruebas complementarias:

- Ecografía abdominal: sin alteraciones, hígado de morfología y aspecto normal, pero al presentar mala ventana ecográfica se recomienda otra técnica de imagen.
- RM: se detectó alteración de la señal en relación a sobrecarga férrica. En el segmento IV del lóbulo izquierdo, lesión nodular de 2 cm, superficial, con patrón de captación que descartaba quiste simple o hemangioma (figs. 1, 2 y 3).

Ante este hallazgo, se solicitó TC para diagnóstico y eventual PAAF.

- TC: el hígado presentaba alta densidad compatible con sobrecarga férrica. Se observaba la lesión nodular antes comentada en el segmento IV, realizándose PAAF de lesión (fig. 4).
- Citología hepática: hepatocitos con abundante hierro intracitoplasmático, pero de características citológicas no concluyentes.
- Se intentó biopsia hepática con control ecográfico, pero no fue posible por hallarse la LOE situada en posición craneal.
- Posteriormente se efectuó una arteriografía con lipiodol para valoración prequirúrgica. En la fase arterial, se observó captación del contraste por la lesión y en la fase portal la captación era menos densa que el parénquima circundante.

Tratamiento: tras un mes de las pruebas citadas, se realizó resección del tumor con márgenes libres de 1,5 cm. Se efectuaron biopsias intraoperatorias de los ganglios (adenitis reactiva, con ausencia de células malignas y presencia de hemosiderina en la histología).

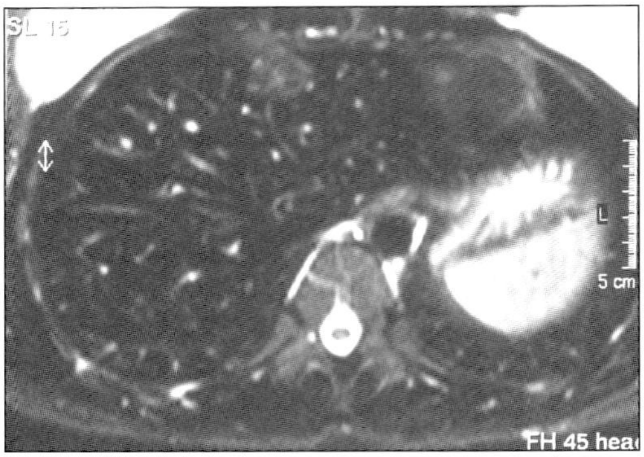

FIG. 1. Imagen de HNF en RM.

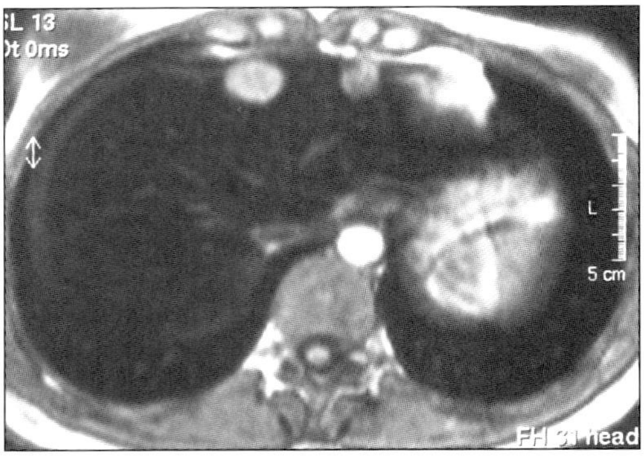

FIG. 2. Fase arterial precoz con retraso en el llenado de cicatriz central.

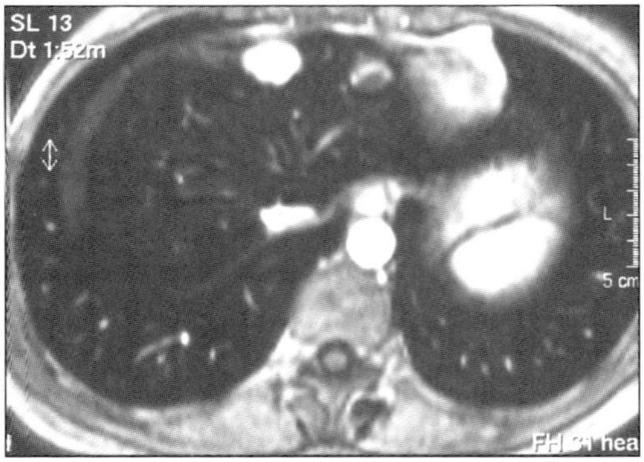

FIG. 3. Fase arterial tardía, muy contrastada con gadolinio.

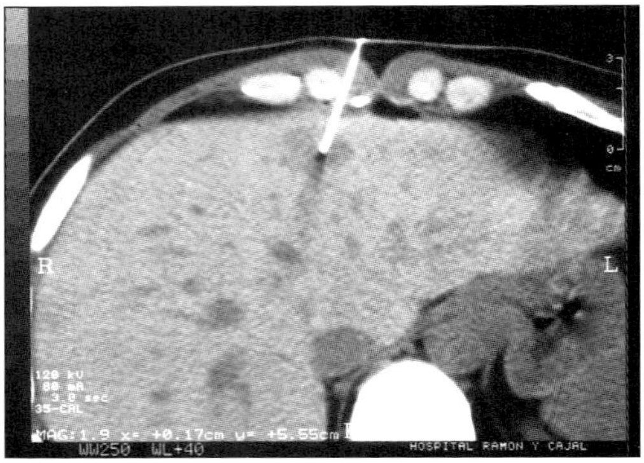

FIG. 4. TC: lesión nodular hepática con aguja de aspiración citológica a su nivel.

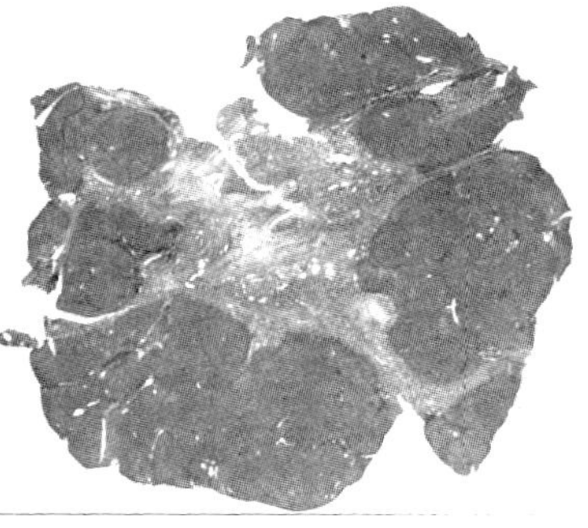

FIG. 5. Microfotografía con pequeño aumento de una HNF en la que se observa un área central estrellada de fibrosis con finos septos que lobulan el resto del parénquima. (Masson 10×.)

El estudio anatomopatológico de la pieza mostró un área central estrellada de fibrosis con septos finos que lobulan el parenquima (fig. 5).

DIAGNÓSTICO DEFINITIVO

- **Hiperplasia nodular focal.**
- Hemocromatosis primaria.

COMENTARIOS

HIPERPLASIA NODULAR FOCAL

INTRODUCCIÓN

La hiperplasia nodular focal (HNF) [1] es una lesión hepática benigna, poco frecuente (0,9 %), predominantemente diagnosticada en mujeres. Su incidencia está en aumento posiblemente en relación con el número elevado de solicitudes de pruebas de imagen como cribado de patología [2, 3]. Fue descrita por primera vez por Edmonson en 1958 [4]

Histológicamente forma una masa bien circunscrita, no encapsulada, compuesta de nódulos de hepatocitos hiperplásicos y células de Kupffer que rodean una cicatriz central vascular estrellada de la que irradian septos fibrosos que lo dividen en lóbulos. Suele ser menor de 5 cm.

EPIDEMIOLOGÍA

El diagnóstico se realiza predominantemente en mujeres con una relación mujer-varón de 8:1 [5], sobre todo durante la tercera-quinta décadas de la vida, en las que se observan el 67,5 % aproximadamente del total [6]. En la infancia, en edades entre 0-16 años, la HNF constituye el 2 % del total de tumores hepáticos pediátricos y un 0,02 % de todos los de esta edad [7]. En el adulto constituye un 8 % de los tumores benignos hepáticos, siendo el segundo en frecuencia tras el hemangioma [8].

PATOGENIA

Actualmente la patogenia sigue siendo discutida. Aunque su origen parece atribuirse al empleo de anticonceptivos orales (ACO), la influencia real de éstos es controvertida [8, 9]. Los ACO se han asociado al desarrollo de adenomas hepatocelulares, pero su relación con la HNF no ha sido establecida. No obstante, muy probablemente ni el tamaño ni el crecimiento de ésta se relaciona claramente con los ACO. Ocasionalmente, en los varones se han visto asociadas a la ingesta de esteroides, en cuyos casos suelen ser mayores y más sintomáticas [4, 10]. Se han descrito asociadas con hemangiomas, drepanocitosis y enfermedades de depósito como la glucogenosis [7].

Se cree que es un proceso más hiperplásico que neoplásico [6], una proliferación de hepatocitos secundaria a un aumento del flujo vascular [1]. En diversos estudios se demuestra, en unos pocos casos, una arteria nutricia separada del resto de irrigación hepática. Por otra parte, hay casos asociados a enfermedad de Von Recklinghausen que se caracterizan precisamente por anormalidades vasculares frecuentes [11]. En la arteriografía se observa una hipervascularización con retraso en la eliminación del contraste. Otras teorías señalan que el hiperaflujo causa un trauma en las plaquetas implicadas por la turbulencia del flujo vascular ocasionado por las arterias tortuosas, originándose múltiples trombos y liberándose factores de crecimiento plaquetarios que estimulan la síntesis del ADN en los hepatocitos. No obstante, esta trombosis sólo se observa en las grandes lesiones, por lo que parece algo secundario y no primario [11].

ANATOMÍA PATOLÓGICA

Suele darse en hígados sanos, aunque puede asociarse a anormalidades vasculares como angiomas o tumores como el carcinoma fibrolamelar [1]. Últimamente se ha visto asociado con hemangiomas hepáticos. Las dos terceras partes son solitarios, lobulados y se localizan más frecuentemente en el lóbulo derecho. Recientemente Nguyen y cols. estudiaron 305 casos y describieron nuevas formas histológicas [6]. La clasificación de estos autores es la siguiente:

Forma clásica (80,3 %)

Se presenta en menos del 50 % de los casos [1]. Descrita como una lesión nodular de parénquima hiperplásico con hepatocitos de apariencia normal, atrofiados focalmente en la vecindad de las dilataciones sinusoidales, con una cicatriz central de tejido conectivo y que contiene vasos prominentes, dúctulos biliares y células inflamatorias. Se acompaña de malformación de estructuras vasculares, consistente en arterias grandes y tortuosas y septos radiales fibrosos entre ellas que parten de la cicatriz central antes mencionada [6].

Este patrón está definido por la presencia de tres características histológicas:

- Arquitectura nodular.
- Vasculatura en apariencia malformada.
- Proliferación colangiolar.

Forma no clásica (19,7 %)

Siempre muestra proliferación ductular, pero carece de las dos primeras condiciones para ser clásica (sin arquitectura nodular clara y sin vasculatura aparentemente malformada). Incluye tres formas diferenciadas:

- *Telangiectásica* (15,4 %). Se manifiesta con ausencia de la cicatriz central, los septos fibrosos son menores que en la forma clásica, con mayores arterias, más tortuosas y dilatadas, y siempre con proliferación ductular.
- *Mixta hiperplásica y adenomatosa.* Es la forma de transición entre el adenoma hepatocelular (AH) y la HNF. No presenta cicatriz central y la apariencia lobulada apenas puede sospecharse. Suele tener un tamaño entre 3 y 10 cm.
- *HNF con atipia citológica.* Muestra grandes núcleos de contorno nuclear irregular, hipercromía, cromatina granular y nucléolos, así como frecuente multinucleación e inclusiones citoplasmáticas. A veces se observa balonización citoplasmática.

Síndrome de HNF múltiple (20,8 %)

Se define por la presencia de al menos dos lesiones compatibles y una más asociada de las siguientes:

- Hemangioma hepático o malformaciones arteriales.
- Meningioma.
- Astrocitoma.
- Malformaciones vasculares en el SNC.

CLÍNICA

La HNF se descubre incidentalmente, en pacientes asintomáticos, siendo un hallazgo radiológico mediante una técnica de imagen (habitualmente ecografía) que se ha solicitado por otra razón.

En el estudio de Nguyen y cols. [6] la frecuencia de los síntomas es la que se refleja en la tabla 1.

El dolor abdominal generalmente consiste en mero malestar, aunque puede presentarse de forma aguda secundariamente a hemorragia o infarto de la lesión [12], hecho muchísimo menos frecuente que en el AH.

En el seguimiento se detecta muy raramente aumento de volumen de la lesión y en cuanto la alteración de la bioquímica hepática se ha observado sólo en un 13 % de los pacientes (sobre todo elevación de transaminasas o patrón de colestasis).

TABLA 1. Sintomatología de la HNF

Signos y síntomas	% de pacientes
Descubrimiento incidental	35,4
Dolor abdominal	57,7
Masa abdominal	3,8
Hepatomegalia	0,8
Síndrome constitucional	1,5

Tomada de Nguyen y cols. [6].

DIAGNÓSTICO

Es muy importante saber que no existe ninguna prueba de imagen que por sí sola proporcione un diagnóstico de certeza. Sin embargo, la combinación de la información obtenida por diferentes técnicas podría orientar el diagnóstico [7].

Los requisitos clínicos para el diagnóstico de tumor benigno son la ausencia de historia de malignidad o enfermedad crónica hepática que predispongan a hepatocarcinoma.

Se detecta más frecuentemente con RM que con TC (78 y 60 %, respectivamente), correspondiendo a la primera una sensibilidad del 70 % y una especificidad del 98 % [2], es decir, que la TC puede ser normal. Diversos autores aceptan que si la HNF cumple el criterio de parénquima homogéneo con cicatriz central hipodensa, no es necesaria la confirmación histológica o quirúrgica, pudiéndose obtener un diagnóstico preoperatorio radiológico hasta en el 83 % de los casos [2].

De todas formas, el diagnóstico prequirúrgico de esta entidad respecto a otras como el AH o el carcinoma puede ser muy complicado, sobre todo cuando no se presenta de modo clásico [1]. Evidentemente, dicho diagnóstico es muy importante, ya que establece el tratamiento óptimo diferencial entre unas y otras lesiones. Un diagnóstico incierto implicaría medidas más agresivas, por lo que es esencial un diagnóstico certero.

Hallazgos típicos [5]

- *En la ecografía:* lesión de ecogenicidad normal, en la que la cicatriz central se observa con dificultad. Con eco-Doppler presenta signos de hipervascularización arterial.
- *En la TC:* LOE solitaria, homogénea y levemente hipoatenuada o isoatenuada (sin contraste). En el 20 % se detecta la cicatriz central. Durante la fase arterial hay hipercaptación en el 96 %, a excepción de la cicatriz central que retrasa su realce tras el contraste por la presencia de abundante estroma mixomatoso. Durante la fase portal disminuye la captación dando lugar a una isoatenuación con cicatriz central hiperintensa.
- *En la RM:* en T_1 la imagen es iso/hipointensa en el 94-100 % de los casos y en T_2 es iso/hiperintensa. Con gadolinio [2] hay una intensificación arterial, con acumulación del contraste en el área central en imágenes tardías.
- *En la arteriografía:* se puede encontrar una configuración hipervascular radial característica, pero poco frecuente, en forma de «rueda de carro» [7]. De todas formas, no es una técnica que se utilice con frecuencia en el diagnóstico de este tumor.

Hallazgos atípicos

En un 35 % de las ocasiones nos encontramos con hallazgos atípicos que dificultan el diagnóstico, haciendo necesario proseguir con pruebas más cruentas que las radiológicas. Entre estos hallazgos destacan:

- La heterogeneidad por necrosis (más frecuente en pacientes tratados con ACO).
- Acumulación grasa por esteatosis en el hígado adyacente.
- No visualización de la cicatriz central (esto sucede en la TC en un 16-40 % y en la RM 22 %) [12].
- Presencia de seudocápsula [5].

DIAGNÓSTICO DIFERENCIAL

Desde el punto de vista radiológico, en la tabla 2 presentamos las características principales de las lesiones ocupantes de espacio más frecuentes en el hígado [2, 8, 12-14].

TRATAMIENTO

Las indicaciones aceptadas del tratamiento quirúrgico de la HNF son las siguientes [13]:

- Prevención de las complicaciones como la necrosis y hemorragia.
- Síntomas debidos a compresión extrínseca en la cavidad gástrica.
- Sospecha de malignidad.
- Diagnóstico incierto tras las técnicas de imagen.

Cuando el diagnóstico de la HNF es de absoluta certeza, el tratamiento consiste en un manejo conservador. Esto es así cuando la anamnesis, la bioquímica y los criterios de imagen son compatibles con HNF. Entonces se puede aceptar el diagnóstico sin certificación histológica, no así si cursa de modo atípico [2].

La observación sólo debe emplearse en pacientes seleccionados, ya que los factores predictivos

TABLA 2. Principales características de las lesiones ocupantes de espacio en el hígado

	Ecografía	TC	RM	Contraste i.v.
Quistes hepáticos	Pared fina Contenido claro	Pared fina Contenido claro	T_2 hiperintenso	No indicado **(avascular)**
Hemangioma	Bien definido Homogéneo **Hiperecoico**	Hipodenso	T_1 hipointenso T_2 hiperintenso	Llenado centrípeto Retención en fase portal
Hiperplasia nodular focal	Parénquima normal; frecuente sólo ver cicatriz central **Inespecífico**	Homogéneo Lobulado **Cicatriz central hipodensa**	Cicatriz central Fenómeno de la «rueda» **T_1 iso/hipointenso** **T_2 iso/hiperintenso**	Rellenado de vasos Lavado temprano **Llenado tardío de la cicatriz**
Adenoma hepatocelular	Parénquima normal, no bien visualizado	Bien definido, leve, homogéneo Cápsula (25 %)	**T_1 hiperintenso** **T_2 iso/hipointenso**	Hipervascular, lavado como en hígado normal
Carcinoma hepatocelular	Hiperecoico	**Heterogéneo** Cápsula en 60-80 %	T_1 intensidad variable T_2 hiperintenso, **patrón en mosaico**	Hipervascular **Contrastado irregularmente** Vasculatura anormal
Metástasis	Variable	Heterogéneo Hipo/isoatenuado Necrosis central Calcificaciones **Traza «en anillo»**	T_1 hipo/isointenso, signo de **«donuts»** T_2 iso/hiperintenso, signo del «target»	Hipovascular (a veces hipervascular) «Anillo» completo o incompleto

En letra negrita los más frecuentes. Modificado de Cherqui D y cols. [2], Mortele KJ y cols. [8], Horton KM y cols. [12], Rave S y cols. [13], Nino-Murcia M y cols. [14].

de comportamiento atípico permanecen oscuros. Por lo tanto, es difícil establecer con razonable seguridad aquellas lesiones que se van a comportar de modo benigno sin crecimiento y sin causar síntomas [10].

Así, estos casos se controlan con ecografías seriadas y toma de biopsias confirmatorias o extirpación quirúrgica en caso de que crezca la lesión o se haga sintomática. Es muy recomendable interrumpir los contraceptivos, pues aunque no se ha demostrado, tampoco se excluye que puedan ser tróficos de la lesión [15].

El tratamiento quirúrgico es seguro y efectivo: en series amplias con pacientes de diversas edades y patologías, las complicaciones menores ocurren en un 13 % y las mayores en un 9 %, siendo la mortalidad posoperatoria menor del 1 % [13]. La resección es el tratamiento de elección cuando se realiza un diagnóstico incidental en una laparotomía [10].

Se ha descrito que con la embolización disminuye el tamaño y desaparecen los síntomas en caso de haberlos. Cuando la cirugía está contraindicada, la embolización pasa a ser la opción más adecuada [4].

BIBLIOGRAFÍA RECOMENDADA

1. Bioulac-Sage P, Balabaud C, Wanless IR. Diagnosis of focal nodular hyperplasia: not so easy. Am J Surg Pathol 2001; 25: 1322-1325.
2. Cherqui D, Rahmouni A, Charlotte F, Boulahdour H, y cols. Management of focal nodular hyperplasia and hepatocellular adenoma in young women: a series of 41 patients with clinical, radiological and pathological correlations. Hepatology 1995; 22: 1674-1681.
3. Vivas S, Jorquera F, Muñoz F, Herrera A, y cols. Hiperplasia nodular focal múltiple hepática: presentación en la infancia y evolución atípica. Gastroenterol Hepatol 2000; 23: 9-11.

4. Pain JA, Gimson AES, Williams R, Howard ER. Focal nodular hyperplasia of the liver: results of treatment and options in management. Gut 1991; 32: 524-527.
5. Mortele KJ, Praet M, Van Vlierberghe H, Kuneen M, Ros PR. CT and MR imaging findings in focal nodular hyperplasia of the liver: radiologic-pathologic correlation. AJR 2000; 175: 687-693.
6. Nguyen BN, Fléjou JF, Terris B, Belghiti J, Degott C. Focal nodular hyperplasia of the liver: a comprehensive pathologic study of 305 lesions and recognition of new histologic forms. Am J Surg Pathol 1999; 23: 1441-1454.
7. Chicano FJ, Torroba A, Aranda MJ, Ruiz JI, Jiménez MA. Hiperplasia nodular focal hepática. An Esp Pediatr 2000; 52: 279-280.
8. Mortele KJ, Ros PR. Benign liver neoplasms. Clin Liver Dis 2002; 6: 119-145.
9. Kubota T, Schimizu K, Sonoyama T, Ikeda E, y cols. Enlarged focal nodular hyperplasia of the liver under the influence of oral contraceptives. Hepatogastroenterol 2001; 48: 1736-1739.
10. Nagoerney DM. Benign hepatic tumors: focal nodular hyperplasia and hepatocellular adenoma. World J Surg 1995; 19: 13-18.
11. Wanless IR, Mawdsley C, Adams R. On the pathogenesis of focal nodular hyperplasia of the liver. Hepatology 1985; 5: 1194-1200.
12. Horton KM, Bluemke DA, Hruban RH, Soyer P, Fishman EK. CT and MR imaging of benign hepatic and biliary tumors. Radiographics 1999; 19: 431-451.
13. Rave S, Hussain SM. A liver tumor as an incidental findig: differential diagnosis and treatment. Scand J Gastroenterol 2002; supl. 236: 81-86.
14. Nino-Murcia M, Olcott EW, Jeffrey RB, Lamm RL, Beaulieu CF, Jain KA. Focal liver lesions: pattern-based classification scheme for enhancement at arterial phase CT. Radiology 2000; 215: 746-751.
15. Farrell GC. Benign tumors of the liver. En Schiff ER, Sorrel MF, Maddrey (eds). Diseases of the liver, 8.ª ed. Lippincott-Raven. Filadelfia, 1999: 1245-1267.

Nota de los editores: *otras citas de interés*

Fabré A, Audet P, Valerie V, Nguyen BN, Valla D, Belghiti J, y cols. Histologic scoring of liver biopsy in focal nodular hyperplasia with atypical presentation. Hepatology 2002; 35: 414-420.
Herman P, Pugliese V, Machado MAC, Montagnini AL, Salem MC, Brachella T, y cols. Hepatic adenoma and focal nodular hyperplasia: differential diagnosis and treatment. World J Surg 2002; 24: 372-376.
Brancatelli G, Federle MP, Grazioli L, Blachar A, Peterson MS, Thaete L. Focal nodular hyperplasia: CT findings with emphasis on multiphasic helical CT in 78 patients. Radiology 2001; 219: 61-68.
Carlson SK, Johnson CD, Bender CE, Welch TJ. CT of focal nodular hyperplasia of the liver. AJR 2000; 174: 705-712.

CAPÍTULO 24

MUJER DE 54 AÑOS DE EDAD CON ASTENIA E HIPERTRANSAMINASEMIA PROLONGADAS

R. MANZANO FERNÁNDEZ
A. CANO RUIZ
*A. MORENO CAPARRÓS**

** Anatomía patológica*

CASO CLÍNICO

Motivo de consulta: astenia y molestias abdominales.

Antecedentes personales: diagnosticada hace varios años de síndrome depresivo en tratamiento con paroxetina. Colecistectomizada en febrero de 2001 por colecistitis crónica y colelitiasis. La paciente no tenía hábitos tóxicos, nunca había sido transfundida, no consumía otros fármacos ni mantenía comportamientos de riesgo de adquisición de hepatitis viral. Hábito intestinal estreñido.

Enfermedad actual: mujer de 54 años que tiene astenia desde hace tres años, molestias abdominales con plenitud posprandial e intolerancia a las grasas. De forma ocasional, presenta episodios de náuseas, vómitos y dolor en hipocondrio derecho. Desde hace dos años se advierte alteración analítica (GOT 287 UI/l, GPT 427 UI/l, GGT 147 UI/l), con escasas variaciones en diversos controles. No ha presentado fiebre ni otra sintomatología. Desde su ambulatorio es remitida a las consultas externas de nuestro servicio.

Exploración física: obesidad moderada y coloración normal de piel y mucosas. Abdomen globuloso, blando y depresible, no doloroso a la palpación y sin masas ni megalias palpables. Cicatriz de colecistectomía. El resto de la exploración fue normal.

Analítica:
- Hemograma: Hb 14,6 g/dl; hematócrito 43 %; VCM 93 fl; leucocitos $4{,}9 \times 10^3$/µl (fórmula normal); plaquetas 177×10^3/µl; VSG 15 mm.

- Hemostasia: actividad de protrombina 74 %; INR 1,3; fibrinógeno 301 mg/dl.
- Bioquímica: GOT 301 UI/l; GPT 405 UI/l; GGT 122 UI/l; LDH 262 UI/l; FA 114 UI/l; bilirrubina 0,8 mg/dl. Glucemia, urea, creatinina, ácido úrico, calcio y fósforo normales.
- Proteinograma: proteínas totales 8,1 g/dl; albúmina 51,7 %; α_1 globulina 28 %; α_2 globulina 9,2 %; ß globulina 8,9 %; γ globulina 27,4 %.
- Inmunoglobulinas: IgG 2.690 mg/dl; IgA 178 mg/dl; IgM 52 mg/dl.
- ANOES: anticuerpos antinucleares 1/80; anticuerpos antimúsculo liso 1/160. Anticuerpos antimitocondriales, antiLKM y anticélulas parietales negativos.
- HBsAg, antiHBc y VHC: negativos.
- Sideremia: 113 g/dl.
- Cupremia: 80 µg/dl.
- Ceruloplasmina: 32 mg/dl.
- α_1 antitripsina: 110 mg/dl.

Ante la posibilidad de que se tratara de una hepatitis autoinmune, se solicitó biopsia hepática que reveló extensas áreas de parénquima de conformación rosetoide con un IAH = 12 (I = 2, II = 3, III = 3, IV = 4) y fibrosis 4/6 (fig. 1).

Evolución y tratamiento: con el diagnóstico de hepatitis autoinmune, se inició tratamiento con metilprednisolona 40 mg/día durante 10 días, disminuyendo luego la dosis progresivamente cada semana, y con azatioprina 50 mg/día. A los dos meses de haber empezado el tratamiento y estando la paciente con metilprednisolona 10 mg/día, se normalizaron las enzimas hepáticas y se produjo mejoría sintomática. Se determinaron los niveles de tiopurina metiltransferasa (TPMT), obteniendo como resultado 24,3 UI/l, lo cual permitió una dosis máxima diaria de azatioprina de 2,5 mg/kg. A los seis meses, manteniendo el tratamiento, la paciente continúa en remisión clínica y analítica. En todo momento, la terapia ha sido bien tolerada.

DIAGNÓSTICO DEFINITIVO

– Hepatitis autoinmune.

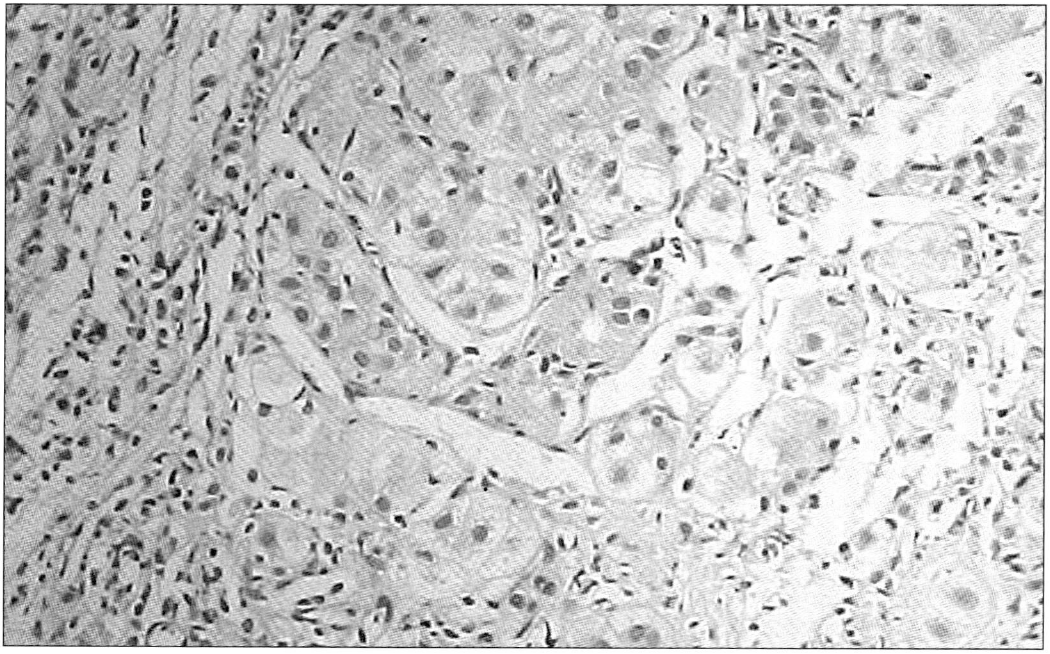

FIG. 1. El estudio histológico reveló HCA con extensas áreas de parénquima mostrando conformación rosetoide difusa de hepatocitos con infiltración de células plasmáticas (HE ×300).

COMENTARIOS

TRATAMIENTO DE LA HEPATITIS AUTOINMUNE

INTRODUCCIÓN

La hepatitis autoinmune (HAI) es una hepatopatía inflamatoria crónica y progresiva, de etiología desconocida y a la que se atribuye una patogenia autoinmune. Se caracteriza por la presencia de hipergammaglobulinemia, autoanticuerpos circulantes y hepatitis periportal e infiltración portal por células plasmáticas en el estudio histológico del hígado. Sin embargo, es una enfermedad muy heterogénea en cuanto a su expresión clínica y hallazgos de laboratorio, y carece de marcadores inmunoserológicos patognomónicos, por lo que el diagnóstico es complejo y requiere la exclusión de otras enfermedades hepáticas, especialmente hepatitis virales, tóxicas y genéticas (enfermedad de Wilson, hemocromatosis, déficit de α_1 antitripsina).

Es una enfermedad poco frecuente. La prevalencia mundial se desconoce [1], pero varía geográficamente. Estudios epidemiológicos realizados en poblaciones del norte de Europa, donde la HAI se da con mayor frecuencia, muestran los siguientes datos [2]:

- Incidencia: 1,9 casos/100.000 habitantes/año.
- Prevalencia: 16,9 casos/100.000 habitantes.

La variación geográfica se atribuye a la importante asociación de la HAI con la positividad para determinados antígenos del complejo mayor de histocompatibilidad (especialmente HLA B8 y DR3) [3]. Puede afectar a personas de cualquier edad y sexo, pero es más frecuente en mujeres (proporción 4:1 aproximadamente) [1].

En la mayor parte de los pacientes, la HAI se presenta de una manera insidiosa con la aparición de síntomas inespecíficos (astenia, anorexia, náuseas, molestias abdominales, artralgias, mialgias, rash cutáneo, prurito, febrícula, alteraciones menstruales en las mujeres...). En un 30 % de los casos, sobre todo entre los pacientes más jóvenes, la presentación es aguda imitando clínica y analíticamente a una hepatitis viral aguda. Un 15-20 % de los pacientes se encuentran asintomáticos y el diagnóstico se realiza al detectarse de forma casual una alteración de las transaminasas en una analítica de rutina. En un 40-50 % de los casos se asocia otra enfermedad extrahepática de etiología autoinmune [1]. La HAI progresa a cirrosis en un 40-80 % de los casos.

La HAI es una hepatopatía potencialmente grave y de mal pronóstico. De hecho, el 50 % de los pacientes no tratados que desarrollan cirrosis mueren en los tres años desde el diagnóstico y el 90 % han fallecido a los 10 años. Sin embargo, la supervivencia a los 20 años de los pacientes tratados es del 80 % [4]. Estas cifras reflejan la importante repercusión que tiene el tratamiento para modificar la historia natural de la enfermedad.

SELECCIÓN DE LOS PACIENTES

Los pacientes con actividad inflamatoria severa constituyen un subgrupo en el que la supervivencia a corto plazo disminuye de manera considerable. Los marcadores de actividad inflamatoria empleados en la actualidad son los siguientes:

- *Niveles de transaminasas y gammaglobulina.* Los pacientes con niveles de transaminasas 10 veces por encima del límite superior de la normalidad o con niveles 5 veces mayores del límite superior de la normalidad junto con niveles de gammaglobulina que doblen los valores normales, tienen una mortalidad del 40 % en los seis meses siguientes al diagnóstico [4, 5].
- *Examen histológico.* La necrosis en puentes y la necrosis multilobulillar progresan a cirrosis en el 82 % de los casos, asociándose a una mortalidad del 45 % a los cinco años. La presencia de cirrosis activa en el momento del diagnóstico se asocia a una mortalidad del 58 % a los cinco años [4, 5]. En cambio, sólo en el 17 % de los pacientes con hepatitis periportal se produce progreso a cirrosis a los cinco años y la supervivencia en este período de tiempo es similar a la de la población general [5].
- *Clínica.* La presentación aguda de la enfermedad es indicativa de gran actividad inflamatoria.

Los títulos de autoanticuerpos fluctúan ampliamente en un mismo individuo [6] y no reflejan la respuesta al tratamiento [7]. Por lo tanto, no es necesaria su monitorización como marcadores de actividad inflamatoria.

Según los datos expuestos, se considera indicación absoluta de tratamiento [4]:

- GOT ≥ 10 veces el límite superior de la normalidad.
- GOT ≥ 5 veces el límite superior de la normalidad + gammaglobulina ≥ 2 veces los valores normales.
- Necrosis en puentes.
- Necrosis multilobulillar.
- Cirrosis activa.
- HAI con presentación aguda.

Los pacientes con menor actividad inflamatoria poseen una mortalidad del 10 % a los diez años y la progresión a cirrosis se produce en el 49 % de los casos en quince años según estudios retrospectivos. No existen ensayos clínicos controlados que determinen la relación beneficio-riesgo del tratamiento en este grupo. La indicación de tratamiento debe ser individualizada y suele basarse en la sintomatología asociada [4].

Existe un tercer grupo de pacientes en los que la enfermedad no está activa y, por lo tanto, no se beneficia del tratamiento. Este grupo está formado por los pacientes con cirrosis inactiva o hepatitis portal en el estudio anatomopatológico del hígado [4].

TRATAMIENTO

Los corticoides solos o acompañados de azatioprina constituyen el tratamiento de elección para la hepatitis autoinmune. No existe consenso sobre cuál debe ser la dosis inicial de glucocorticoides y si la azatioprina debe asociarse al comienzo del tratamiento o añadirse posteriormente.

La pauta propuesta por Czaja y colaboradores [3-5, 7] es la siguiente:

- Terapia con corticoides. Inicio con prednisona 60 mg/día, disminuyendo la dosis en un mes hasta alcanzar una dosis de mantenimiento de 20 mg/día.
- Terapia combinada. Inicio con prednisona 30 mg/día y azatioprina 50 mg/día. La dosis de prednisona se reduce en un mes hasta alcanzar una dosis de mantenimiento de 10 mg/día. La azatioprina se mantiene en la misma dosis durante todo el tratamiento (tabla 1).

Existen otras pautas posibles [8]:

- Comenzar el tratamiento con prednisona 40-60 mg/día, disminuyendo la dosis durante 6 semanas hasta alcanzar 15 mg/día y no añadir azatioprina hasta que las transaminasas no desciendan a niveles no mayores de 3 veces los valores normales.
- Iniciar el tratamiento con prednisona a dosis bajas (20 mg/día) asociando desde el inicio azatioprina 1 mg/kg/día.

La eficacia del tratamiento con corticoides en monoterapia y de la terapia combinada (corticoides + azatioprina) es similar. Con ambas pautas, el 65 % de los pacientes entran en remisión en los primeros 18 meses y el 80 % lo hacen en los 3 primeros años [5, 7].

Sin embargo, la terapia combinada se asocia con una menor aparición de efectos secundarios relacionados con los corticoides (10 % frente a 44 %) [7], por lo que se considera el tratamiento de elección. Existe un grupo de pacientes en los

TABLA 1. Tratamiento de la hepatitis autoinmune

	Terapia combinada		Terapia con corticoides
Semanas	Prednisona (mg/día)	Azatioprina (mg/día)	Prednisona (mg/día)
1	30	50	60
1	20	50	40
2	15	50	30
Mantenimiento	10	50	20

Tomado de Czaja [5].

que se prefiere el tratamiento con corticoides en monoterapia [7]:

- Citopenia.
- Deficiencia de tiopurina metiltransferasa (TPMT). Es la enzima principal de la vía de catabolización de la azatioprina. En la mayor parte de las poblaciones, la frecuencia de homocigotos para alelos de baja actividad es de aproximadamente el 0,3 % y de heterocigotos (con actividad intermedia de TPMT) del 11 % [8]. Recientemente se ha comprobado que la actividad de TPMT en los pacientes con HAI se distribuye de forma similar a la descrita en otras poblaciones y no depende de la edad, del sexo ni del tratamiento concomitante con azatioprina [9]. No existen estudios que establezcan el papel de la determinación rutinaria de la actividad de TPMT, aunque parece una precaución razonable, especialmente en pacientes con citopenias previas al inicio del tratamiento [7]. Ante la presencia de actividad enzimática baja no debe emplearse azatioprina y si la actividad es intermedia se administrarán dosis bajas y los controles serán más estrictos.
- Embarazo.
- Enfermedades malignas.

Duración del tratamiento

Se mantiene a dosis de mantenimiento hasta alcanzar uno de los siguientes resultados:

- Remisión.
- Fracaso terapéutico.
- Respuesta incompleta.
- Efectos adversos.

Remisión

El objetivo terapéutico es el de alcanzar la remisión, entendiendo por remisión los siguientes requisitos:

- Desaparición de los síntomas.
- Niveles de transaminasas por debajo del doble de la normalidad.
- Niveles normales de bilirrubina y gammaglobulina.
- Mejora de la histología hepática, considerándose criterios de remisión histológica la presencia de una arquitectura normal, de hepatitis portal o de cirrosis inactiva en la biopsia hepática. La remisión histológica se alcanza entre 3 y 6 meses más tarde que la bioquímica [7]. El tratamiento con corticoides a días alternos no ha demostrado la misma eficacia en alcanzar la remisión histológica que en administración diaria [5], por lo que no se puede recomendar en la actualidad.

Una vez satisfechos los criterios de remisión, se debe retirar gradualmente la medicación a lo largo de un período de tiempo de 6 semanas [4] hasta suspenderla completamente. Sólo es posible conseguir una remisión sostenida en el 17 % de los casos [3].

Fracaso terapéutico

El fracaso terapéutico supone el empeoramiento clínico, analítico (elevación de los niveles de transaminasas o bilirrubina más de un 67 % con respecto a los previos al tratamiento) o histológico a pesar del correcto cumplimiento terapéutico y se presenta en el 9 % de los casos [4]. Su manejo requiere interrumpir la terapia habitual e instaurar tratamiento con corticoides en monoterapia o asociados a azatioprina a dosis altas (60 mg/día de prednisona o 30 mg/día de prednisona + 150 mg/día de azatioprina) durante al menos un mes, reduciendo la dosis de mes en mes (10 mg/día de prednisona y 50 mg/día de azatioprina) si se objetiva mejoría hasta alcanzar las dosis de mantenimiento. De este modo, el 75 % de los pacientes mejora en el plazo de dos años, pero sólo el 20 % alcanza la remisión histológica [4].

Respuesta incompleta

Se define como la incapacidad de alcanzar la remisión después de tres años de tratamiento y se presenta en el 13 % de los pacientes [4]. Mantener la terapia convencional más de tres años supone una baja probabilidad de alcanzar la remisión (7 % anual) a cambio de un riesgo similar de desarrollar efectos adversos [5]. Los pacientes que no alcanzan la remisión en tres años son candidatos a terapias indefinidas con corticoides a dosis bajas (las más bajas que permitan controlar la sintomatología y mantener las transaminasas por debajo de 5 veces los valores normales) o con azatioprina 2 mg/kg/día.

Efectos adversos

Obligan a suspender el tratamiento o modificar la pauta en el 13 % de los casos [4]. Las situaciones más susceptibles de desarrollar efectos adversos son [7]:

- Pacientes de edad avanzada.
- Pacientes con cirrosis (25 % frente a 8 % en pacientes sin cirrosis) [5].
- Mujeres posmenopáusicas.

Para prevenir o minimizar los efectos adversos asociados a la terapia esteroidea, se pueden adoptar determinadas medidas:

- Evitar el tabaco y las bebidas alcohólicas.
- Controlar el peso.
- Realizar ejercicio regular.
- Tomar suplementos de vitaminas.
- Tomar suplementos de calcio y vitamina D.
- Efectuar densitometrías anuales para la detección precoz de osteopenia y osteoporosis, que requerirían la instauración de tratamiento con bifosfonatos.

RECAÍDA

Se define como el empeoramiento clínico y analítico (caracterizado por la elevación de las transaminasas tres veces por encima del límite superior de la normalidad) tras haber alcanzado la remisión y después de la retirada del tratamiento. Se presenta en el 50 % de los pacientes a los seis meses de suspender la terapia y en un 70 % a los tres años [5]. La probabilidad de recaída depende en gran medida de la arquitectura hepática presente en el momento de suspender el tratamiento. Si la arquitectura es normal, la probabilidad de recaída es del 20 %. La presencia de hepatitis portal eleva el riesgo al 50 % y la de hepatitis periportal o cirrosis se asocia a una frecuencia de recaída del 87 al 100 % [10].

Ante una primera recaída, se puede intentar reiniciar el tratamiento según la pauta detallada anteriormente, con lo que habitualmente se obtendrá una nueva remisión y una frecuencia similar de efectos adversos. Sin embargo, el 79 % de los pacientes que alcanzan una segunda remisión recaerán nuevamente en los seis primeros meses tras suspender la terapia [5]. Los pacientes que recaen dos o más veces son candidatos a tratamiento indefinido con corticoides a dosis bajas o azatioprina (2 mg/kg/día), pues la terapia convencional en estas circunstancias tiene una frecuencia de efectos adversos del 70 % [4].

TRASPLANTE HEPÁTICO

Los pacientes que no responden al tratamiento son candidatos a trasplante hepático. La HAI supone el 2 % de las indicaciones de trasplante hepático en nuestro medio. La supervivencia postrasplante es superior al 90 % a los 5 años [11]. Tras el trasplante hepático, el índice de recidiva es del 17 % en los 5 primeros años y habitualmente responde al ajuste de la medicación inmunosupresora [5].

PAPEL DE LA BIOPSIA HEPÁTICA

El examen del tejido hepático desempeña un papel esencial en el diagnóstico y manejo de la hepatitis autoinmune:

- *Diagnóstico.* La HAI no produce alteraciones histológicas patognomónicas, pero sí cambios característicos que apoyan el diagnóstico junto con una sintomatología y unas anomalías analíticas compatibles. Así, el estudio histológico tiene una especificidad del 81 % en el diagnóstico de esta enfermedad [10]. Además, se requiere la exclusión de otros procesos patológicos para obtener el diagnóstico.
- *Manejo.*
    - En el inicio del tratamiento. La necrosis en puentes, la necrosis multilobulillar y la cirrosis activa constituyen indicaciones absolutas de tratamiento.
    - Al finalizar el tratamiento. La normalización de los parámetros clínicos y analíticos no garantiza la remisión histológica. De hecho, el 55 % de los pacientes en remisión clínica y analítica presentan hepatitis periportal en el estudio histológico [10]. Ya se ha comentado anteriormente la importancia de la arquitectura hepática a la hora de decidir retirar el tratamiento.
    - Documentación de recaída. La elevación de las transaminasas más de 3 veces los valores normales se asocia típicamente con

la recaída histológica, por lo que la biopsia hepática no tiene un papel esencial en este punto.

OTROS TRATAMIENTOS

Se han publicado series cortas de HAI tratadas con otros fármacos como ciclosporina, tacrolimus, budesonido, micofenolato de mofenetilo, ciclofosfamida y metotrexato, todos ellos con resultados dispares [8]. De todas formas, estos fármacos constituyen una alternativa válida en pacientes con mala respuesta al tratamiento convencional, antes de llegar al trasplante hepático.

BIBLIOGRAFÍA RECOMENDADA

1. McFarlane IG. Autoimmune hepatitis: diagnostic criteria, subclassifications, and clinical features. Clin Liver Dis 2002; 6: 317-333.
2. Boberg KM. Prevalence and epidemiology of autoimmune hepatitis. Clin Liver Dis 2002; 6: 347-359.
3. Czaja AJ. Autoimmune liver disease. En Zakim D, Boyer TD. Hepatology. A textbook of liver disease, 3.ª ed. Saunders. Filadelfia: 1163-1202.
4. Czaja AJ. Treatment strategies in autoimmune hepatitis. Clin Liver Dis 2002; 6: 511-536.
5. Czaja AJ. Treatment of autoimmune hepatitis. Sem Liver Dis 2002; 22: 365-377.
6. Czaja AJ, Norman GL. Autoantibodies in the diagnosis and management of liver disease. J Clin Gastroenterol 2003; 37: 315-329.
7. Czaja AJ, Freese DK. Diagnosis and treatment of autoimmune hepatitis. Hepatology 2002; 36: 479-497.
8. Heneghan MA, McFarlane IG. Current and novel immunosuppressive therapy for autoimmune hepatitis. Hepatology 2002; 35: 7-13.
9. Gisbert JP, González Guijarro L, Cara C, Pajares JM, Moreno Otero R. Actividad de la tiopurina metiltransferasa en pacientes con hepatitis autoinmune. Med Clin (Barc) 2003; 121: 481-484.
10. Carpenter HA, Czaja AJ. The role of histologic evaluation in the diagnosis and management of autoimmune hepatitis and its variants. Clin Liver Dis 2002; 6: 397-417.
11. Prieto M, Clemente G, Casafont F, Cuende N, Cuervas-Mons V, Figueras J, Grande L, Herrero JI, Jara P, Mas A, De la Mata M, Navasa M. Documento de consenso de indicaciones de trasplante hepático. Gastroenterología y Hepatología 2002; 26: 355-375.

CAPÍTULO 25

VARÓN DE 51 AÑOS CON DIARREA AGUDA TRAS INGESTA DE SETAS

CASO CLÍNICO

Motivo de consulta: diarrea aguda.

Antecedentes personales: hipertensión arterial en tratamiento con propranolol. Bebedor de 50 g/día de alcohol.

Enfermedad actual: varón de 51 años que acudió a urgencias refiriendo náuseas y vómitos de repetición, con intolerancia a la ingesta oral, así como diarrea acuosa de 6 deposiciones/día. Contaba además calambres musculares. Doce horas antes había comido setas cogidas por él que confundió con champiñones. Las describe como blancas y de pequeño tamaño. Su hija, que también había ingerido setas, no había presentado ningún síntoma hasta ese momento.

Exploración física: tensión arterial 130/70; Fc 75; temperatura 36,7 °C. Sólo llamaba la atención una deshidratación moderada. La exploración abdominal era totamente normal.

Analítica (en urgencias): el hemograma era normal, la bioquímica presentaba como únicos hallazgos hiperglucemia de 250 mg/dl; GOT 171 U/l; GPT 231 U/l; bilirrubina y hemostasia normales. La gasometría arterial también era normal.

Pruebas complementarias (en urgencias): la radiografía de tórax y el electrocardiograma eran normales. La ecografía abdominal sólo mostró hiperecogenicidad hepática.

E. OTÓN NIETO
V. FARO LEAL

Evolución y tratamiento: en urgencias se administró inicialmente carbón activado por sonda nasogástrica y se forzó la diuresis. Una hora después de acudir a urgencias, su hija, de 12 años, comenzó con síntomas similares de diarrea y vómitos, por lo que se la ingresó en pediatría. Ante el diagnóstico de probable hepatotoxicidad por setas (probablemente *Amanita phalloides*), se ingresó al paciente en la unidad de cuidados intensivos. Se le administró silimarina 30 mg/kg/día y penicilina G i.v. 0,5 $\times$ 10^6 U/kg/día. Se determinaron los marcadores serológicos de los virus de la hepatitis A, B y C, siendo todos ellos negativos, así como los anticuerpos no organoespecíficos.

La analítica mostró un pico de transaminasas al segundo día del ingreso: GOT 1.526 U/l y GPT 1.472 U/l. La bilirrubina alcanzó hasta 1,5 mg/dl y la actividad de protrombina descendió hasta un mínimo del 70 %. La creatinina aumentó levemente hasta 1,38 mg/dl. A partir del quinto día todos los parámetros mejoraron hasta normalizarse al octavo día, en que se dio de alta al paciente. Su hija también evolucionó favorablemente.

DIAGNÓSTICO DEFINITIVO

- **Hepatotoxicidad por setas (probable *Amanita phalloides*).**
- Insuficiencia renal leve por la misma causa.

COMENTARIOS

HEPATOTOXICIDAD POR SETAS

INTRODUCCIÓN

Desde tiempos muy remotos las distintas civilizaciones han utilizado las setas para distintos fines, ya sean curativos, mágicos o simplemente como alimentos. En el antiguo Egipto, en las tumbas de los faraones, se han encontrado restos de hongos molidos, no venenosos, con supuestas propiedades curativas. Las culturas precolombinas de Centroamérica utilizaban hongos alucinógenos para sus ritos religiosos y se han encontrado estatuas de ídolos-seta en Guatemala y México. En la antigua Roma ya existían informes sobre setas comestibles y venenosas, y comían trufas y otras setas como la *Amanita caesarea.*

Previamente al siglo XVIII, no se sabía de dónde nacían ya que no tenían semillas, hojas ni frutos, y algunas culturas han llegado a considerarlas «entes diabólicos engendrados por fuerzas ocultas». En 1710, Peter Anton Micheli descubrió la reproducción por esporas y en 1821 Elias Fries publicó *Systema Mycologica*, obra que sigue siendo la base de la micología actual, ciencia que estudia los hongos.

EPIDEMIOLOGÍA

En Europa y Rusia las setas constituyen una causa relativamente frecuente de fallo hepático fulminante, aunque en España concretamente la incidencia es mucho menor [1].

Sin embargo, la toxicidad general por setas, sobre todo en cuanto a síntomas digestivos, es frecuente en todo el mundo, y es importante conocer la presentación clínica y sus características para así poder diferenciar las especies potencialmente letales de las que producen simples efectos irritantes gastrointestinales.

Existen aproximadamente 50 especies tóxicas para el ser humano, siendo la *Amanita phalloides* responsable del 2-10 % de las intoxicaciones por setas y del 90 % de las muertes por esta causa [1]. Buena parte de los casos ocurren en niños menores de 6 años por ingesta accidental, en cuya situación la mortalidad es mayor porque absorben más cantidad de toxina por kg de peso.

Las intoxicaciones se producen habitualmente en el período otoñal, pero según las condiciones climatológicas abarcan los meses finales de verano o iniciales del invierno.

PATOGÉNESIS

Existen 8 tipos de toxinas en las setas que pueden causar toxicidad en el ser humano.

Amatoxina *(Amanita phalloides)*

La especie responsable de la mayor parte de los casos de intoxicación por amatoxina es *Amanita phalloides.* Es una seta con buen olor y buen sabor, lo cual la hace aún más peligrosa. El sombrero suele tener un color entre verde oliva y amarillo. Contiene además otra toxina, llamada faloidina, que produce la mayoría de los trastornos gastrointestinales iniciales. El pie tiene un anillo membranoso, las láminas son blancas y tiene volva en la base. Otras especies que también contienen amatoxina son *Amanita verna* y *virosa, Lepiota helveola* y *Galerina marginata*.

La amatoxina o amanitina es un octapéptido cíclico [2] y se comporta como esencialmente hepatotóxica y nefrotóxica aunque existen evidencias sobre una posible neurotoxicidad. Hasta en la mitad de los casos produce además pancreatitis aguda [3]. Es termoestable, por lo que la cocción de la seta no disminuye su potencial patógeno.

Su mecanismo de acción es la inhibición de la ARN polimerasa II, lo que conduce a la muerte celular. En tan sólo 50 g de *Amanita phalloides* se encuentra una dosis letal de toxina de 0,1 mg/kg.

Orellanina (*Cortinarius* spp)

Cortinarius orellanus es quizá la seta más frecuente de este grupo, pero múltiples especies de este género contienen orellanina, que es el compuesto nefrotóxico más importante, potencialmente letal.

Los pacientes pueden mostrar síntomas digestivos precoces secundarios a otros componentes de la seta, pues la toxicidad severa no se presenta hasta haber transcurrido 1-3 semanas tras la ingesta. La orellanina inhibe la fosfatasa alcalina disminuyendo la producción de ATP e interrumpiendo el metabolismo celular. Produce nefritis intersticial y fallo renal agudo [4]. Los síntomas más frecuentes son dolor en los flancos, intensa sed y poliuria u oliguria.

Muscimol/ácido iboténico (*Amanita muscaria, Amanita pantherina*)

La *Amanita muscaria*, a pesar de su nombre, lleva ínfima cantidad de muscarina (no suficiente para producir un síndrome muscarínico) y, por el contrario, lo que sí lleva en cantidad apreciable es muscimol y ácido iboténico. Su equívoco nombre se debe a que la muscarina fue aislada por primera vez en esta seta. Produce una intoxicación similar a la etílica y a veces alucinaciones, somnolencia y coma.

El muscimol es agonista del GABA (sedante) y el ácido iboténico lo es del receptor de glutamato (estimulante). Muy raramente produce la muerte [5].

Giromitrina (*Gyromitra esculenta, ambigua* e *infula*)

El género *Gyromitra* incluye setas de sombrero cerebroide de color anaranjado y que habitualmente fructifican en primavera. La intoxicación puede ser letal. La cocción de la seta disminuye la toxicidad pero no la elimina por completo. El humo de la cocción puede ser tóxico por inhalación.

Es capaz de producir gastroenteritis, hemólisis, metahemoglobinemia, fallo hepático y renal, crisis convulsivas y coma [6].

Muscarina (*Inocybe* spp, *Clitocybe* spp)

Los géneros *Inocybe* y *Clitocybe* son los que con más frecuencia producen intoxicación por muscarina.

Desencadena un síndrome parasimpaticomimético a partir de los 30 minutos o pocas horas después de la ingesta. Estos pacientes desarrollan sudoración, salivación, rinorrea, broncorrea, bradicardia, hipotensión, miosis, visión borrosa, vómitos y diarrea. Su tratamiento es la atropina.

Coprina (*Coprinus atramentarius*)

Esta toxina se encuentra sobre todo en el género *Coprinus*. No causa ningún síntoma salvo que se ingiera alcohol entre 24 y 72 horas tras su ingesta. Produce efecto disulfiram por medio de la inhibición de la aldehído deshidrogenasa y dura unos 15 minutos. Ocasiona ligero aumento de la tensión arterial y de la frecuencia cardíaca, rubor cutáneo, cefalea, vómitos y ocasionalmente pérdida de conciencia.

Psilocibina (*Psilocybe* spp, *Paneolus* spp)

Los «hongos mágicos» o «setas alucinógenas» se han consumido en el pasado en los rituales religiosos, pero desde hace unos 30 años se consideran drogas psicotropas relativamente extendidas. Producen una intoxicación similar al etanol, con ansiedad, agitación, euforia, sensación de irrealidad y despersonalización. Se distingue de la intoxicación por muscimol/iboténico en que no suele haber somnolencia ni coma. Los síntomas se inician a los 30-60 minutos tras la ingesta y pueden durar hasta 12 horas según la cantidad de toxina ingerida. En niños pequeños puede originar toxicidad importante con fiebre, convulsiones y coma.

Irritantes gastrointestinales

La toxina implicada no es única. Gran cantidad de moléculas, unas conocidas y otras no, son capaces de producir síntomas digestivos.

Numerosas setas producen toxicidad gastrointestinal de rápida aparición, en menos de 6 horas. Es importante el diagnóstico diferencial con la amatoxina, en la que los síntomas suelen aparecer después de 6 horas. Producen dolor abdominal, náuseas, vómitos y diarrea, síntomas que son autolimitados.

CLÍNICA

En lo sucesivo nos referiremos exclusivamente a la hepatotoxicidad por amatoxina, ya que se trata de la intoxicación clínicamente más grave. La intoxicación cursa siguiendo una serie de fases diferenciadas:

- *Período de latencia.* Tras la ingesta de las setas, existe un período asintomático de entre 6 y 12 horas, que dependerá de la cantidad de toxina ingerida. Este período ayuda a distinguir la intoxicación por *A. phalloides* de la producida por los irritantes gastrointestinales, que debutarán con clínica en menos de 6 horas.
- *Primera fase de toxicidad gastrointestinal.* Este período abarca unas 24 horas y se caracteriza por un cuadro diarreico de tipo coleriforme en «agua de arroz», que puede provocar deshidratación severa. El paciente presenta además vómitos y dolor abdominal.
- *Segunda fase de mejoría clínica.* Tras el período anterior, se inicia una mejoría clínica que coincide con una elevación asintomática de las transaminasas séricas. Esta fase dura unos 2-3 días.
- *Tercera fase de insuficiencia hepática.* Se manifiesta por ictericia, coagulopatía, encefalopatía y en general la clínica de un fallo hepático fulminante que puede producir la muerte del paciente en el 10-60 % de los casos [2]. Además del cuadro clínico severo, existen también cuadros leves sin datos de insuficiencia hepatocelular.

Característicamente, el fallo hepático fulminante por esta causa suele presentar un curso más rápido que el de otras etiologías. A los 8 días de media tras la ingesta de las setas, el paciente suele estar curado o ha fallecido [7].

DIAGNÓSTICO

Anamnesis

Incluye una serie de aspectos importantes que deben valorarse en todo paciente que ha ingerido setas de dudosa procedencia.

- Tiempo transcurrido entre la ingesta y los primeros síntomas:
  - Si han pasado menos de dos horas hay que considerar: *a*) irritantes gastrointestinales en caso de náuseas, vómitos y diarrea; *b*) *Inocybe* o *Clitocybe*, si hay sudoración, bradicardia y síntomas autonómicos; *c*) *Amanita muscaria* si los síntomas son delirium, alucinaciones y coma, y *d*) *Psilocybe* y *Paneolus*, entre otros, cuando existe delirium y alucinaciones, pero sin que se presente coma.
  - Si han transcurrido más de 6 horas y el paciente presenta fatiga, cefalea y náuseas, considerar *Gyromitra*.
  - Si los síntomas tardan más de 6-8 horas y consisten en vómitos y diarrea, considerar *Amanita phalloides.*
  - Si han pasado más de 3 días y cursa con sed y poliuria, considerar *Cortinarius* spp.
- Preguntar si había más de un tipo de seta. La latencia larga de las especies más mortales puede estar enmascarada en esta situación.
- Preguntar si ha consumido alcohol entre 24 y 72 horas tras la ingesta de las setas. El efecto disulfiram es típico del género *Coprinus*.
- Preguntar si presentan síntomas todos los que comieron setas. Si no es así, habrá que pensar

en una alergia alimentaria o en otra enfermedad no relacionada.
- Preguntar si alguno de los que no comió setas, está también enfermo: en esta situación, habrá que pensar en toxiinfección alimentaria o en gastroenteritis aguda infecciosa.

Test de Maixner

Si se dispone de una muestra de la seta implicada se puede realizar de la siguiente prueba: se exprime la seta y se pone una gota en papel de periódico (cualquier papel que contenga lignina). Cuando se seca, se vierte encima una gota de una solución de ácido clorhídrico 10-12 N. Si en algunos minutos aparece un color azul, sugiere la presencia de amatoxina y si tarda más tiempo, probablemente existe en menores concentraciones. La presencia de psilocibina puede dar falsos positivos. No se puede utilizar jugo gástrico para este test [2].

Micología

Consultar a un micólogo experto siempre que sea posible, ya que incluso las esporas del contenido gástrico son suficientes para la identificación.

Detección en sangre de la toxina

Se puede realizar en algunos laboratorios amanitina en sangre (hasta 48 horas) y en orina (hasta 66 horas) [8].

Biopsia hepática

Muestra una degeneración grasa, con necrosis hemorrágica centrolobulillar o necrosis hepática masiva. Ninguno de estos hallazgos es específico.

TRATAMIENTO

En el tratamiento hay que tener en cuenta tres grandes pilares. En primer lugar, lo más importante a la llegada del paciente a urgencias es eliminar la mayor parte de la toxina en las primeras horas, ya que el pronóstico depende directamente de la cantidad circulante. En segundo lugar la intoxicación se tratará de forma específica, interrumpiendo los mecanismos fisiopatológicos de daño hepático. En tercer lugar el tratamiento del fallo hepático fulminante, en caso de producirse, prevé la posibilidad de trasplante hepático como solución última.

Eliminación de la toxina

- Emesis y lavado gástrico. Sólo es eficaz si el paciente acude en menos de 2-3 horas tras la ingesta.
- Forzar diuresis con furosemida o manitol para conseguir una diuresis de 150-200 ml/h. Con este mecanismo se podrá eliminar el 60-80 % de la toxina en las 2 primeras horas.
- Laxantes: por ejemplo, el sulfato magnésico.
- Carbón activado por vía oral o sonda nasogástrica. La dosis es de 20-50 g cada 2-4 h durante 36-48 h. Es fundamental mantener este tratamiento durante los dos primeros días, puesto que la toxina tiene circulación enterohepática y se aprovecha su gran afinidad por el carbón activado para disminuir su concentración en sangre.
- Hidratación intravenosa y corrección electrolítica. La primera fase de diarrea puede producir deshidratación severa y alteraciones electrolíticas considerables.

Tratamiento específico

La penicilina G y la silimarina deben aplicarse por lo menos durante los primeros 3-5 días:

- Penicilina G: 0,3-1 $\times$ 10^6 U/kg/día en perfusión i.v. Desplaza a la amanitina de su unión a las proteínas plasmáticas permitiendo así su eliminación renal.
- Silimarina: 20-50 mg/kg/día en 4 dosis. La silibinina es una preparación hidrosoluble y actúa interrumpiendo la circulación enterohepática de la toxina. Inhibe la unión de amanitina y faloidina a la membrana del hepatocito y compite con la amanitina en el transporte transmembrana, inhibiendo así la penetración de la toxina en la célula [9].
- El ácido tióctico (o ácido alfa lipoico), en un estudio de 205 casos, no confirmó ningún beneficio [10].
- N-acetilcisteína: algunos estudios han probado cierta eficacia. No obstante, su administración en cualquier hepatitis fulminante es defendida por varios autores [11].

- Hemodiálisis con cartuchos de carbón activado, aprovechando así la gran afinidad de la amanitina por este fármaco.
- Plasmaféresis. Parece mostrar utilidad en las primeras 36 horas de la intoxicación, pero en general es mal tolerada.
- MARS *(molecular adsorbant recirculating system)* [12, 13]. Su principal ventaja es que compite con la albúmina sérica por la toxina que lleva unida, por lo que es capaz de eliminar en parte la porción no libre de la amanitina. Hay poca experiencia sobre el uso del MARS en este tipo de patología, pero teniendo en cuenta que se puede plantear su empleo en cualquier hepatitis fulminante, el hecho de que además pueda eliminar mayor cantidad de toxina lo convierte en una opción a tener muy en cuenta en los fallos hepáticos por amanitina. Los pocos casos comunicados experimentaron una mejoría espectacular tras su utilización. Mejora la función hepática y podría servir como puente hasta el trasplante o bien incluso evitarlo. Otra ventaja añadida es que se tolera mejor que la plasmaféresis.

Tratamiento del fallo hepático fulminante y utilidad del trasplante

Las medidas habituales de tratamiento del fallo hepático fulminante son extrapolables a los casos de intoxicación grave por *A. phalloides*, pero hay algunas consideraciones especiales a tener en cuenta.

En estos casos existen indicadores de mal pronóstico que aconsejan monitorizar al paciente más de cerca para plantear un posible trasplante [7]. Estos indicadores son los siguientes:

- Aparición precoz de síntomas tras la ingesta, puesto que se relaciona con una mayor dosis de toxina.
- Comienzo tardío de administración de la silibinina.
- Hemorragia digestiva.
- Acidosis metabólica.
- Alargamiento del tiempo de protrombina.
- Encefalopatía hepática (EH): en grado III-IV, la supervivencia sólo con tratamiento médico es casi nula.
- Niveles de bilirrubina: no ha sido establecido si determinan o no un mal pronóstico. Disponemos de dos estudios de 12 pacientes cada uno [14, 15]. En el primero se cita un nivel de bilirrubina mayor de 4,6 mg/dl como predictor de mortalidad, mientras que en el segundo no le dan ningún valor pronóstico. Como es lógico, el número de pacientes es insuficiente para sacar conclusiones válidas. En cambio, los niveles de transaminasas y los de urea parecen no influir en el pronóstico.

Los criterios de trasplante más empleados en el fallo hepático fulminante en general son los del King College [16] y los de Clichy [17], que referimos a continuación:

- Indicaciones de transplante en hepatitis fulminante según King College: tiempo de protrombina > 100 seg (INR > 6,5) o 3 de los siguientes: edad < 10 o > 40 años, hepatitis no-A no-B por toxina o fármaco e ictericia > 1 semana previa a la instauración de la EH; bilirrubina > 17,6 mg/dl, y tiempo de protrombina > 50 seg (INR > 3,5).
- Indicaciones de Clichy: EH grado III-IV asociada a factor V < 20 % en pacientes de menos de 30 años o factor V < 30 % en pacientes de más de 30 años.

Probablemente, lo que distingue al fallo hepático por *A. phalloides* de otras causas es la rápida evolución del cuadro clínico, como ya hemos comentado previamente. Uno de los criterios favorables del King College es el fallo hepático hiperagudo en relación con el peor pronóstico del fallo subagudo. En los casos de intoxicación por *Amanita*, la mayoría de los pacientes se recuperan completamente o mueren en el término medio de 8 días, lo cual invalida el criterio del intervalo de más de 7 días entre la ictericia y la aparición de EH. Además, el pronóstico no está claramente relacionado con los niveles de bilirrubina, que es otro de los factores. Por lo tanto, quizá estos criterios de trasplante no sean los más adecuados en estos casos.

Otra característica importante es la gran frecuencia de EH en estos casos y desconocemos si desempeña algún papel la posible neurotoxicidad de la amanitina. La aparición de EH marca un pronóstico infausto y una casi ausencia de respuesta con tratamiento conservador. En resumen, se debería valorar el trasplante [7] en pacientes de cualquier edad con EH grado II o coagulopatía severa y en niños con mínima o nula EH.

PRONÓSTICO

En el pasado, fallecían aproximadamente un 80 % de los pacientes intoxicados por *A. phalloides* [1]. En una serie de 205 pacientes publicada en 1987 se indicaba un 22 % de mortalidad [10]. En la actualidad, las cifras han disminuido de forma importante, acercándose al 5 % [1].

Algunos de los pacientes que se recuperan de una intoxicación por setas pueden desarrollar hepatopatía crónica. Fantozzi y cols. [18] siguieron a 40 pacientes y observaron hasta un 22 % de hepatitis crónica, sobre todo en los casos más severos de intoxicación. El 80 % de los que desarrollaron afectación crónica, presentaban anticuerpos antimúsculo liso. Probablemente el daño severo de los hepatocitos puede dar lugar a un cambio en su estructura e inducir autoinmunidad, produciendo en algunos casos una cirrosis hepática a largo plazo. Otros autores [19] apoyan también la posible evolución a hepatitis crónica activa en las intoxicaciones más severas.

BIBLIOGRAFÍA RECOMENDADA

1. Catalina MV, Núñez O, Ponferrada A, Menchén L, Matilla A, Clemente G, y cols. Toxicidad hepática por ingesta de setas: curso clínico y nuevas perspectivas de tratamiento. Gastroenterología y Hepatología 2003; 26: 417-420.
2. Chang AK. Toxicity, mushroom-amatoxin. E-Medicine (serial online) 2002: (14 screens). http://www.emedicine.com/emerg/topic 818.htm
3. Larrey D, Pageaux GP. Hepatotoxicity of herbal remedies and mushrooms. Semin Liv Dis 1995; 15: 183-188.
4. Brozen R. Toxicity, mushroom-orellanine. E-Medicine (serial online) 2001: (16 screens). http://www.emedicine.com/emerg/topic 460.htm
5. Herman M. Toxicity, mushroom-ibotenic acid. E-Medicine (serial online) 2003: (16 screens). http://www.emedicine.com/ped/topic1505.htm
6. Brozen R. Toxicity, mushroom-gyromitra toxin. E-Medicine (serial online) 2001: (20 screens). http://www.emedicine.com/emerg/topic 459.htm
7. Burton JR, Ryan C, Burton TASJ. Liver transplantation in mushroom poisoning. J Clin Gastroenterol 2002; 35: 276-280.
8. Vesconi S, Langer M, Lapichino G, Constantino D, Busi C, Fiume L. Therapy of citotoxic mushroom intoxication. Crit Care Med 1985; 13: 402-406.
9. Broussard CN, Aggarwal A, Lacey SR, Post AB, Gramlich T, Henderson JM, y cols. Mushroom poisoning. From diarrhea to liver transplantation. Am J Gastroenterol 2001; 96: 3195-3198.
10. Floershim GL. Treatment of human amatoxin mushroom poisoning: myths and advances in therapy. Med Toxicol Adv Drug Exp 1987; 2: 1-9.
11. Harrison PM, Wendon JA, Gimson AE, Alexander GJ, Williams R. Improvement by acetylcysteine of hemodynamics and oxygen transport in fulminant hepatic failure. N Engl J Med 1991; 324: 1852-1857.
12. Lamescha P, Josta U, Schreitera D, Scheibnera L, Beiera J, Fangmanna J, y cols. Molecular adsorban recirculating system in patients with liver failure. Transplant Proc 2001; 33: 3480-3482.
13. Shi Y, He J, Chen S, Zhang L, Yang X, Wang Z, y cols. MARS: optimistic therapy method in fulminant hepatic failure secondary to cytotoxic mushroom poisoning - a case report. Liver 2002; 22 (supl): 78-80.
14. Bektas H, Schlitt HJ, Boker K, Brunkhorst R, Oldhafer KJ, Pichlmayr R. Indications for liver transplantation in severe *Amanita phalloides* mushroom poisoning. Chirurg 1996; 67: 996-1001.
15. Beckurts KT, Holscher AH, Heidecke CD, Zilker TR, Natrath W, Siewert JR. The role of liver transplantation in the treatment of acute liver failure following *Amanita phalloides* poisoning. Dtsch Med Wochenschr 1997; 122: 351-355.
16. O'Grady JG, Alexander GJ, Hayllar KM, Williams R. Early indicators of prognosis in fulminant hepatic failure. Gastroenterology 1989; 97: 439-445.
17. Bernuau J. Selection for emergency liver transplantation. J Hepatol 1993; 486-487.
18. Fantozzi R, Ledda F, Caramelli L, Moroni F, Blandina P, Masini E, y cols. Clinical findigs and follow-up evaluation of an outbreak of mushroom poisoning- survey of amanita phalloides poisoning. Klin Worchenschr 1986; 64: 38-43.
19. Kroncke KD, Fricker G, Meier PJ, Gerok W, Wieland T, Kurz G. Alpha-amanitin utptake into hepatocytes. J Biol Chem 1986; 261: 12562-12567.

CAPÍTULO 26

VARÓN JOVEN CON CIRROSIS HEPÁTICA Y TROMBOPENIA GRAVE

J. R. FORUNY OLCINA
R. BÁRCENA MARUGÁN
J. BLÁZQUEZ SÁNCHEZ*

* Radiología

CASO CLÍNICO

Motivo de consulta: valoración de trasplante hepático.

Antecedentes personales:

- VIH + diagnosticado en 1989. En tratamiento con antirretrovirales desde 1991 y sin antecedentes de infecciones oportunistas.
- Cirrosis hepática por VHC diagnosticada en 1989, en estadio B7 de Child con HTP y varias descompensaciones hidrópicas, pero sin antecedentes de hemorragias digestivas ni de encefalopatía.
- Cirugía: hernia de disco en 1993.
- Tratamiento: espironolactona, lactulosa, lopinavir, ritonavir, lamivudina y tenofovir.

Enfermedad actual: varón de 38 años con los antecedentes descritos, remitido desde otro hospital de nuestra comunidad a la consulta de trasplante hepático en julio de 2003. Clínicamente asintomático, salvo astenia moderada. Tras la realización de protocolo pertinente, se desestimó el trasplante en ese momento, puesto que se trataba de un Child B7, sin antecedentes de HDA por varices ni de encefalopatía. Además, presentaba tensión arterial normal y mantenía peso y masa muscular. Como alternativa, se planteó la posibilidad de tratamiento de la infección por el VHC.

Exploración física: consciente y orientado. Delgado. Bien hidratado y perfundido. Varias arañas vasculares en el tórax. Cabeza y cuello: pulsos carotídeos rítmicos y simétricos. Sin adenopatías. AC: rítmica a 80 lpm. Ausencia de soplos. Ap: murmullo vesicular normal. Abdomen: blando, depresible, no doloroso a la palpación y sin ascitis. Hepatomegalia de 3 cm del borde costal. Esplenomegalia de 2 cm. No se palpaban masas. Extremidades: sin edemas. Pulsos periféricos conservados.

Analítica:

- Hemograma: Hb 14,9 g/dl; Ht 42 %; VCM 97 fl; leucocitos 4,70 × 10^3/µl (fórmula normal); plaquetas 49 × 10^3/µl; CD4 384/mm^3.
- Hemostasia: actividad de protrombina 65 %; INR 1,5; tiempo de cefalina 49,8 segundos; fibrinógeno 295 mg/dl.
- Bioquímica: glucosa 95 mg/dl; creatinina 0,69 mg/dl; urea 12 mg/dl; albúmina 3,1 g/dl; Br 2,3 mg/dl; GOT 58 U/l; GPT 60 U/l; GGT 206 U/l; FA 242 U/l; colesterol 143 mg/dl.
- Alfa-fetoproteína: normal.
- TSH normal; ARN VHC +: 800.000 UI/ml. Genotipo 1b.
- VIH (carga viral): < 50 copias.
- ANOES y Ac antitiroideos: negativos.

Como exploraciones complementarias aportaba: panendoscopia (junio 2003), que mostró únicamente una gastropatía de la HTP, y TC abdominal (abril 2003), que reveló un hígado sin lesiones focales, con moderado crecimiento de los lóbulos izquierdo y caudado. Sin ascitis ni trombosis portal.

Evolución y tratamiento: tras analizar todos los resultados, se decidió tratar la trombopenia del paciente previa instauración de tratamiento con interferón y ribavirina, y el 10 de octubre de 2003 se realizó la embolización parcial del bazo (fig. 1). No se produjeron complicaciones importantes *a posteriori.* Únicamente presentó dolor en hipocondrio derecho durante las 48 horas siguientes a la intervención, que se controló con analgesia convencional. En la TC de control realizado a los 4 días se objetivó la necrosis del 90 % del parénquima esplénico (fig. 2). El paciente fue dado de alta el 17 de octubre con cifras de plaquetas de 213.000/ml.

DIAGNÓSTICO DEFINITIVO

- **Cirrosis hepática por VHC en estadio B7 de Child.**
- **Hiperesplenismo con trombopenia grave tratada mediante embolización parcial del bazo.**
- **Infección por VIH.**

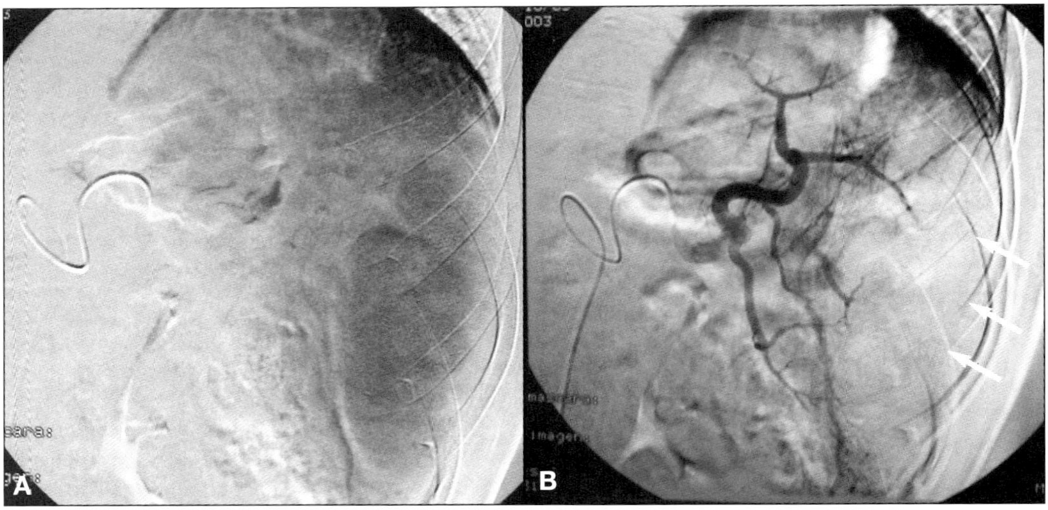

FIG. 1. Imágenes de la arteriografía durante la embolización parcial del bazo. La imagen A muestra como el contraste liberado en el interior de la arteria esplénica se distribuye de un modo homogéneo por todo el parénquima esplénico, a diferencia de lo que ocurre en la imagen B, tras la liberación de partículas embolizantes, en que existe una gran cantidad del parénquima esplénico donde no llega el contraste (flechas).

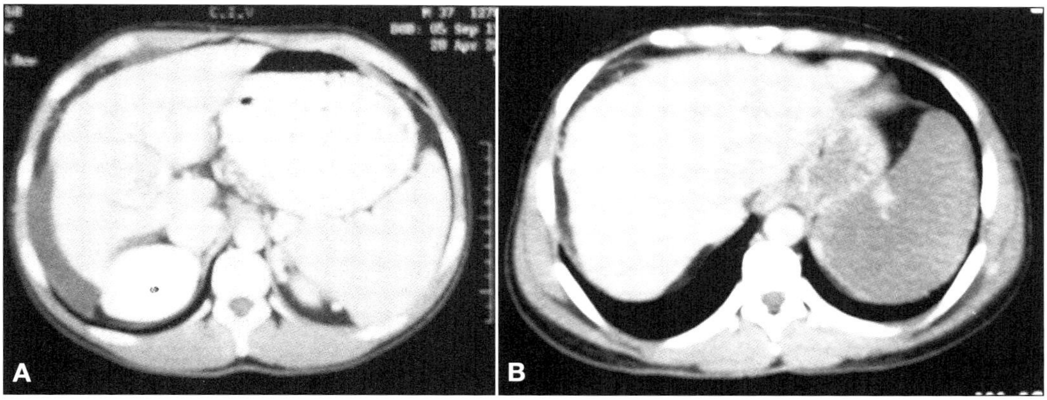

FIG. 2. Imágenes de TC antes (A) y después (B) de la embolización, donde se aprecia claramente una disminución de la densidad radiológica en gran parte del parénquima esplénico, que corresponde con la zona embolizada.

COMENTARIOS

ESPLENOMEGALIA E HIPERESPLENISMO DEL CIRRÓTICO

DEFINICIÓN

Muchas enfermedades hepáticas se acompañan de un aumento de tamaño del bazo. Aunque la causa fundamental de este incremento es la congestión pasiva secundaria al aumento de la presión portal, como ocurre en la cirrosis, en la trombosis portal extrahepática, en la esquistosomiasis o en la hipertensión portal idiopática, no existe una correlación directa entre el grado de hipertensión portal y el tamaño del bazo. Por lo tanto, existen otros factores que influyen en la aparición de esplenomegalia y entre ellos se considera el exceso de estímulos antigénicos.

Procesos infiltrativos, tanto celulares como de elementos de depósito, y determinadas infecciones (hepatitis, mononucleosis, citomegalovirus, leishmania, etc.) también pueden ser causa de esplenomegalia. [1]

El término hiperesplenismo fue introducido por Chauffaud en 1907 (Bulletins et Mémoires de la Société Médicale des Hôpitaux de Paris 1907; 24: 1201-1203), e implica la existencia de esplenomegalia asociada a una reducción significativa de una o más de las tres series celulares de la sangre, en presencia de una médula ósea normocelular o hipercelular. La alteración hematológica más frecuente es la trombopenia, seguida de la anemia y de la leucopenia. En principio, estas alteraciones serían potencialmente reversibles tras la esplenectomía [2].

ETIOLOGÍA

Las causas de esplenomegalia se clasifican en [1]:

- Esplenomegalia congestiva: cirrosis con hipertensión portal de cualquier etiología, esquistosomiasis, trombosis portal extrahepática o trombosis esplénica, obstrucción al flujo portal postsinusoidal (Budd-Chiari, enfermedad venoclusiva, pericarditis constrictiva), hipertensión portal idiopática, hiperplasia nodular regenerativa.
- Esplenomegalia secundaria a infecciones: virales (hepatitis A, B y C, citomegalovirus, mononucleosis); bacterianas (fiebre tifoidea, brucelosis, tuberculosis, sífilis y lepra); fúngicas (candidiasis e histoplasmosis) y por protozoos (malaria y leishmaniasis).
- Enfermedades infiltrativas: amiloidosis, sarcoidosis, enfermedad de Gaucher, linfomas y mielofibrosis.
- Esplenomegalia infantil: atresia biliar, anemias hemolíticas crónicas, fibrosis quística y déficit de α_1-antitripsina.

EPIDEMIOLOGÍA

Centrándonos en la cirrosis hepática, la prevalencia de la esplenomegalia se sitúa entre el 36 y 92 %. En general, la esplenomegalia es mayor en las cirrosis de origen no etílico, especialmente en la cirrosis biliar primaria. De todos modos, sólo el 5 % de las esplenomegalias masivas se presentan en el seno de enfermedades hepáticas, siendo mucho más frecuente su aparición en procesos infiltrativos celulares [2].

La incidencia del hiperesplenismo es variable según las series. En los pacientes cirróticos con hipertensión portal, aparece entre el 11 y 55 % de los casos. Aunque el tamaño del bazo no guarda una clara relación con la presencia de hiperesplenismo, parece ser que la reducción de éste o su extirpación mejora las alteraciones hematológicas. En este sentido, el volumen de bazo embolizado se correlaciona con el aumento del recuento plaquetario [2].

REPERCUSIONES CLINICOANALÍTICAS DEL HIPERESPLENISMO

Esplenomegalia

La esplenomegalia puede producir por sí misma sintomatología, habitualmente en forma de molestias y dolor en el hipocondrio izquierdo. Además, con el aumento de tamaño del bazo, aumenta exponencialmente el riesgo de rotura, por lo que a estos pacientes se les debe aconsejar que eviten los deportes de contacto y otras actividades de riesgo.

Sin embargo, tienen más importancia, por ser más frecuentes, las alteraciones hematológicas que pueden acompañar a la esplenomegalia, así como la sintomatología derivada de ellas.

Anemia

Aparece aproximadamente en el 50 % de los pacientes con hepatopatía crónica. Con frecuencia se trata de una anemia moderada, normocítica y, según la mayoría de autores, de etiología multifactorial. Aunque la vida media del hematíe esté acortada en la enfermedad hepática crónica y el bazo sea el principal lugar de destrucción de los glóbulos rojos, el aumento de tamaño de este órgano y el secuestro que en él se pudiera producir, no parecen ser la causa principal de anemización. Así, se ha comprobado que la esplenectomía en pacientes con mala función hepática y la reducción de la hipertensión portal mediante derivaciones portosistémicas no resuelven la anemia [2, 3].

Otros factores que contribuyen a la aparición de anemia en el paciente cirrótico son la hemodilución, las alteraciones estructurales y los cambios metabólicos en la membrana del hematíe, las hemorragias crónicas gastrointestinales, los déficit nutricionales (especialmente de ácido fólico), los efectos tóxicos directos del alcohol en la médula ósea, las alteraciones en la eritropoyesis en relación con infecciones virales y la disminución de los niveles de eritropoyetina (EPO), así como la respuesta medular a esta proteína [4].

Habitualmente la anemia en el paciente cirrótico tiene poca repercusión clínica, pero incrementa claramente la morbilidad y la mortalidad de estos pacientes cuando se someten a intervenciones quirúrgicas.

En algunos casos la presencia de anemia en pacientes con hepatopatías secundarias a infecciones crónicas virales impide el tratamiento de éstas con fármacos antivirales [2, 3, 5].

Leucopenia

La prevalencia de la leucopenia en el cirrótico oscila entre el 11 y 41 % y es la alteración hematológica menos estudiada en este tipo de enfermos. Lo más frecuente es que sea leve y no tenga repercusión clínica, no habiéndose podido demostrar una relación clara entre el aumento de complicaciones infecciosas y leucopenia leve-moderada.

En la etiología de la leucopenia del cirrótico parecen intervenir: *a*) las infecciones virales, por su efecto citosupresor en el entorno medular; *b*) el alcohol, por provocar enlentecimiento en la maduración de las células precursoras de los leucocitos, y *c*) el aumento de tamaño esplénico, que incrementa el secuestro y la destrucción plaquetaria. Existe una relación inversa entre el grado de leucopenia y el tamaño del bazo en el paciente cirrótico. Además, los niveles de mieloperoxidasa están aumentados en sangre periférica como consecuencia de la destrucción de leucocitos [1, 3].

Trombopenia

Sin duda más estudiada que la anemia y la leucopenia del cirrótico, la trombopenia aparece en el 15-70 % de los pacientes de estas características, dependiendo del estadio de la enfermedad y del punto de corte a partir del cual hablamos de trombopenia. Habitualmente es leve o moderada y no supone en estos casos un factor de riesgo para el desarrollo de diátesis hemorrágicas o para el sangrado espontáneo por varices esofágicas. Sin embargo, provoca un aumento del riesgo de sangrado cuando el paciente se somete a intervenciones quirúrgicas.

En el paciente cirrótico la vida media de las plaquetas se reduce de 8,4 días a 5,7 días. En condiciones normales, los dos órganos en que se produce la mayor parte de la lisis plaquetaria son el bazo y el hígado. En el bazo se destruye el 37 % de las plaquetas, mientras que en hígado es del 24 %.

Tradicionalmente la presencia de trombopenia se ha relacionado con el aumento de la destrucción de plaquetas en un bazo aumentado de tamaño, como consecuencia de la existencia de hipertensión portal. En estos casos se ha demostrado que el porcentaje de lisis plaquetaria a nivel esplénico es del 71 %, mientras que en el hígado se destruye únicamente el 14 % [2]. Parte del incremento en la destrucción plaquetaria esplénica parece estar mediada por mecanismos inmunológicos, observándose una elevación significativa en los niveles de inmunoglobulinas G (IgG) asociadas a plaquetas, en pacientes con trombopenia e hiperesplenismo. Existe, además, una relación inversa entre el número de plaquetas y los niveles de IgG antiplaquetarias [2, 5].

Además del mecanismo de destrucción inmunológico y del aumento del secuestro plaquetario como consecuencia de la esplenomegalia en la cirrosis, el déficit de síntesis proteico afecta también a la producción de determinados factores estimuladores de la trombopoyesis, siendo el más importante la trombopoyetina

Tras el trasplante hepático, además de desaparecer la hipertensión portal, se restaura la capacidad de síntesis hepática, normalizándose los niveles de trombopoyetina, con lo que generalmente se resuelve la trombopenia [3].

Otros factores implicados en la patogénesis de la trombopenia son el efecto mielosupresor del alcohol y de las infecciones virales, y las terapias con interferón [3, 4].

IMPORTANCIA CLÍNICA DEL HIPERESPLENISMO EN LA HEPATOPATÍA

En la mayor parte de las ocasiones, las alteraciones hematológicas que aparecen en el hiperesplenismo suelen ser asintomáticas y no requieren tratamiento. En estos casos su tratamiento no aumenta la supervivencia de estos enfermos, dado el avanzado estado de su enfermedad de base.

Las situaciones en las cuales se hace necesario el tratamiento del hiperesplenismo son las siguientes:

- Pacientes con hepatopatías crónicas o cirrosis en estadios iniciales, de origen viral, con trombopenia o leucopenia importante, que impiden el tratamiento con interferón y ribavirina. Esta circunstancia es especialmente importante y se da con relativa frecuencia en pacientes coinfectados por el VIH. Con frecuencia el genotipo responsable de la hepatitis C es el 3, que responde al tratamiento con interferón y ribavirina en un alto porcentaje (80 %), especialmente si el número de CD4 es mayor de 200 [1, 2, 6].
- Pacientes con hepatocarcinomas de pequeño tamaño, subsidiarios de tratamiento mediante varias sesiones de etanolización que presenta dificultades o no se realiza por la presencia de la trombopenia [1, 2].
- Pacientes con hemorragia recurrente por gastropatía de la hipertensión portal o rotura de varices esofágicas, en este último caso como tratamiento coadyuvante a la ligadura endoscópica [7, 8]. De todos modos, en el algoritmo habitual que aplica Occidente sobre el tratamiento de la HDA por varices esofágicas, no suele contemplarse el tratamiento del hiperesplenismo.

TRATAMIENTO

Aunque existen múltiples opciones terapéuticas para el hiperesplenismo, ninguna de ellas es plenamente satisfactoria. Un aspecto importante cuando hay que escoger un determinado tratamiento es que éste no impida la realización de un futuro trasplante hepático.

Esplenectomía

Cura el hiperesplenismo por definición. Sin embargo, es una intervención técnicamente difícil en pacientes con hipertensión portal. Tiene un alto índice de morbilidad y mortalidad, la mayor parte de las veces en relación con trombosis portal posquirúrgica y con sepsis por gérmenes encapsulados (neumococo y *Haemophilus*).

En los países occidentales actualmente se realiza en muy contadas ocasiones, y siempre en el seno de intervenciones quirúrgicas derivativas para descompresión portal. En cambio, está mucho más extendida en países en vías de desarrollo, donde la esquistosomiasis es endémica y provoca esplenomegalia dolorosa.

Otro grupo de pacientes que claramente se benefician de esta cirugía es el de los afectados por una trombosis aislada de la vena esplénica, que provoca esplenomegalia y aparición de circulación colateral por varices gástricas en el fundus.

Algunos autores proponen la esplenectomía parcial para disminuir los episodios de sepsis por gérmenes encapsulados, procedimiento que estaría especialmente indicado en la edad pediátrica, cuando el riesgo de sepsis es mayor [1].

Procedimientos derivativos quirúrgicos y radiológicos

La cirugía derivativa y, especialmente la implantación de derivaciones portosistémicas percutáneas intrahepáticas (DPPI) son tratamientos muy utilizados para reducir la hipertensión portal en pacientes con hemorragias recurrentes por varices y con ascitis refractaria. Las conclusiones obtenidas en los diferentes estudios para el tratamiento del hiperesplenismo muestran resultados dispares. En un estudio español de 24 pacientes publicado por Añón y cols. (Gastroenterología y Hepatología 1999; 22: 7-10) se llega a la conclusión de que la DPPI puede mejorar la trombocitopenia en relación con el hiperesplenismo al disminuir la presión portal. Sin embargo, el único estudio prospectivo controlado que existe hasta el momento, donde se analizan los efectos de la DPPI transcurrido un año desde su colocación, no muestra diferencias significativas con respecto al número de plaquetas precolocación de la derivación (Gschwantler y cols. J Hepatol 1999; 30: 254-259). Similares resultados se obtuvieron en otro estudio controlado con procedimientos quirúrgicos derivativos de la hipertensión portal (Mutchnick y cols. Dig Dis Sci 1980: 929-938) [3].

Irradiación esplénica

Utilizada para el tratamiento de la esplenomegalia en enfermedades hematológicas, no ha mostrado beneficios en cuanto a la corrección de las citopenias en sangre periférica se refiere.

Para el tratamiento de la esplenomegalia congestiva se han obtenido buenos resultados mediante radioembolización con itrio90 [2].

Trasplante hepático

A pesar de que el hiperesplenismo en sí no se considera como criterio para trasplante hepático, éste es probablemente el mejor tratamiento para el hiperesplenismo. Con él desaparece la hipertensión portal, disminuye considerablemente el tamaño del bazo y se restaura la función de síntesis hepatocelular, elevándose los niveles de trombopoyetina en sangre. Esto demuestra que la trombopenia en la hepatopatía crónica con hipertensión portal se debe no sólo al aumento del tamaño del bazo como consecuencia de la congestión venosa, sino también al fallo hepatocelular para la síntesis de factores estimuladores de los megacariocitos [2].

En los primeros días tras el trasplante hepático suele producirse empeoramiento de la trombopenia, como consecuencia del secuestro plaquetario a nivel del nuevo hígado. A partir de los diez días postrasplante se produce un aumento progresivo de las cifras de plaquetas, que alcanzan valores máximos en torno al día 14 [3].

Factores estimuladores de colonias. GM-CSF, G-CSF y eritropoyetina (EPO)

Los factores estimuladores de granulocitos y macrófagos (G-CSF, GM-CSF), de administración intravenosa o subcutánea, han demostrado que incrementan de forma significativa las cifras de leucocitos en pacientes con cirrosis hepática. Por lo tanto, como aplicación práctica, podría utilizarse en tratamientos cortos, en casos de leucopenia severa secundaria a hiperesplenismo y en pacientes que sufren complicaciones infecciosas asociadas a leucopenia severa por hiperesplenismo. Sin embargo, como ya comentamos anteriormente, estas situaciones no son frecuentes en el paciente cirrótico.

El G-CSF y el GM-CSF no provocan aumentos significativos del número de plaquetas [1, 2].

Con la eritropoyetina (EPO), utilizada en pacientes con insuficiencia renal crónica y anemia, sólo se han objetivado elevaciones discretas (menos del 40 %) y transitorias en las cifras de plaquetas, a expensas de plaquetas recirculadas a sangre (Pirisi y cols. J Hepatol 1994; 21: 376-380).

Trombopoyetina

La trombopoyetina (TPO) es una citocina descubierta recientemente (Kaushansky. N Engl J Med 1998; 339: 746-754) que tiene un importante papel como reguladora fisiológica de la síntesis plaquetaria. La TPO estimula la proliferación de las células progenitoras de los megacariocitos y la maduración de los propios megacariocitos.

El hígado es el órgano que sintetiza la mayor parte de la TPO circulante. Otros órganos que tienen menos importancia en la síntesis de esta citocina son los riñones, el músculo y la médula ósea. En sujetos sanos, la masa total de megacariocitos se relaciona inversamente con los niveles de TPO.

En determinadas patologías que cursan con trombopenia como la anemia aplásica, la leucemia y, en menor medida, la púrpura trombótica idiopática, se observa un aumento de los niveles de TPO con respecto a la población general. Sin embargo, en el paciente con hepatopatía crónica en estadios avanzados de cirrosis e hiperesplenismo asociado, los niveles se encuentran anormalmente reducidos. No sucede lo mismo en los estadios iniciales de las hepatopatías, como en el caso de las hepatitis crónicas. A medida que progresa la fibrosis hepática, los niveles de TPO se van reduciendo como consecuencia del deterioro de la función de síntesis [9].

Tras el trasplante hepático, se produce un importante incremento de los niveles de TPO en sangre periférica, con un pico el día 5.° postrasplante. Este incremento no se produce tras la colocación de una DPPI, lo que demuestra que en la trombopenia del paciente cirrótico, además del hiperesplenismo secundario a congestión por hipertensión portal, interviene el deterioro de la función de síntesis hepática. Esto último podría explicar por qué los procedimientos derivativos aislados no son efectivos en el tratamiento del hiperesplenismo [10].

Algunos estudios recientes con TPO recombinante humana han demostrado eficacia para el tratamiento de plaquetopenia en pacientes con cáncer [2].

Embolización parcial del bazo

La embolización parcial del bazo fue descrita por primera vez por Maddison (Embolic therapy of hyperesplenism. Invest Radiol 1973; 8: 280-281) para el tratamiento del hiperesplenismo. Durante el procedimiento se introduce un catéter por la arteria femoral, progresando posteriormente hasta llegar a la arteria esplénica o a una de sus ramas, lo más distal posible. En ese punto se libera una solución que contiene contraste, además de partículas embolizantes (gelfoem o polivinil-alcohol que se utiliza en nuestro centro) y «coils» diluidos. Mediante tecnología digital, se controla el descenso del flujo en la arteria esplénica, de tal forma que se intenta reducirla un 75-80 %. Además del material embolizante se perfunde localmente una solución antibiótica, habitualmente gentamicina y penicilina G, con objeto de disminuir las complicaciones infecciosas. Transcurrida una semana de la prueba se realiza una TC de control para evaluar el volumen del bazo embolizado y detectar posibles complicaciones.

Técnicamente no se trata de un procedimiento complejo en manos de radiólogos intervencionistas con experiencia. Sin embargo, no está exenta de complicaciones, algunas de ellas severas. En las series iniciales, se describía un índice de complicaciones mayores del 30-40 %, con mortalidad cercana al 20 %. En los últimos diez años, por el contrario, en la mayor parte de los trabajos publicados el índice de complicaciones es claramente inferior y los diferentes autores consideran la embolización como una técnica mucho más segura. Las complicaciones potenciales mayores son absceso esplénico, peritonitis, isquemia de la mucosa gástrica, rotura esplénica, neumonía, derrame pleural masivo, trombosis portal y fallo hepático agudo. No obstante, las complicaciones más frecuentes tras la embolización son el dolor en hipocondrio derecho (82 %), que aparece desde el primer día y se mantiene 2-3 semanas, con disminución de la intensidad tras la primera semana, y la fiebre (80 %), de aparición también precoz, más intensa en los primeros siete días y que responde a antipiréticos convencionales. Otras complicaciones frecuentes son náuseas y vómitos, ascitis leve y derrame pleural izquierdo, generalmente de escasa cuantía.

Algunos autores consideran que la posibilidad de presentar complicaciones severas aumenta en función del volumen de bazo embolizado. La tendencia actual es la de embolizar entre el 60 y 80 % del parénquima esplénico, para intentar que el tratamiento sea efectivo en una sola sesión dadas las molestias que provoca al paciente [11-15].

En estudios a largo plazo publicados en los últimos diez años, uno de ellos controlado con seguimiento de los pacientes durante ocho años [12], se observaron incrementos significativos en las cifras de plaquetas y de leucocitos tras la embolización del bazo, no apreciándose, sin embargo, modificaciones significativas en el recuento de los hematíes. Hidaka y cols. demuestran un aumento en los niveles plasmáticos de trombopoyetina en 20 pacientes con cirrosis hepática tras la embolización [15].

Además del efecto sobre las alteraciones hematológicas, la embolización parcial del bazo produce una mejoría significativa de la función hepática en la mayoría de los pacientes cirróticos, objetivada por incrementos en los niveles plasmáticos de albúmina, colesterol y en la actividad colinesterasa. Las teorías que intentan explicar esta mejoría de la función hepática se basan en que tras la embolización disminuye el flujo venoso portal y el de la arteria esplénica, mientras que aumenta en la arteria mesentérica superior y en la hepática [12-14].

Basándose en el descenso del flujo portal que se produce tras la embolización, algunos estudios no controlados de autores japoneses han demostrado la utilidad de esta técnica como tratamiento coadyuvante al tratamiento endoscópico, en casos de hemorragia por varices esofágicas y gástricas, disminuyendo el índice de recidiva hemorrágica sin acompañarse de un aumento significativo de complicaciones [7, 8]. Existe también algún caso aislado descrito en el que la gastropatía de la hipertensión portal se trató con éxito mediante la embolización parcial del bazo [16].

En nuestro hospital, desde junio de 2002 a octubre de 2003, se han llevado a cabo un total de 9 embolizaciones parciales del bazo mediante la técnica descrita previamente en el texto. La media de edad de los pacientes sometidos a la intervención fue de 45,8 ± 8,6 años. Todos los pacientes estaban infectados por el virus de la hepatitis C (VHC), asociando coinfección por el virus de la hepatitis B uno de ellos y coinfección por el VIH tres de ellos. Dos de los pacientes habían recibido trasplante de hígado y a otros dos se les había diagnosticado hepatocarcinoma. En la mayoría de los pacientes la embolización se indicó por trombopenia grave que impedía el tratamiento de la infección por VHC, salvo en un paciente que presentaba trombopenia severa asociada a diátesis hemorrágicas incoercibles y en una paciente con hepatocarcinoma multicéntrico con hipertensión portal, en la que la embolización se realizó como tratamiento complementario a la quimioembolización del tumor. La media del porcentaje de parénquima esplénico embolizado fue del 84,4 % ± 6,8 % y requirieron una media de 18 ± 6 días de hospitalización.

La cifra media de plaquetas presentada por los pacientes antes de la embolización era de 41,2 ± 14,9 × 10^3/µl, la cifra media de leucocitos 3,5 ± 2,8 × 10^3/µl y la cifra media de hemoglobina 12,8 ± 1,4 g/dl. Un mes después de la embolización se objetivó un incremento en la cifra media de plaquetas, que pasó a ser de 213 ± 61 × 10^3/µl, así como de la cifra media de leucocitos que pasó a ser de 12 ± 9 × 10^3/µl. Por el contrario, no se observaron cambios reseñables en los niveles de hemoglobina.

Las complicaciones registradas al mes de seguimiento tras la intervención fueron las siguientes: dolor en hipocondrio derecho en el 89 % de los pacientes, requiriendo analgésicos opiáceos el 22 %; fiebre en el 66 % (con buena respuesta a medicación antitérmica); ascitis leve en el 44 %; derrame pleural en el 11 % (detectado por ecografía sin síntomas asociados); seudoaneurisma de la femoral en el 11 %; inversión del flujo portal en el 33 %, y trombosis portal en el 11 % con recanalización posterior tras instauración de tratamiento anticoagulante. No se registraron fallecimientos en los 30 días posteriores a la intervención. Cabe destacar que tres meses después de la intervención, en uno de los pacientes se detectó un hematoma esplénico subcapsular gigante, que ocupaba el 60 % de la cavidad abdominal. Por este motivo, el paciente fue intervenido quirúrgicamiente, practicándosele una esplenectomía. Durante el posoperatorio, diez días después, el paciente falleció como consecuencia de una hemorragia digestiva por varices esofágicas. En la evolución posterior, una de las pacientes diagnosticada de hepatocarcinoma también falleció por la progresión de su enfermedad neoplásica.

BIBLIOGRAFÍA RECOMENDADA

1. McCormick PA. The spleen, hyperesplenism, and other relationships between the liver and spleen. En Bircher J, Benhamou JP, McIntyre N, Rizzetto M, Rodes J. Oxford text book of clinical hepatology, 2.° ed. Oxford Medical Publications. Nueva York, 1999: 787-795.

2. McCormick PA, Murphy KM. Splenomegaly, hyperesplenism and coagulation abnormalities in liver disease. Baill Clin Gastroenterol 2000; 14: 1009-1031.

3. Peck-Radosavljevic M. Hyperesplenism. Eur J Gastroenterol Hepatol 2001; 13: 317-323.

4. González R, Defarges V. Mujer joven con cirrosis hepática y anemización de evolución tórpida. En García A, Moreira VF. Sesiones clínicas de Gastroenterología 2003. Hospital Universitario Ramón y Cajal (Madrid). EDIKA MED. Barcelona, 2003; 129-135.

5. Bashour FD, Teran C, Mullen KD. Prevalence of peripheral blood cytopenias (hyperesplenism) in patients with nonalcoholic liver disease. Am J Gastroenterol 2000; 95: 2936-2939.

6. Sánchez-Quijano A, Leal M, Lissen E. Hepatitis crónica por virus C en pacientes coinfectados por el virus de la inmunodeficiencia humana. Gastroenterología y Hepatología 2002; 6: 423-431.

7. Taniani N, Onda M, Yoshida H, Mamada Y. Combined endoscopic and radiologic intervention to treat esophageal varices. Hepatogastroenterol 2002; 48: 984-988.

8. Taniani N, Onda M, Tajiri T, Toba M, Yoshida H. Endoscopic variceal ligation (EVL) combined with partial splenic embolization (PSE). Hepatogastroenterol 1999; 46: 2849-2853.

9. Kawasaki T, Takeshita A, Souda K, Kobayashi Y, Kikuyama M, Suzuki F, y cols. Serum thrombopoietin levels in patients with chronic hepatitis and liver cirrhosis. Am J Gastroenterol 1999; 94: 1918-1922.

10. Martín TG, Somberg KA, Meng YG. Thrombopoietin levels in patients with cirrhosis before and after orthotopic liver transplantation. Ann Intern Med 1997; 27: 127-131.

11. Sakai T, Shiraki K, Inoune H, Sugimoto K, Ohmori S, Murata K, y cols. Complications of partial splenic embolization in cirrhotic patients. Dig Dis Sci 2002; 47: 388-391.

12. Tajiri T, Onda M, Yoshida H, Mamada Y, Taniani N, Kumazaki T. Long-term hematological and biochemical effects of partial splenic embolization in hepatic cirrosis. Hepatogastroenterol 2002; 49: 1445-1448.

13. Murata K, Shiraki K, Nakano T, Tameda Y. Long term follow-up for patientes with liver cirrhosis after partial splenic embolization. Hepatogastroenterol 1996; 43: 1212-1217.

14. Palsso B, Hallen M, Forsberg AM, Alwmark A. Partial splenic embolization: long-term outcome. Lang´s Arch Surg 2003; 387: 421-426.

15. Hidaka H, Kokubu S, Saigenji K, Isobe Y, Maeda T. Restoration of thrombopoietin production after partial splenic embolization leads to resolution of thrombocytopenia in liver cirrhosis. Hepatology 2002; 23: 265-273.

16. Shimizu T, Onda M, Tajiri T, Yoshida H, Mamada Y, Taniani N, y cols. Bleeding portal-hypertensive gastropathy managed successfully by partial splenic embolization. Hepatogastroenterol 2002; 49: 947-949.

CAPÍTULO 27

MUJER DE 76 AÑOS CON CIRROSIS HEPÁTICA VHC POSITIVO QUE INGRESA POR DESORIENTACIÓN

G. PLAZA PALACIOS
L. GIL GRANDE

CASO CLÍNICO

Motivo de consulta: desorientación.

Antecedentes personales: cirrosis hepática por el virus de la hepatitis C estadio B-8 de Child diagnosticada hace 10 años en seguimiento por gastroenterólogo de área. Episodio de hemorragia digestiva secundaria a varices esofágicas y fúndicas en junio de 2003. En tratamiento habitual con nadolol, mononitrato de isosorbide y hierro oral.

Enfermedad actual: mujer de 76 años que acude a urgencias por desorientación temporoespacial de 24 horas de evolución. No había presentado estreñimiento, fiebre, aumento del perímetro abdominal, edemas ni melenas y cumplía de forma adecuada el tratamiento médico.

Exploración física: bradipsiquia, desorientada en tiempo y espacio, asterixis presente y signos cutáneos de hepatopatía crónica. El resto de la exploración no mostraba alteraciones significativas.

Analítica (en urgencias):

- Hemograma: hemoglobina 9,8 g/dl; hematócrito 28,5 %; VCM 88 fl; HCM 32,8 pg; plaquetas 130 × 10^3/µl; leucocitos 9 × 10^3/µl (fórmula normal).

- Hemostasia: tiempo de protrombina 16,3 segundos; actividad de protrombina 68,8 %; INR 1,4; tiempo de cefalina 35,1 segundos; fibrinógeno 148,3 mg/dl.
- Bioquímica: creatinina e iones normales; glucosa 194 mg/dl; bilirrubina total 1,3 mg/dl; GOT 36 UI/l; GPT 40 UI/l; GGT 22 UI/l; LDH 214 UI/l; fosfatasa alcalina 47 UI/l; proteínas totales 4,8 g/dl.
- Amonio 86,5 μmol/l.

Evolución y tratamiento: una vez ingresada la paciente se efectuó una determinación de alfafetoproteína que fue de 600 UI/ml, una ecografía abdominal que demostró signos ecográficos de hepatopatía crónica, una lesión hipoecogénica de 4 cm en el lóbulo hepático izquierdo compatible con carcinoma hepatocelular (CHC) y no se identificaba la rama portal izquierda, por lo que se le realizó una nueva ecografía con potenciadores de señal en la que se confirmaba la trombosis portal izquierda y se identificaba un vaso arterial en el interior del trombo. También se realizó una TC helicoidal abdominal que mostró trombosis de la rama izquierda portal y un nódulo de 4 cm en el lóbulo hepático izquierdo compatible con CHC.

La paciente mejoró por completo y recibió el alta tras una semana de hospitalización. Debido a su edad y al tamaño de la lesión, se desestimó el trasplante hepático, recomendándose etanolización de la lesión, que se realizó sólo en una ocasión ya que falleció tras una hemorragia digestiva por rotura de varices esofágicas.

DIAGNÓSTICO DEFINITIVO

Cirrosis por virus C con carcinoma hepatocelular (CHC) sobreimplantado con invasión y trombosis tumoral muy probable de la rama portal izquierda. Encefalopatía hepática resuelta.

COMENTARIOS

SITUACIÓN ACTUAL DE LA ECOGRAFÍA EN EL DIAGNÓSTICO DE LA TROMBOSIS PORTAL

INTRODUCCIÓN

El enlentecimiento del flujo portal, secundario a un aumento de las resistencias vasculares intrahepáticas, y la invasión vascular por un carcinoma hepatocelular son los dos factores que condicionan la trombosis portal (TP) en la cirrosis hepática, siendo ésta última la causa más frecuente de TP.

Entre un 4 y 10 % de los pacientes cirróticos desarrollan TP [1], aumentando la incidencia a un 25 % cuando se asocia a un carcinoma hepatocelular [2].

El diagnóstico de la TP es importante como dato clínico, pues agrava la hipertensión portal de la cirrosis y puede condicionar además radicalmente el manejo de pacientes que van a ser sometidos a trasplante hepático o colocación de un DPPI. La diferenciación entre trombo hemático y tumoral es crucial para establecer el tratamiento adecuado en pacientes con CHC.

El desarrollo de nuevas técnicas de imagen como la ultrasonografía Doppler con potenciadores de señal, la TC helicoidal con contraste yodado y la RM con o sin gadolinio, ha hecho que el papel de la angiografía como «patrón oro» se esté cuestionando en la actualidad. La comparación entre sí de las diferentes técnicas es difícil de establecer por la rápida progresión tecnológica que condiciona aumentos de sensibilidad y especificidad en cada una de ellas y que dejan obsoletos estudios comparativos realizados pocos años antes. En el momento actual la técnica de elección inicial para el diagnóstico de la TP es la ultrasonografía Doppler.

ULTRASONOGRAFÍA

Es la primera técnica de imagen para el estudio de la vena porta por debido a que no es invasiva, es fácil de realizar, tiene una alta sensibilidad, no utiliza contrastes yodados y es de bajo coste.

En la ultrasonografía modo-B, la TP se visualiza como material ecogénico intraluminal que ocluye parcial o completamente la luz del vaso, pudiendo aparecer como signos indirectos la no visualización de la vena porta o circulación colateral periportal (cavernomatosis portal) [2-3]. Las trombosis recientes pueden no visualizarse, ya que el trombo puede ser anecoico.

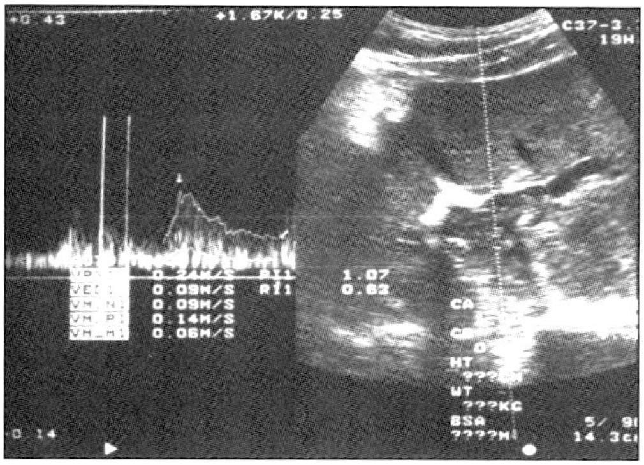

FIG. 1. Doppler pulsado: material ecogénico en el interior de la vena porta donde se identifica flujo arterial compatible con trombosis portal de origen tumoral.

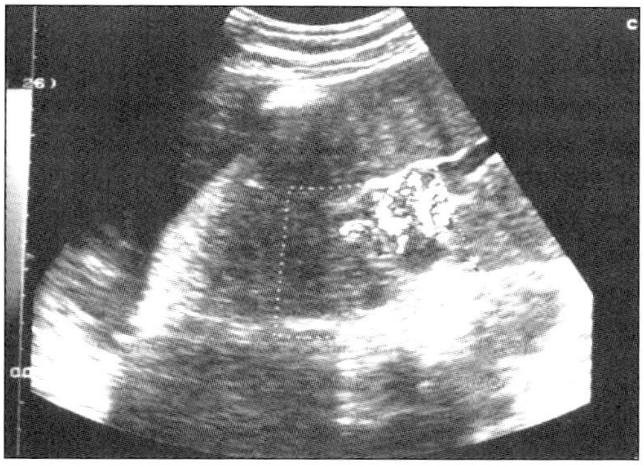

FIG. 2. Doppler color: escaso flujo en la vena porta que se encuentra dilatada, compatible con trombosis.

En el estudio de Miller y cols. sobre control angiográfico de los diagnósticos de TP mediante Doppler pulsado, se demostró una sensibilidad del 83 % y una especificidad del 93 %, pero era difícil la detección de trombosis parciales [4]. El Doppler pulsado también permite identificar flujos arteriales en el interior del trombo, lo que indica el origen neoplásico del mismo (fig. 1).

El Doppler color permite determinar el flujo en la vena porta, la dirección del mismo y la presencia de colaterales portosistémicas. La sensibilidad de la técnica para la detección de la TP es del 89 %, con una especificidad del 92 %, un valor predictivo positivo del 62 % y un valor predictivo negativo del 98 % [5]. El alto valor predictivo negativo indica que si el Doppler color demuestra la presencia de flujo portal, se puede excluir la presencia de trombosis sin requerir estudios adicionales (fig. 2).

La presencia de flujos de velocidad bajos hace que exista un número importante de falsos positivos, lo que se puede solucionar aplicando el angio-Doppler (power-Doppler) o potenciadores de señal. Un estudio controlado y aleatorizado realizado con 588 pacientes utilizando potenciadores de señal (Levovist®) en 265 de ellos, estableció un diagnóstico definitivo en el 95 % de los pacientes, aumentando la rentabilidad diagnóstica del 35 % cuando no se empleaban potenciadores de señal al 90 % con Levovist® [6]. La confirmación diagnóstica se realizó mediante TC dinámica, que no pudo establecer el diagnóstico definitivo en 29 pacientes, obteniéndolo sólo en 12 de los estudiados con potenciadores, por lo que la ultrasonografía Doppler presentó una mayor rentabilidad diagnóstica que la TC. En nuestro centro, de 22 pacientes recientes con sospecha de TP por ausencia de señal en angio-Doppler, los potenciadores de señal confirmaron la trombosis en 14 pacientes (figs. 3 y 4).

TC HELICOIDAL

Se realiza con contraste yodado intravenoso. La TP se visualiza como un defecto de llenado de la vena porta. La ausencia de estudios prospectivos amplios hace que no se sepa con exactitud la sensibilidad y especificidad de esta técnica. Tiene los inconvenientes de que no determina el flujo portal y que el empleo de contraste yodado puede estar contraindicado en pacientes con insuficiencia renal o alergia al mismo.

ANGIO-RM, PORTOGRAFÍA RM O VENOGRAFÍA RM

Se puede realizar con o sin gadolinio intravenoso y permite demostrar la permeabilidad y el flujo del sistema venoso portal. La TP aparece como ausencia de aumento de señal en la secuencia T_1 [1]. Pueden existir falsos positivos si el flujo portal es lento.

En el estudio de Funaki y cols. de 2000 [7] se demostró que la RM es más sensible que la TC y la ultrasonografía Doppler para demostrar la presencia de TP y colaterales (en un 11 % de los

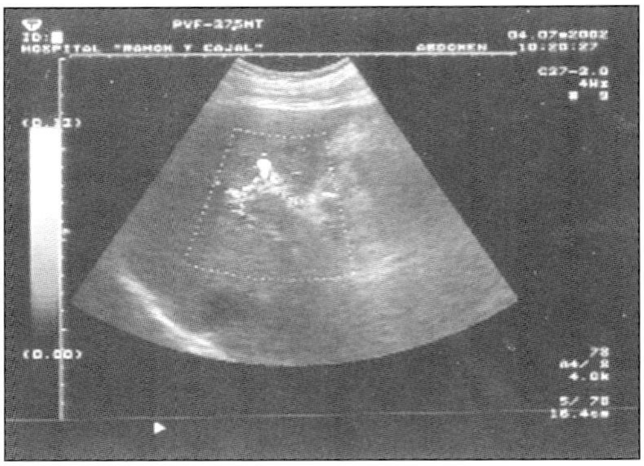

FIG. 3. Doppler color: ausencia de flujo portal, correspondiendo la señal a flujos arteriales.

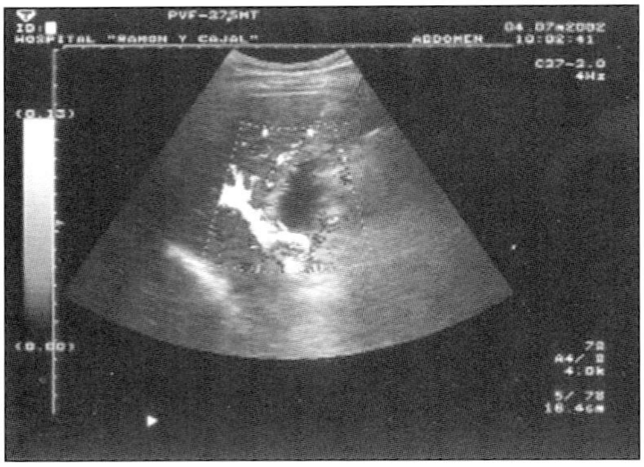

FIG. 4. Potenciadores de señal: tras la administración de Levovist® aparece flujo en la vena porta descartando la trombosis portal.

casos más que con la TC y en un 28 % más que con el Doppler).

Esta técnica proporciona una información más completa que la ultrasonografía Doppler, pero por su mayor coste debe ser empleada cuando los hallazgos ecográficos no sean concluyentes y exista una alta sospecha de TP, y en la valoración prequirúrgica. Además, tiene la ventaja de poder emplearse en pacientes con insuficiencia renal y alérgicos al contraste yodado.

ARTERIOGRAFÍA Y PORTOGRAFÍA DIRECTA

Se suele realizar arteriografía de la arteria mesentérica superior o del tronco celíaco con placas tardías en fase venosa. La TP aparece como un defecto de llenado de la vena porta o de alguna de sus ramas, aunque la vena porta puede no visualizarse por la existencia de colaterales portosistémicas que derivan el flujo venoso [1]. Esta técnica también identifica vasos arteriales en el interior del trombo, lo que indica la naturaleza neoplásica del mismo. Debido a la existencia de otras técnicas menos agresivas y con una alta sensibilidad y especificidad, la arteriografía se emplea como paso previo a la cirugía.

La portografía directa se debe aplicar con intenciones terapéuticas como angioplastia, colocación de un stent o embolización de varices [1].

ALGORITMO DIAGNÓSTICO

La valoración inicial del sistema venoso portal debe hacerse con ultrasonografía Doppler. En los casos en que no se evidencie flujo portal tras potenciadores, se emplearán técnicas de imagen no invasivas como la TC o la angio-RM, reservándose la arteriografía y la portografía directa como técnicas previas a la cirugía (p. ej., trasplante hepático, cirugía derivativa, etc.) o si existe asociada una intervención terapéutica (angioplastia, stent, etc.) (fig. 5).

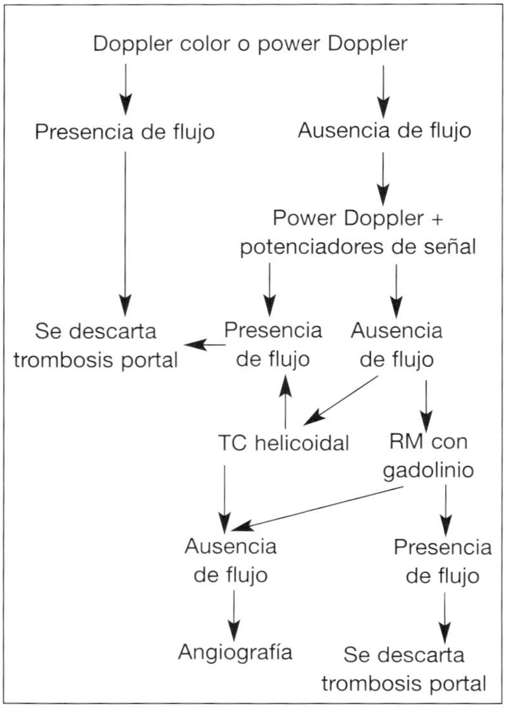

FIG. 5. Algoritmo diagnóstico de la trombosis portal.

BIBLIOGRAFÍA RECOMENDADA

1. Álvarez G, Sanabria G, Blanco G. Luque J, Ruiz M. Trombosis portal: aportación del US en modo-B, Doppler color y Doppler pulsado en el diagnóstico de la trombosis portal. Comparación con otras técnicas de imagen. Rev Esp Eco Dig 2000; 2: 161-168.
2. Gaiani S, Piscaglia N, Celli N, Donati G, Bolondi L. Ultrasonidos Doppler en la hipertensión portal. Rev Esp Eco Dig 2000; 2: 150-160.
3. Delgado MB, De Dios Vega, De la Mata M, Miño G. Ecografía Doppler en gastroenterología. En Segura JM. Ecografía abdominal, 2.ª ed. Ediciones Norma. Madrid, 1996: 507-549.
4. Miller VE, Berland LL. Pulsed Doppler duplex sonography and CT of portal vein thrombosis. AJR 1985; 145: 73-76.
5. Tessler FN, Gehring BJ, Gomes AS. Diagnosis of portal vein thrombosis: value of color Doppler imaging. AJR 1991; 157: 293-296.
6. Gebel M, Caselitz M, Bowen-Davies PE. A multicenter, propective, open label, randomized, controlled phase IIIb study of SH U 508 A (Levovist) for Doppler signal enhancement in the portal vascular system. Ultraschall Med 1998; 19: 148-156.
7. Funaki B, Rosenblum JD, Leef JA. Percutaneus treatment of portal venous stenosis in children and adolescents with segmental hepatic transplants: long term results. Radiology 2000; 215: 147-151.

CAPÍTULO 28

MUJER EMBARAZADA CON TRANSAMINASAS ELEVADAS DOS DÍAS ANTES DEL PARTO

L. CID GÓMEZ
F. HERNÁNDEZ RANZ
V. MOREIRA VICENTE

CASO CLÍNICO

Motivo de consulta: alteración de transaminasas.

Antecedentes personales: embarazo a término en 2001. Resto sin interés.

Enfermedad actual: mujer de 32 años empleada de un centro geriátrico, que acude el 23 de abril de 2002 derivada por el servicio de endocrinología por presentar elevación de las transaminasas tras un control rutinario después del segundo parto (19/04/02). Clínicamente asintomática, aunque refiere orinas más oscuras la semana previa al parto. Del 1 al 13 de dicho mes recibió tratamiento con un relajante muscular (Prepar®) por amenaza de parto prematuro, suspendiéndolo la semana antes del parto (19/04/02). No toma otros fármacos ni productos de herbolario. Sin trasfusiones previas, tatuajes o *piercing*. En la analítica de control durante el primer embarazo (septiembre de 2001) presentaba transaminasas normales y serología negativa para VHA,VHB, VHC y VIH.

Exploración física: obesidad leve. Resto normal. La paciente aportaba una analítica del 17/04/02 (dos días antes del parto):

- Hemograma: Hb 12,1 g/dl; Ht 34,8 %; VCM 86,3 fl; leucocitos 7,05 × 10^3/µl (53 % neutrófilos, 37 % linfocitos y 1,5 % eosinófilos); plaquetas 158 × 10^3/µl.
- Bioquímica: glucosa 89 mg/dl; Cr 0,79 mg/dl; Na 136 mmol/l; K 4,3 mmol/l; Ca 9,8 mg/dl; proteínas totales 6,3 g/dl; bilirrubina total 1,4 mg/dl; GOT 246 U/l; GPT 612 U/l; GGT 12 U/l; LDH 297

U/l; FA 191 U/l; colesterol 278 mg/dl; triglicéridos 304 mg/dl; Hb glucosilada 5,2.

Analítica (23/04/02, cuatro días después del parto)*:*

- Hemograma: Hb 10,4 g/dl; Ht 32,1 %; VCM 89,3 fl; leucocitos 7,08 × 10^3/µl (44 % neutrófilos, 48 % linfocitos, 1,4 % eosinófilos); plaquetas 111 × 10^3/µl.
- Bioquímica: glucosa 99 mg/dl; Cr 0,72 mg/dl; Na 139 mmol/l; K 4,8 mmol/l; bilirrubina total 0,5 mg/dl; GOT 63 U/l; GPT 305 U/l.
- Hemostasia: tiempo de protrombina 10,3 segundos; actividad de protrombina 124 %; INR 0,90; tiempo de cefalina 23,3 segundos; fibrinógeno 365,9 mg/dl.

Ante la sospecha de una hepatitis aguda viral, se solicitó serología viral completa y se dieron recomendaciones higienicosanitarias a la paciente, destacando el abandono de lactancia materna de forma temporal.

- Serología viral (23/04/03): IgM anti-HBc positivo; IgM anti-A negativo; Anti-VHC negativo (ELISA); Anti-HBs positivo; HBsAg negativo; Anti-HBc positivo; VHE negativo; VHD negativo; ADN-VHB (hibridación Digene) 0,5 pg/nl y por PCR 200-1.000 copias/nl (Roche).

Analítica (24/05/02):

- Hemograma: Hb 11,4 g/dl; Ht 33,1 %; VCM 89,3 fl; leucocitos 8,15 × 10^3/µl (44 % neutrófilos, 48 % linfocitos, 1,4 % eosinófilos); plaquetas 167 × 10^3/µl.
- Bioquímica: glucosa 109 mg/dl; Cr 0,87 mg/dl; Na 141 mmol/l; K 3,7 mmol/l; Ca 9,2 mg/dl; proteínas totales 6,7 g/dl; bilirrubina total 0,4 mg/dl; GOT 18 U/l; GPT 22 U/l; GGT 9 U/l; LDH 151 U/l; FA 92 U/l; colesterol 165 mg/dl; triglicéridos 119 mg/dl.
- EEF: proteínas totales 6,7 g/dl; albúmina 59 %; alfa$_1$-globulina 2,7 %; alfa$_2$- globulina 9,9 %; beta-globulina 12 %; gamma-globulina 16,4.

Analítica (4/10/02):

- Hemograma y bioquímica (GOT, GPT, FA y GGT) normales. IgM antiHBc y HbsAg negativos. ADN-VHB por PCR negativo.

DIAGNÓSTICO DEFINITIVO

Hepatitis aguda B curada.

COMENTARIOS

PROFILAXIS DE LAS HEPATITIS VIRALES

PROFILAXIS DE LA HEPATITIS A

La hepatitis A es una de las infecciones conocidas más antiguas de la humanidad. Se trata de un proceso benigno producido por el virus de la hepatitis A (VHA), aunque en una pequeña proporción de casos puede producir una hepatitis fulminante con una mortalidad mayor del 50 % a pesar del trasplante hepático. La gravedad del proceso aumenta con la edad de la persona que la padece. Es una causa importante de morbilidad y pérdidas socioeconómicas, con una incidencia anual de 1,4 millones de casos declarados a nivel mundial (probablemente la incidencia real sea 3-10 veces mayor) y una prevalencia que varía según el país: 100 % de los menores de 10 años en países en vías de desarrollo frente a un 10 y 70 % en adolescentes y ancianos, respectivamente, en países desarrollados. Esta diferencia se debe a las mejoras higienicosanitarias de las últimas décadas que han provocado un descenso en la incidencia en los países desarrollados, lo que conlleva un aumento de la población susceptible, incrementándose el número de casos en personas mayores que cursan con una mayor morbimortalidad. Es por ello que, aunque disponemos de una vacuna segura y eficaz desde el año 1992, se han realizado estudios de coste-efectividad [1] en los últimos años para establecer las indicaciones precisas para la proflaxis de la hepatitis A. España es aceptado internacionalmente como un país de endemicidad intermedia, aunque la prevalencia de anticuerpos frente al virus de la hepatitis A va disminuyendo progresivamente en todos los grupos de edad inferior a 50 años y se va aproximando a la de los países de baja endemicidad.

El objetivo de la profilaxis será disminuir el número de casos así como la transmisión de la enfermedad. Existen dos tipos de profilaxis [2], activa y pasiva, y dos momentos diferentes de administrarla:

- *Profilaxis preexposición:*
  - Pasiva: inmunoglobulina intramuscular, disponible desde los años cuarenta, en dosis de 0,02 a 0,06 ml/kg en función del tiempo de profilaxis necesaria, ya que la duración de la protección parece ser dosis dependiente. Se administra a la dosis de 0,02 ml/kg para una profilaxis de tres meses, y a una dosis de 0,05 ml/kg para 4-6 meses. Actualmente sustituida por la vacuna, aunque ésta es más cara.
  - Activa: vacuna de virus inactivados que se administra en dos dosis i.m., a los 0 y 6-12 meses. Consigue anticuerpos protectores (10-20 mIU/ml) al mes de la administración en el 94-100 % de los casos, y no precisa dosis de recuerdo. Existen dos vacunas comercializadas, Havrix® y Vaqta®, y el coste por dosis es de unos 20 euros. La protección se mantiene durante más de 20 años.
- *Profilaxis posexposición:* en este caso la vacuna no es suficiente y debe administrarse conjuntamente con la inmunoglobulina dentro de las primeras dos semanas del contacto, disminuyendo la aparición de la enfermedad en más de un 90 % de los casos. No obstante, la inmunoglobulina ha sido abandonada en muchos países desarrollados por el riesgo de transmisión de retrovirus, como el VIH y la enfermedad de Creutzfeldt-JaKob a través del «pool» humano de plasma.

La vacuna puede administrarse a mujeres embarazadas con riesgo de contraer la enfermedad [3]. Los efectos secundarios de esta vacuna son leves, apareciendo en más de un 50 % de los casos dolor, hinchazón o eritema local, y sólo un 15 % de las personas vacunadas presentarán síntomas constitucionales (fiebre, fatiga, cefalea, náuseas o vómitos). Las indicaciones de esta vacuna se resumen en la tabla 1.

Según la Organización Mundial de la Salud (OMS), la vacuna estaría indicada en países con endemia intermedia y baja [4], administrándose en este último caso sólo a los grupos de riesgo: viajeros a países de media-alta endemicidad, hijos de familias inmigrantes, homosexuales [5], ADVP, inmunocomprometidos, pacientes con enfermedades hematológicas y enfermedades crónicas del hígado o pacientes VIH positivos, precisando una tercera dosis en los últimos cuatro casos.

TABLA 1. Recomendaciones y consideraciones para la utilización de la vacuna frente al virus de la hepatitis A

Recomendaciones	Empleados en centros de día o instituciones de discapacitados
Niños de regiones con incidencia de hepatitis VHA 2 veces por encima de la media nacional o con períodos de brotes de VHA	*Grupos en los que la vacuna debe ser considerada*
Viajeros o trabajadores de países no endémicos que residen en regiones de elevado endemismo	Niños y jóvenes adultos durante brotes comunitarios
Individuos con enfermedad crónica del hígado o receptores de trasplante hepático	Niños de regiones con incidencia por encima de la nacional sin llegar al doble
Receptores de factores de la coagulación tratados con disolventes o detergentes	Granjeros emigrantes
Varones homosexuales o bisexuales	Trabajadores en contacto con aguas residuales o alcantarillas
Consumidores de drogas ilegales por vía parenteral o no parenteral	Sanitarios de unidades intensivas de neonatos
Trabajadores en contacto con el VHA o con primates infectados por este virus	Manipuladores de alimentos, según las condiciones del local

Tomado de Koff [3].

No obstante, en cada país debe hacerse un estudio coste-beneficio y, en función del mismo, establecer las indicaciones más idóneas.

En el hospital Ramón y Cajal la indicación de la vacuna VHA está establecida para los siguientes grupos:

- Manipuladores de alimentos: < 30 años: vacunación a todos; 30-35 años: sólo si la serología es negativa; > 35 años: nunca se vacuna.
- Trabajadores con el VHA: microbiólogos y personas en contacto con primates.

En nuestro país no se realiza vacunación sistemática de la población infantil frente al VHA, aunque recientemente se ha aprobado su inclusión en el calendario vacunal en Ceuta y Melilla, dada la elevada incidencia de la enfermedad en estas ciudades. En Cataluña, debido al impacto limitado de la vacunación selectiva de grupos de riesgo, se inició en 1998 la estrategia de vacunación universal frente al VHA en los niños de 12 años, aplicándola en las escuelas en forma de vacuna combinada A + B (tabla 2) [6].

PROFILAXIS DE LA HEPATITIS B

La primera vacuna derivada del plasma humano fue aprobada por la FDA en 1981, pero no obtuvo gran aceptación. Fue en el año 1986 cuando se dispuso de la primera vacuna recombinante frente al VHB (Recombivax-HB), apareciendo una segunda vacuna en 1989 (Engerix-B), cuya diferencia fundamental estriba en la dosis de partículas de HbsAg que se inoculan, que es mayor en la Engerix-B. Esto debe ser tenido en cuenta en aquellos grupos con menor respuesta a la vacunación (como, por ejemplo, fumadores, obesos, pacientes con trasplante, síndrome de Down o EPOC, entre otros). La vacuna ha sido integrada en el calendario vacunal desde el año 1992 por la OMS.

El esquema de administración consiste en tres dosis a los 0, 1-2 y 4-6 meses, debiendo respetar un intervalo mínimo de 2 meses entre la segunda y tercera dosis para que sea eficaz [3]. Actualmente se están comenzando a utilizar esquemas de dos dosis, que parecen también efectivos (la tercera dosis es sólo de recuerdo). En caso de pautas interrumpidas por cualquier motivo, se recomienda continuar el esquema sin volver a empezar. Cuando se precise una protección rápida (viajes internacionales a países endémicos), puede emplearse una pauta rápida de inmunización (0, 1, 2, 12 meses). La vacuna se administra por vía intramuscular en la región anterolateral del muslo, a nivel del vasto externo en recién nacidos y lactantes; en niños mayores, adolescentes y adultos se aplica en el músculo deltoides. Nunca se administrará en el glúteo, intradérmica ni intravenosa.

La tasa de respuesta con la pauta estándar se obtiene en un 95 % de la población, aunque a los diez años más de la mitad han perdido títulos protectores (< 10 mUI/ml), si bien su memoria inmunológica les mantiene protegidos o padecen una

TABLA 2. Vacunaciones en el adulto en España frente al VHA y al VHB

Vacuna	Recomendaciones	Pautas
Hepatitis A	Viajeros a zonas endémicas (todos los países excepto Australia, Nueva Zelanda, Canadá, Estados Unidos y Europa Occidental). Adictos a drogas por vía parenteral. Personas con hemofilia o receptores de hemoderivados. Contactos con personas que padecen hepatitis A. Personal sanitario. Personas con hepatopatías por los virus B o C	2 dosis (0, 6-12 meses)
Hepatitis B	Adultos de alto riesgo (contactos de individuos portadores del virus de la hepatitis B, usuarios de drogas por vía parenteral, homosexuales masculinos, heterosexuales prosmiscuos, personas en hemodiálisis, receptores de hemoderivados, personal sanitario y de seguridad que puedan contactar con sangre o fluidos biológicos, internos de instituciones penitenciarias, personal y residentes de instituciones para minusválidos psíquicos, viajeros a áreas endémicas que vayan a mantener contactos íntimos con nativos y personas con infección por el virus C	Pauta estándar: 3 dosis (0, 1, 6 meses) Pauta rápida (0, 1, 2, 12 meses)

Asociación Española de Vacunología [6].

infección subclínica que no cronifica [7]. Por lo tanto, no está indicada la administración de una dosis de recuerdo salvo en pacientes inmunodeprimidos como, por ejemplo, los sometidos a hemodiálisis o que padecen el síndrome de Down.

La vacuna no está contraindicada en el embarazo y sus efectos adversos son también leves, apareciendo dolor en el lugar de la inyección en el 10-15 % de los casos, fiebre en menos de un 3 % y otros síntomas leves (cefalea, fatiga, rash, artralgias, etc.) en menos de un 1 %. En VIH positivos (asintomáticos y sintomáticos), pacientes con tratamiento inmunosupresor o en hemodiálisis, entre otros, existe una inmunogenicidad menor que en el adulto sano, por lo que precisan mayores dosis de vacuna y mayor número de dosis.

En las tablas 2 (España) y 3 se muestran las indicaciones principales de la vacuna en los adultos. Respecto a los recién nacidos, en España es una vacuna universal y se administra de forma rutinaria a todos los recién nacidos desde el año 1992.

En recién nacidos de madres HbsAg (+) se administrará la vacuna (0,5 ml) y la inmunoglobulina antihepatitis B (IGHB, 0,5 ml i.m.) dentro de las primeras 12 horas tras el nacimiento, recibiendo después las dos dosis de la vacuna restantes según el esquema habitual (1 y 6 meses). Se realizará un control de marcadores de la hepatitis B (antiHBc y antiHBs) para determinar el estado de portador, infección pasada o situación inmune posvacuna del neonato y actuar en consecuencia. Si la situación inmune de la madre antes del parto es desconocida, se administrará la vacuna al recién nacido, y si se confirmase el HbsAg (+) en la madre, se añadirá IGHB antes de siete días del nacimiento al recién nacido.

Tras un contacto de riesgo en una persona no vacunada, se debe administrar HBIG 0,06 ml/kg tan pronto como sea posible, así como la primera dosis de vacuna en un lugar distinto al de la inmunoglobulina, de forma simultánea o antes de siete días del contacto.

Se realizará un control de títulos protectores en el primero y tercer mes tras la última dosis de la vacuna sólo en personal sanitario o en personas inmunodeprimidas. Si el título de antiHBs no es protector, se administrarán otras tres dosis de vacuna, consiguiendo una tasa de respuesta en torno a un 30-50 %. No han demostrado ser efectivas más de 6 dosis de vacuna.

Desde hace poco tiempo está disponible una vacuna bivalente de VHA + VHB igual de efectiva que cada vacuna independiente y que mejora la probabilidad de cumplimiento [5]. Se administrará a aquellos sujetos no inmunes de edad superior al año de vida, en los que estén indicadas ambas vacunas por separado. La primovacunación consta de tres dosis, con intervalos óptimos de 1-2 meses entre la 1.ª y la 2.ª y de 6 a 12 meses entre la 2.ª y la 3.ª. Se administra por vía intramuscular, aunque excepcionalmente, en

TABLA 3. Guía de vacunación frente al virus de la hepatitis B en Estados Unidos

Cribado prenatal de todas las mujeres embarazadas para el HbsAg: IGHB + vacuna VHB en neonatos con madres HbsAg (+) Vacuna VHB en neonatos con madres HbsAg (–) Niños y adolescentes que cumplen los 19 años y no han sido previamente vacunados Contactos familiares y sexuales de un portador de HbsAg; hijos de inmigrantes de países de elevado endemismo Sanitarios expuestos a sangre o fluidos biológicos Otros grupos de riesgo en adolescentes y adultos: Trabajadores de la seguridad pública	Homosexuales, bisexuales o heterosexuales con múltiples parejas Personal o pacientes de centros de discapacitados Adictos a drogas por vía parenteral Presos Pacientes en hemodiálisis Receptores de derivados sanguíneos Emigrantes y viajeros a áreas endémicas Pacientes con enfermedad crónica no relacionafos con el VHB IGHB + vacuna VHB en accidentes laborales con fluidos biológicos o en parejas sexuales de paciente con hepatitis aguda B

Tomado de Koff [3].

pacientes con discrasias hemorrágicas, se puede administrar por vía subcutánea, aunque la respuesta inmunológica puede ser menor. Actualmente existen tres preparados comercializados: Twinrix pediátrico y adulto, que se administra en tres dosis (0, 1 y 6 meses) y AmBirix (pediátrico) que se aplica en dos dosis (0 y 6-12 meses).

PROFILAXIS DE LA HEPATITIS C

La hepatitis C es una entidad con importante repercusión sobre la salud a nivel mundial, con una prevalencia [8)] en torno al 3 % (con un rango de 0,1 al 5 % según el país) y 150 millones de portadores crónicos a nivel mundial. Su incidencia anual es de 1-3 casos/100.000 habitantes, aunque actualmente se halla en descenso (especialmente la vía trasfusional) gracias al cribado y a las medidas de higiene universales. La historia natural de esta infección es en general de lenta progresión: el 15 % seroconvierte de forma espontánea, el 25 % cursa de forma benigna y sólo un 20 % evoluciona a cirrosis tras 10-20 años de evolución, con una incidencia de hepatocarcinoma del 1 al 4 % por año en este último grupo. Su diagnóstico se lleva a cabo a través de la detección de anticuerpo frente al virus C por ELISA o por RIBA y de la detección cualitativa del ácido ribonucleico del VHC por PCR.

Actualmente no existe un tratamiento eficaz al 100 % ni que esté exento de efectos secundarios. Es por ello que cobran importancia los métodos preventivos de contagio. Para realizar una prevención adecuada es preciso conocer las principales vías de transmisión. Según un estudio realizado en Estados Unidos [9], la vía de contagio es la adicción a drogas por vía parenteral o trasfusión de hemoderivados en el 60 % de los casos, las relaciones sexuales en otro 20 %, un 10 % es desconocido y el 10 % restante corresponde a situaciones varias como pacientes en hemodiálisis, personal sanitario, contactos familiares o transmisión vertical.

Prevención de la vía parenteral

a) Desde el año 1991 se dispone de técnicas destinadas a detectar el VHC en los hemoderivados, siendo el riesgo actual de contagio de 1/149.000 unidades transfundidas [10].

b) La utilización de material desechable por los toxicómanos les previene del contagio.

Transmisión sexual

Se produce en el 0-27 % de los casos, siendo el riesgo muy bajo entre parejas monógamas (< 1 % anual), no recomendándose la utilización de métodos barrera en esos casos, a diferencia de las personas promiscuas sexualmente o con relaciones sexuales traumáticas. En este grupo la prevalencia es mayor que en la población general (2-12 %) y se recomienda la utilización de métodos barrera [11]. No está demostrado que la prevalencia sea mayor en homosexuales frente a heterosexuales, pero lo que sí parece cierto es que la transmisión es más eficaz de varón a mujer que al revés. Por lo tanto, podemos afirmar que la transmisión sexual puede ocurrir, pero es insignificante en comparación con la del VHB o la del VIH.

Transmisión familiar

Existe seroconversión en el 0-11 % de los contactos familiares de un afecto, pero esta transmisión puede haber ocurrido por otras vías ajenas a la convivencia familiar. Se debe evitar compartir cuchillas, cepillos de dientes y cortauñas, y para cubrir las heridas del portador hay que utilizar guantes. No está indicado el cribado entre familiares salvo cuando mantengan relaciones sexuales entre sí [12].

Transmisión vertical

Es la vía principal de contagio en los niños. La prevalencia del VHC en embarazadas es inferior al 2 % [13]. Aparece en el 5 % de los casos, alcanzando un 15 % en embarazadas coinfectadas con el VIH (2-3 veces más riesgo). No está claro el momento del contagio, pudiendo ser intrauterino o durante el parto. Respecto a esta última vía, aún faltan estudios que demuestren que el parto por cesárea electiva conlleva menor riesgo de transmisión para el feto que la vía vaginal, aunque aquella se recomienda en las pacientes VIH positivas, con alta carga viral de virus C, riesgo de traumatismo en canal del parto o riesgo de hipoxia fetal [14-16].

El cribado del VHC en embarazadas no está recomendado de forma generalizada mientras no contemos con métodos efectivos para disminuir la transmisión vertical y tengamos la posibilidad de tratar a las embarazadas (la ribavirina ha demostrado ser teratógena en ratas) o a los recién nacidos. En cuanto a la alimentación del recién nacido, no está contraindicada la lactancia materna, pues el riesgo de transmisión es muy bajo, aunque no se puede excluir, no recomendándose en madres con heridas o grietas en los pezones. Los recién nacidos mantienen los anti-VHC maternos (por ELISA) hasta los 12-18 meses; en cuanto al ARN por PCR, debe realizarse a partir del tercer mes, siendo el mejor momento entre los 6 y 12 meses del nacimiento.

La detección en sangre del cordón umbilical puede dar falsos positivos por contaminación de sangre materna, por lo que no se recomienda realizarla. Por lo tanto, para el diagnóstico de transmisión vertical es preciso la positividad del ARN en dos ocasiones distintas o en una sola junto con la seroconversión del antiVHC a los 18-24 meses en el recién nacido [13]. Así pues, podemos concluir que la infección por el VHC nunca será una contraindicación para el embarazo.

Transmisión ocupacional [17-19]

a) De personal sanitario a pacientes [12]: se puede adquirir en los actos quirúrgicos, procesos de hemodiálisis, técnicas endoscópicas (biopsias, esfinterotomías) o intervenciones dentarias cuando la higiene no es la adecuada. El cribado del VHC en personal sanitario es opcional.

b) De pacientes a personal sanitario [17, 18]: aparece tras la exposición accidental a sangre o a otros fluidos biológicos de pacientes VHC positivos. El riesgo de contagio es del 0 al 10 % y va a depender de la capacidad infectiva del fluido así como de la susceptibilidad del tejido:

- Capacidad infectiva del fluido = n.º viriones (concentración x volumen del inóculo)/ factores atenuantes (tiempo exvivo, pH y RNAasas).
- Susceptibilidad del tejido (de menos a más): piel intacta, piel no intacta o mucosa, tejidos subcutáneos e inoculación intrahepática.

Tras la exposición de riesgo se obtendrán muestras basales de sangre de la fuente (no es necesario si el paciente es portador conocido del VHC) y del receptor para conocer su situación previa de portador (también para el VHB y el VIH). En caso de contagio, el ARN VHC es detectable a los 10 días de la exposición y los anticuerpos frente al VHC (seroconversión) a partir de los 50-70 días, sin olvidar que éstos pueden estar ausentes en inmunodeprimidos o en pacientes en diálisis. Se excluye el contagio cuando los antiVHC y la GPT son negativos tras 6 meses de la exposición. Las pruebas de laboratorio adecuadas para el correcto diagnóstico del contagio son las siguientes:

En la fuente habrá que realizar serología para el virus C, si no fuera portador conocido, y se recomienda también la determinación cualitativa del ARN del virus, especialmente en los casos de personas inmunodeprimidas que pudieran dar un falso negativo por ELISA (anti-VHC). En el personal sanitario expuesto a contacto de riesgo se recomienda realizar tres controles:

- Inmediato: estudio de anticuerpos frente al virus VHC, niveles de GOT, así como determinación del ARN del VHC, lo que permitirá conocer la situación previa del virus C en el sanitario (infectado o no).
- A las 4-6 semanas: aunque no es una pauta estandarizada, este control (anti-VHC, ARN y GOT) se recomienda en aquellos centros que tienen previsto el tratamiento precoz. Debido a la naturaleza intermitente de la viremia del virus C, la determinación aislada del ARN no es útil como método de cribado.
- A los 4-6 meses: es la determinación óptima para el diagnóstico certero de contagio tras la exposición. Se determinarán anti-VHC, ARN del virus y niveles de GOT. Si el resultado es positivo, se tomarán las medidas adecuadas de profilaxis y tratamiento en cada caso [19, 20].

BIBLIOGRAFÍA RECOMENDADA

1. Rosenthal P. Cost-effectiveness of hepatitis A vaccination in children, adolescents, and adults. Hepatology 2003; 37: 44-51.
2 . Liu JP, Yang M, Du XM. Immunoglobulins for preventing hepatitis A. The Cochrane Library, 2003.
3. Koff RS. Hepatitis A, hepatitis B, and combination hepatitis vaccines for immunoprophylaxis. Dig Dis Sci 2002; 47: 1183-1194.
4. Van Damme P, Banatvala J, Fay O, Iwarson S, McMahon B, y cols. Hepatitis A booster vaccination: is there a need? Lancet 2003; 362: 1065-1071.
5. Murdoch D, Goa K, Figgitt D. Combined hepatitis A and B vaccines. A review of their immunogenicity and tolerability. Drugs 2003; 63: 2625-2649.

6. Asociación Española de Vacunología. www.saludpreventiva.com
7. European Consensus Group on Hepatitis B Immunity. Are the booster immunisations needed for lifelong hepatitis B immunity? Lancet 2000; 355: 561-565.
8. National Institute of Health Consensus Development Conference Statement: Management of hepatits C: 2002. Hepatology 2002; 36 (supl. 1): S3-S15.
9. Recommendations for prevention and control of hepatitis C virus (HCV) infection and HCV-related chronic disease. Center for disease control and prevention MMWR 1998; 47: 1-40.
10. Álvarez M, Oyonarte S, Rodríguez PM, Hernández JM. Estimated risk of transfusion transmited viral infections in Spain. Transfusion 2002; 42: 994-998.
11. Wejstal R. Sexual transmission of hepatitis C virus. J Hepatol 1999; 31 (supl. 1): 92-95.
12. Zarski JP, Leroy V. Counselling patients with hepatitis C. J Hepatol 1999; 31 (supl. 1): 136-140.
13. Newell ML, Pembrey L. Mother-to-child transmission of hepatitis C virus infection. Drugs Today 2002; 38: 321-337.
14. Steininger C, Kundi M, Jatzko G, Kiss H, Lischka A, Holzmann H. Increased risk of mother-to-infant transmission of hepatitis C virus by intrapartum infantile exposure to maternal blood. J Inf Dis 2003; 187: 345-351.
15. Solís G, Suárez A, Otero L, Viejo de la Guerra G, De la Iglesia P, y cols. Transmisión del virus de la hepatitis C en gestantes. Med Clín (Barc) 2003; 120: 10-13.
16. Roberts E, Yeung L. Maternal-infant transmision of hepatitis C virus infection. Hepatology 2002; 36 (supl. 1): S106-S114.
17. Sulkowski M, Ray S, Thomas D. Needlestick transmission of hepatitis C. JAMA 2002; 287: 2406-2413.
18. Torres M, Campins M, Serra C, Martínez M, Bruguera M. Actuación después de una exposición accidental a sangre u otros fluidos biológicos en el medio sanitario. Med Clin (Barcelona) 1999; 113: 544-548.
19. Booth JCL, O'Grady J, Neuberger J. Clinical guidelines on the management of hepatitis C. Gut 2001; 49 (supl I).
20. Berenguer M, Wright TL. Viral hepatitis. En Feldman M, Friedman LS, Sleisenger MH. Gastrointestinal and liver disease. Saunders. Filadelfia, 2002: 1278-1323.

Nota de los editores: *otra cita de interés*

Craig AS, Schaffner W. Prevention of hepatitis A with the hepatitis A vaccine. N Engl J Med 2004; 350: 476-481.

PÁNCREAS

CAPÍTULO 29

MUJER DE 60 AÑOS CON INESTABILIDAD EN LA MARCHA Y PÉRDIDA DE 6 KG DE PESO EN 3 MESES

G. PLAZA PALACIOS
L. RUIZ DEL ÁRBOL OLMOS
V. MOREIRA VICENTE

CASO CLÍNICO

Motivo de consulta: inestabilidad en la marcha.

Antecedentes personales: alergia al ácido acetilsalicílico, fiebre tifoidea y meningitis en la infancia, DM tipo 2 diagnosticada en 2001 en tratamiento con insulina e intervenida de catarata bilateral y herniorrafia inguinal izquierda.

Enfermedad actual: mujer de 60 años que acude al servicio de urgencias en noviembre de 2002 por presentar desde hacía 4 meses sensación de inestabilidad en la marcha que le impide la deambulación, junto con somnolencia en la última semana. Astenia, anorexia y pérdida de 6 kg de peso en los últimos 3 meses.

Exploración física (en urgencias): hemodinámicamente estable. Glucemia capilar de 156 mg/dl. Consciente y orientada. Cabeza y cuello, auscultación cardiopulmonar y exploración abdominal normales. En la exploración neurológica destaca la presencia de dismetría, nistagmo horizontorrotatorio hacia la derecha, marcha inestable e imposibilidad para realizar la marcha en tándem, puntillas y talones.

Analítica (en urgencias):
- Hemograma y hemostasia: normales.
- Bioquímica: glucosa 180 mg/dl; creatinina, iones y perfil hepático dentro de los límites de la normalidad.

Pruebas complementarias: en urgencias le efectuaron una radiografía simple de tórax y abdomen que no presentaron alteraciones significativas, un ECG dentro de la normalidad y una TC craneal que demostró una lesión quística en el hemisferio cerebeloso izquierdo que no mostraba realce tras la administración de contraste que colapsaba el cuarto ventrículo produciendo una marcada hidrocefalia triventricular y que comprometía el tronco encefálico, correspondiendo probablemente a un hemangioblastoma.

Una vez ingresada la paciente, se le realizó una RM craneal con gadolinio en la que se observó hidrocefalia triventricular con edema intersticial, una voluminosa lesión quística dependiente del hemisferio cerebeloso izquierdo, con un nódulo sólido en la porción inferomedial del quiste, de morfología polilobulada, y realce de la mayoría de las paredes de la lesión, siendo necesario, según el informe del neurorradiólogo, descartar la posibilidad de metástasis (fig. 1).

Ante la posibilidad de metástasis cerebral, se realizó una TC abdominopélvica que mostró aumento del tamaño del páncreas en toda su extensión, hipoatenuante con calcificaciones, algunas anulares y otras más groseras, así como la existencia de numerosas lesiones macroquísticas y microquísticas (fig. 2).

Una vez observados los numerosos quistes pancreáticos, se solicitaron las siguientes exploraciones y analíticas:

- Ecoendoscopia: múltiples lesiones quísticas de pequeño tamaño localizadas en proceso uncinado de páncreas, cuerpo y cola. Las estructuras quísticas estaban septadas y adoptaban una morfología microquística (menor de 1 cm) y en la mayor de ellas (3 cm) se observó una cicatriz central estrellada altamente sugeridora de cistoadenoma seroso. Se realizó punción-aspiración, obteniéndose un líquido claro amarillento no viscoso y se envió para citología material de la cicatriz central.
- Citología obtenida mediante PAAF dirigida por ecoendoscopia de las lesiones quísticas pancreáticas: escasa celularidad formada por algunos elementos de aspecto escamoso metaplásico sin signos de malignidad.
- Marcadores tumorales séricos: CEA 3,1 ng/ml; CA 19,9-8,1 U/ml.
- Grasa en heces: 1,1 g/24 h.
- Test de pancreolauryl: excreción de fluoresceína 7 %.
- Evaluación oftalmológica: no se observaron lesiones quísticas en la retina.

Evolución y tratamiento: ante la asociación de la lesión quística cerebelosa y los numerosos quistes pancreáticos, se estableció el diagnóstico de síndrome Von Hippel-Lindau.

En noviembre de 2002 se realizó craneotomía y extirpación del gran quiste en amígdala y hemisferio cerebeloso izquierdo, siendo informado en la anatomía patológica como hemangioblastoma del cerebelo.

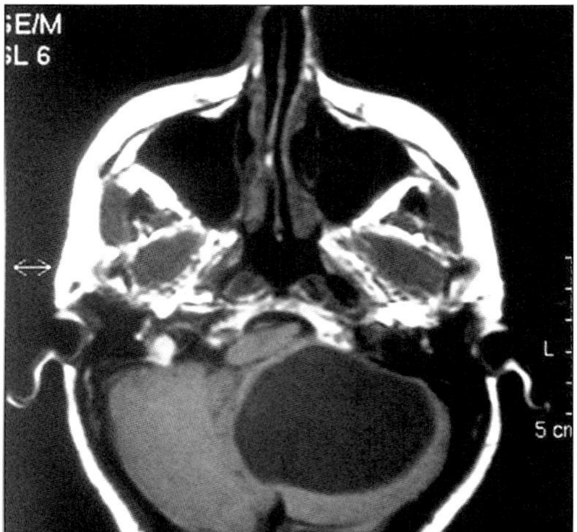

FIG. 1. RM craneal: lesión quística dependiente del hemisferio cerebeloso izquierdo.

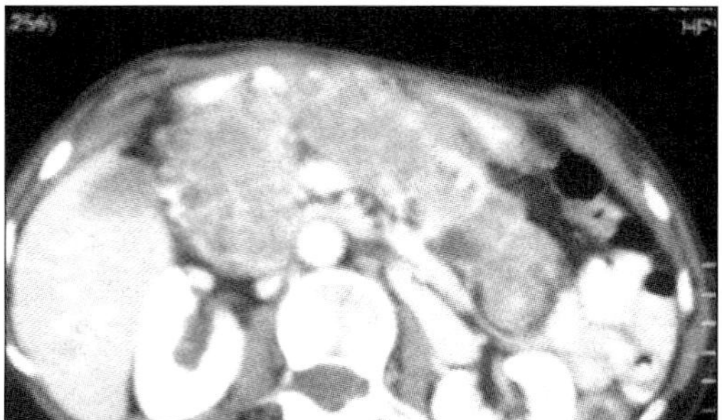

FIG. 2. TC abdominal: numerosas lesiones quísticas en el páncreas.

DIAGNÓSTICO DEFINITIVO

- **Síndrome de Von Hippel-Lindau (hemangioblastoma cerebeloso y múltiples lesiones quísticas en el páncreas).**
- DM tipo 2.

COMENTARIOS

LESIONES QUÍSTICAS DEL PÁNCREAS. SÍNDROME DE VON HIPPEL-LINDAU

INTRODUCCIÓN

Las lesiones quísticas del páncreas pueden ser benignas, premalignas o malignas, siendo la más frecuente el seudoquiste pancreático. Las neoplasias quísticas representan un 10-15 % de los quistes pancreáticos [1]. Se clasifican en [2-4]:

- Tumores
  - Cistoadenoma seroso: microquístico u oligoquístico y cistoadenocarcinoma seroso (excepcional).
  - Tumor quístico mucinoso: cistoadenoma, «borderline» y cistoadenocarcinoma no invasivo e invasivo.
  - Tumor intraductal papilar mucinoso: adenoma, «borderline» y adenocarcinoma.
  - Tumor sólido seudopapilar (también denominado sólido-quístico).
  - Tumor quístico de las células de los islotes.
  - Cistoadenocarcinoma acinar.
  - Teratoma quístico.
  - Linfangioma.
  - Hemangioma.
  - Paraganglioma.
  - Degeneración quística de adenocarcinoma, sarcoma y linfoma pancreáticos.
- Seudoquiste
  - Posinflamatorio.
  - Postraumático.
- Quistes de retención
  - Pancreatitis crónica.
  - Cáncer de páncreas.
  - Ascaris.
  - *Clonorchis sinensis.*
- Congénitos
  - Fibrosis quística.
  - Enfermedad poliquística.
  - Duplicación entérica.
  - Quiste simple.
- Parásitos
  - *Echinococcus.*
  - Amebas.
  - Cisticercosis.

QUISTES DE RETENCIÓN

Dilataciones quísticas segmentarias del conducto pancreático secundarias a una obstrucción ductal focal. Suelen ser menores de 1 cm y las causas más frecuentes son carcinoma de páncreas, fibrosis quística y pancreatitis crónica [5].

QUISTES CONGÉNITOS

Constituidos por lesiones intrapancreáticas no comunicadas con el sistema ductal. Están revestidos por una capa de epitelio simple plano y varían entre 1-2 cm cuando son únicos y si son varios trasforman al páncreas en una masa quística. Cuando son múltiples suelen estar asociados a la enfermedad de Von Hippel-Lindau o de forma ocasional a la enfermedad poliquística renal [5].

SEUDOQUISTE PANCREÁTICO

Esta lesión quística pancreática es la más frecuente, pues representa el 75 % de todas ellas [5-6]. Es una formación bien definida que carece de revestimiento epitelial y que contiene material necrótico-hemorrágico o un fluido turbio rico en lipasa y amilasa. Su pared está constituida por tejido inflamatorio y fibroso. Aparece tras pancreatitis aguda alcohólica (lo más frecuente), biliar o traumática. Suele ser extrapancreático, Su tamaño varía entre 3 y 20 cm y en dos tercios de los casos comunica con el conducto pancreático [7]. Aparece entre los 35 y 60 años [4], siendo más frecuente en el sexo masculino [5-6].

En la ultrasonografía convencional muestra una masa hipoecoica o anecoica bien definida de pared fina unilocular o multilocular (más raro). La TC revela una lesión similar y signos de pancreatitis aguda o crónica (calcificaciones, atrofia pancreática, dilatación ductal, etc.). En la mayoría de los casos, la CPRE demuestra comunicación con el conducto pancreático [1], lo mismo que con la CP-RM.

Las características del fluido intraquístico del seudoquiste pancreático, obtenidas mediante punción con aguja fina (PAAF) guiada por TC o ultrasonografía endoscópica, son [7-8]: viscosidad menor que la del plasma (menos de 1,4), niveles elevados de amilasa (mayores de 5.000 UI/l), CEA menor de 400 ng/ml y citología con células inflamatorias. Bajos niveles de lipasa y amilasa suelen indicar neoplasia quística y generalmente excluyen el seudoquiste. Un nivel de amilasa normal también excluye el diagnóstico de seudoquiste pancreático con una probabilidad del 95 % [7].

TUMORES QUÍSTICOS SEROSOS

Representan el 25 % de los tumores quísticos del páncreas y el 1-2 % de todos los tumores exocrinos pancreáticos [9-10]. Se clasifican en cistoadenomas, ya sean microquísticos (los más frecuentes) u oligoquísticos, cistoadenocarcinomas y los asociados a la enfermedad de Von Hippel-Lindau. Pueden manifestarse como dolor abdominal, masa palpable o diagnosticarse de modo incidental en pruebas de imagen realizadas por otro motivo.

Cistoadenoma seroso microquístico

Suele tener un tamaño entre 1 y 25 cm. Está formado por numerosos quistes (patrón en «panal de abeja») alrededor de una cicatriz central estrellada que puede contener calcificaciones con un revestimiento epitelial simple de células cuboideas ricas en glucógeno [11]. Esta lesión, a diferencia del seudoquiste, no comunica con el conducto pancreático. Se localiza con más frecuencia en el cuerpo o cola del páncreas, es más frecuente en mujeres y la edad de aparición se sitúa entre los 35 y 90 años, con una media de 63 años [6, 12]. La TC muestra una masa esponjosa con una calcificación central «en sol naciente», que a pesar de ser patognomónica, sólo aparece en un 10 % de los casos. La ultrasonografía endoscópica presenta mayor resolución que la TC para detectar la imagen en «panal de abeja».

El análisis del fluido quístico muestra una viscosidad menor que la plasmática (menos de 1,4) y un CEA menor de 25 ng/ml [7-8]. Un CEA menor de 5 ng/ml es muy indicativo de cistoadenoma seroso, mientras que un CEA alto excluye el diagnóstico con un 95 % de confianza [7, 13]. En la citología del líquido pueden aparecer células cuboideas ricas en glucógeno, aunque su ausencia no descarta el diagnóstico de presunción.

Estos tumores tienen un buen pronóstico, siendo raro un comportamiento maligno (menos de un 1 %) [12]. La observación de estas lesiones conlleva el crecimiento de la lesión con el riesgo de hemorragia, ictericia obstructiva, por lo que si el estado del paciente lo permite deberían intervenirse.

Cistoadenoma seroso oligoquístico o macroquístico

Está formado por quistes grandes sin cicatriz estrellada central, pudiéndose confundir en las técnicas de imagen con los quistes mucinosos. Asienta con más frecuencia en la cabeza pancreática, pudiendo comprimir el colédoco y causar ictericia. A diferencia del microquístico, tiene la misma incidencia en ambos sexos [6].

Tumores asociados a la enfermedad de Von Hippel-Lindau

En estos casos aparece afectación pancreática en el 60-80 % de los pacientes [7]. Los tumores quísticos pancreáticos asociados con más frecuencia a la enfermedad de Von Hippel-Lindau son los cistoadenomas serosos, que suelen implicar a toda la glándula aunque también pueden ser únicos. Es infrecuente la insuficiencia pancreática exocrina y la única manifestación de la afectación pancreática puede ser la aparición de diabetes mellitus.

TUMORES QUÍSTICOS MUCINOSOS

Representan un 1-2 % de todos los tumores pacreáticos y un 45-50 % de los tumores quísticos del páncreas, siendo más frecuentes en mujeres y variando la edad de aparición entre los 20 y 80 años, con una media de 55 años [6, 12]. Asientan con más frecuencia en el cuerpo y cola del páncreas y su localización en la cabeza del páncreas implica un mayor riesgo de malignización. Igual que los tumores serosos, no comunican con el conducto pancreático. Su tamaño varía entre 2 y 35 cm. Se clasifican, según la presencia de atipias en el epitelio de revestimiento, en cistoadenomas, «borderlines» y cistoadenocarcinomas, que pueden ser invasivos o no invasivos [12, 14]. Pueden debutar con dolor abdominal o masa palpable [12]. En la TC se visualizan como lesiones quísticas multiloculadas, que pueden asociar componentes sólidos en los casos del «borderline» y el cistoadenocarcinoma [1, 12]. Todos los tumores mucinosos deben ser extirpados debido a su potencial malignización [7, 12, 14].

Cistoadenoma mucinoso

Es una lesión maligna latente aunque tiene un excelente pronóstico si es extirpado. Estos tumores suelen aparecer en mujeres de edad media y forman lesiones quísticas multiloculares que se localizan en la cola del páncreas. Están constituidos por un revestimiento de epitelio columnar productor de mucina sobre un estroma de tipo ovárico que puede contener focos de hialina con calcificaciones periféricas [6-7, 11, 14]. En la TC pueden aparecer como lesiones quísticas uniloculadas o multiloculadas con calcificaciones periféricas [1, 10].

El análisis del fluido quístico muestra una viscosidad superior a la del plasma (puede ser mayor de 30), niveles de CEA mayores de 400 ng/ml, pS2 mayor de 20.000 pg/ml y MCA mayor de 20 U/ml [7, 8]. En el aspirado del fluido quístico se pueden obtener células epiteliales columnares con mucina, aunque, como en el cistoadenoma seroso, su ausencia no excluye el diagnóstico.

Cistoadenocarcinoma mucinoso

Las características morfológicas son similares al cistoadenoma, presentando alteraciones celulares de malignidad en el epitelio de revestimiento y mostrando, en el análisis del fluido quístico, niveles de CA 125 mayores de 200 U/l, CEA mayor de 25 ng/ml, CA 15,3 mayor de 100 mg/ml, CA 72,4 mayor de 750 U/ml, TPA menor de 100.000 U/ml y pS2 mayor de 120.000 pg/ml [8].

TUMOR INTRADUCTAL PAPILAR-MUCINOSO

De entre los tumores pancreáticos exocrinos, representan un 1 % y se localizan con más frecuencia en la cabeza del páncreas, predominan ligeramente en el sexo masculino y la edad de aparición varía entre los 40 y 80 años, con una media de 65 años [6, 12]. Están constituidos por una proliferación intraductal de células productoras de mucina que adoptan un patrón papilar que produce una dilatación quística del conducto pancreático [6, 11, 12]. Pueden originarse en el conducto pancreático principal o en los conductos periféricos. En la TC puede simular un tumor quístico mucinoso [1]. Igual que el seudoquiste, comunica con el conducto pancreático y en la CPRE aparece dilatación del conducto pancreático principal de forma difusa o segmentaria, defectos de relleno intraductal secundarios a moco o al propio tumor (menos frecuente) y a través de la ampolla de Vater puede salir moco, hecho muy característico [7, 11, 12]. Pueden debutar como pancreatitis aguda o crónica y asociarse a tumores extrapancreáticos [6, 12]. Tienen potencial de malignización o son carcinomas en el momento del diagnóstico, por lo que se deben extirpar.

TUMOR SÓLIDO SEUDOPAPILAR

Representa un 6 % de los tumores exocrinos pancreáticos y el 24 % de los tumores quísticos del páncreas [6]. Suele ser más frecuente en mujeres jóvenes de raza negra y no muestra una localización preferente. Está formado por un crecimiento seudopapilar de células monomorfas y un 10 % tiene capacidad de invasión, por lo que se debe extirpar. En TC aparece como una masa pancreática con componentes sólidos y quísticos.

DIAGNÓSTICO DIFERENCIAL

El diagnóstico diferencial se debe realizar fundamentalmente entre el seudoquiste, el tumor mucinoso, el seroso y el tumor intraductal papilar-mucinoso (tabla 1).

Últimamente el desarrollo de la ultrasonografía endoscópica permite realizar un estudio morfológico, así como la obtención del líquido intraquístico para el análisis de las lesiones quísticas del páncreas, contribuyendo, por lo tanto, al diagnóstico diferencial. En un estudio publicado en 2002 por Sedlack y cols., esta técnica aporta una alta sensibilidad (71 %) para identificar la malignidad o el potencial de malignidad de las lesiones quísticas pancreáticas [15].

TABLA 1. Diagnóstico diferencial de las principales lesiones quísticas del páncreas

	Seudoquiste	Tumor mucinoso	Tumor seroso	TIPM
Sexo predominante	Hombre	Mujer	Mujer	Hombre
Localización > pancreática	Cabeza	Cuerpo-cola	Cuerpo-cola	Cabeza
Historia de pancreatitis	Sí	No	No	Sí
Comunicación con el conducto pancreático	Sí	No	No	Sí
Dilatación del conducto pancreático	No	No	No	Sí
Septos	No	Sí	Sí	No
Calcificaciones intraquísticas	No	Periféricas	Centrales	No
Potencial de malignización	No	Sí	No	Sí
CEA	Bajo	Alto	Bajo	Bajo
Amilasa	Alta	Baja	Baja	Baja
Citología	Histiocitos	Negativa/células epiteliales mucinosas/ adenocarcinoma	Negativa/células cuboideas	Células mucinosas formando papilas

TIPM: tumor intraductal papilar-mucinoso. Modificado de Fernández del Castillo [12].

El análisis del fluido intraquístico se debería realizar fundamentalmente en los siguientes casos [4]:

- Lesión quística tras un episodio dudoso de pancreatitis aguda.
- Tumor quístico indeterminado en un paciente mayor que requiera pancreatoduodenectomía, para descartar un cistoadenoma seroso, en cuyo caso requeriría sólo observación.
- Para confirmar la presencia de un tumor quístico mucinoso previamente a la resección quirúrgica.

Secundariamente al desarrollo de las técnicas de imagen, han aumentado los diagnósticos de lesiones quísticas del páncreas. Estas lesiones halladas de forma incidental suelen afectar a pacientes ancianos y tener un tamaño menor que las lesiones sintomáticas, siendo más de la mitad de ellas malignas o premalignas (a diferencia de lo que se creía hasta ahora) y muy poco frecuente el diagnóstico de seudoquiste [16].

ENFERMEDAD DE VON HIPPEL-LINDAU

La enfermedad de Von Hippel-Lindau es una enfermedad con una herencia autosómica dominante cuyo gen defectuoso se localiza en el brazo corto del cromosoma 3, que conlleva una alteración en una enzima que interviene en la transcripción del ARN. Esta enfermedad asocia hemangioblastomas en la retina y el SNC, carcinoma de células renales, feocromocitoma, tumores del saco endolinfático y lesiones pancreáticas en el 60-80 % de los casos.

En un estudio publicado en el año 2000 realizado en Francia, y que incluía un total de 158 pacientes con la enfermedad de Von Hippel-Lindau [17], aparecía afectación pancreática en un 77,2 % de los casos, siendo los tumores serosos las lesiones más frecuentes (12,3 %).

BIBLIOGRAFÍA RECOMENDADA

1. Hammond N, Miller FH, Sica GT, Gore RM. Imaging of cystic diseases of the pancreas. Radiol Clin N Am 2002; 40: 1243-1262.

2. Fernández del Castillo C, Warshaw AL. Cystic neoplasms of the pancreas. Pancreatology 2001; 1: 641-647.

3. Solcia E, Capella C, Klöppel G. Tumors of the pancreas. Atlas of tumor pathology. 3.ª serie, fascículo 20. Armed Forces Institute of Pathology. Bethesda, 1997.

4. Sarr MG, Murr M, Smyrk TC, Yeo CJ, Fernández del Castillo C, Hawes RH, y cols. Primary cystic neoplasms of the pancreas: neoplastic disorders of emerging importance. Current state of the art and unanswered questions. J Gastrointest Surg 2003; 7: 417-428.

5. Klöppel G. Pseudocystics and other non-neoplastic cystics of the pancreas. Sem Diag Pathol 2000; 17: 7-15.

6. Klöppel G, Kosmahl M. Cystic lesions and neoplasms of the pancreas. Pancreatology 2001; 1: 648-655.

7. Fernández del Castillo C, Warshaw AL. Current management of cystic neoplasms of the pancreas. Adv Surg 2000; 34: 237-248.

8. Compton CC. Introduction. Sem Diag Pathol 2000; 17: 1-6.

9. Compton CC. Serous cystic tumors of the pancreas. Sem Diag Pathol 2000; 17: 43-55.

10. Demos TC, Posniak HV, Harmath C, Olson MC, Aranha G. Cystic lesions of the pancreas. AJR 2002; 179: 1375-1388.

11. Yamaguchi K, Tanaka M. Radiologic imagines of cystic neoplasms of the pancreas. Pancreatology 2001; 1: 633-636.

12. Fernández del Castillo C, Jiménez RE. Pancreatic cancer, cystic pancreatic neoplasms, and other nonendocrine pancreatic tumors. En Feldman M, Friedman LS, Sleisenger M. Gastrointestinal and liver disease, 7.ª ed. Saunders. Filadelfia, 2002: 979-983.

13. Le Borgne, Calan L, Partensky C, y la French Surgical Association. Cystoadenomas and cystoadenocarcinomas of the pancreas. A multiinstitutional retrospective study of 398 cases. Ann Surg 1999; 230: 152-161.

14. Wilentz RE, Albores-Saavedra J, Hruban RH. Mucinous cystic neoplasms of the pancreas. Sem Diag Pathol 2000; 17: 31-42.

15. Sedlack R, Affi A, Vázquez-Sequeiros E, Norton ID, Clain JE, Wiersema MJ. Utility of EUS in the evaluation of cystic pancreatic lesions. Gastrointest Endosc 2002; 56: 543-547.

16. Fernández del Castillo C, Targarona J, Thayer S, Rattner DW, Brugge WR, Warshaw AL. Incidental pancreatic cysts. Clinicopathologic characteristics and comparison with symptomatic patients. Arch Surg 2003; 138: 427-434.

17. Hammel PR, Vilgrain V, Terris B, Penfornis A, Sauvanet A, Correas JM, y cols. Pancreatic involvement in Von Hippel-Lindau disease. Gastroenterology 2000; 119: 1087-1095.

Nota de los editores: *otras citas de interés*

Farrell JJ, Brugge R. Intraductal papillary mucinous tumor of the pancreas. Gastrointest Endosc 2002; 55: 701-714.

Procacci C, Megibow AJ, Carbognin G, y cols. Intraductal papillary mucinous tumor of the pancreas: a pictorial essay. Radiographics 1999; 19: 1447-1463.

Cohen-Scali F, Vilgrain V, Brancatelli G, y cols. Discrimination of unilocular macrocystic serous cystadenoma with CT: initial observations. Radiology 2003; 228: 727-733.

Warshaw AL, Beugge WR, Lewandrowski KB, Pitman MB. Case 35-2003: a 75 year-old man with a cystic lesion of the pancreas. N Eng J Med 2003; 349: 1954-1961.

Fernández-Esparrach G, Pellisé M, Ginés A. Tumor mucinoso papilar intraductal del páncreas: una entidad más desconocida que infrecuente. Gastroenterología y Hepatología 2003; 26: 502-510.

MISCELÁNEA

CAPÍTULO 30

DOLOR ABDOMINAL EN UNA PACIENTE ANCIANA CON COLELITIASIS

L. CID GÓMEZ
M. GARCÍA GONZÁLEZ

CASO CLÍNICO

Motivo de consulta: dolor abdominal.

Antecedentes personales: hipertensión arterial. Colelitiasis. Ictus pontino en noviembre de 2002. Sinusitis y pólipos nasales. Prótesis de rodilla derecha. Hipoacusia en OD. Espondiloartrosis. Alergia a betalactámicos.

Enfermedad actual: mujer de 74 años en seguimiento por nuestro servicio desde hace dos meses por cuadro de diarrea de 2-3 deposiciones/día sin productos patológicos, acompañado de dolor abdominal leve difuso, habiéndose realizado una rectosigmoidoscopia y un enema opaco que únicamente evidenció divertículos. Actualmente en tratamiento con fibra y espasmolíticos. La paciente acudió a urgencias por presentar un dolor epigástrico de comienzo brusco, cólico, irradiado a espalda, acompañado de vómitos de alimentos que no calmaban el dolor. La paciente no refería fiebre, pero sí sensación distérmica. Última deposición líquida de características normales el día anterior. Tampoco había ingerido alimentos en mal estado. En el historial de la paciente no existían episodios previos similares. Se realizó ecografía y analítica que únicamente mostraron una colelitiasis no complicada, siendo dada de alta con el diagnóstico de dolor abdominal inespecífico y tratamiento con analgésicos.

Veinticuatro horas después regresó a urgencias por empeoramiento de su estado general y persistencia de dolor constante en epigastrio e hipocondrio derecho.

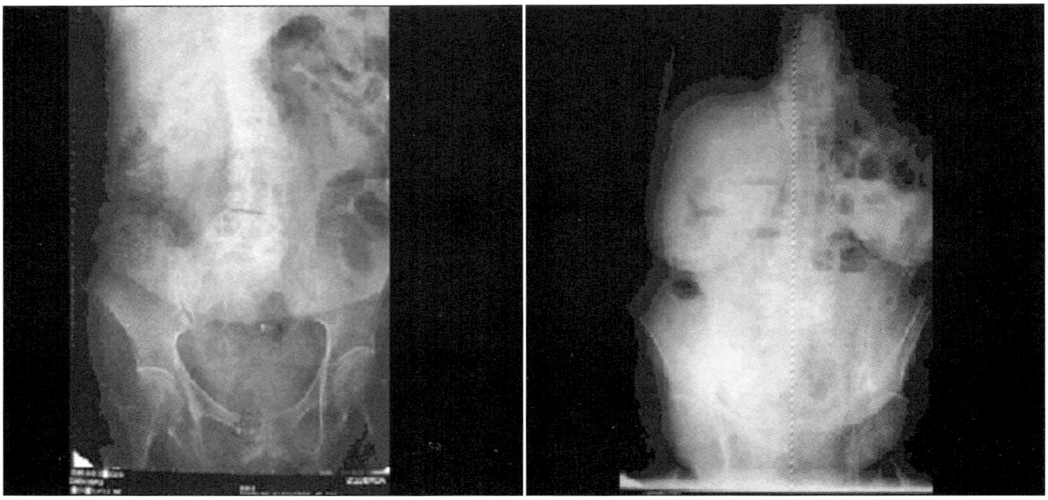

FIG. 1. A la izquierda, radiografía anteroposterior en decúbito supino, donde se observan asas de intestino delgado patentes y aglomeradas en hipocondrio izquierdo. A la derecha, la misma radiografía en bipedestación que muestra niveles hidroaéreos en hipocondrio izquierdo.

Exploración física: signos de deshidratación. Sus constantes eran las siguientes: Fc 100 lpm; frecuencia respiratoria 24; temperatura 37 °C; tensión arterial 140/90 mmHg. A nivel abdominal presentaba dolor en epigastrio e hipocondrio derecho con signo de Murphy dudoso. El resto de la exploración física fue normal.

Analítica (en urgencias):

- Bioquímica: glucosa 193 mg/dl; Cr 1,13 mg/dl; Na 141 mmol/l; K 3,9 mmol/l; GOT 23 U/l; GPT 24 U/l; bilirrubina total 1 mg/dl; amilasa 14 U/l.
- Hemograma: Hb 15 g/dl; VCM 83,9 fl; Ht 42,1 %; leucocitos 9,22 × 10^3/µl (79 % neutrófilos, 14,7 % linfocitos); plaquetas 229 × 10^3/µl.
- Hemostasia: INR 1; tiempo de cefalina 26 segundos; actividad de protrombina 99 %; fibrinógeno 406 mg/dl.

Ante los hallazgos en la exploración física y los parámetros analíticos, se realizó radiografía simple de abdomen (fig. 1) y ecografía que demostró una vesícula distendida 9,3 cm. Litiasis biliar múltiple. Colédoco no visible. Asas de intestino delgado dilatadas y paréticas compatibles con íleo. Líquido libre adyacente a la vesícula y entre asas.

Ante estos hallazgos se decidió ingresar a la paciente con la sospecha diagnóstica de obstrucción intestinal. Se decidió realizar TC abdominal que mostró una vesícula distendida, de paredes no engrosadas y presencia de litiasis en su interior; ascitis en leve cuantía y asas de intestino delgado aglomeradas a nivel de hipocondrio derecho, llenas de líquido, distendidas y con paredes no engrosadas compatibles con seudooclusión intestinal. Asimismo, se observaron divertículos en sigma y una hernia de hiato, sin existir aire libre a ningún nivel (figs. 2 y 3).

Se realizó una nueva analítica (12 horas después de la previamente descrita) que aportó los siguientes datos: Hb 11,8 g/dl; leucocitos 11,7 × 10^3/µl (83 % neutrófilos), siendo el resto de los parámetros similares a los anteriores.

Tres horas después de estos resultados, la paciente presentó una hematemesis de sangre roja de escasa cuantía y sin repercusión hemodinámica inicial. Se comentó el riesgo-beneficio con la paciente, el servicio de anestesia y el servicio de cirugía y se efectuó una endoscopia oral que no mostró causa de sangrado a ningún nivel. Tras terminar la prueba, la paciente presentó inestabilidad hemodinámica, por lo que ingresó en UCI. Ante la imposibilidad de estabilizar el cuadro, se decidió realizar una laparotomía exploradora, que proporcionó los siguientes hallazgos: hemoperitoneo con asas de intestino delgado herniadas por un defecto del mesenterio, aglomeradas y edematosas, de aspecto negruzco; colon transverso

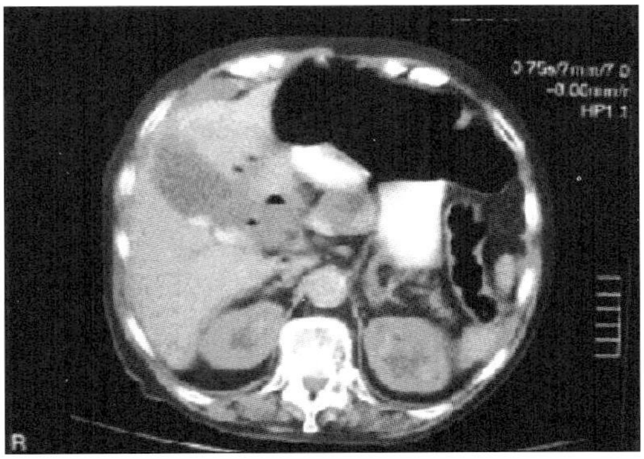

FIG. 2. Se observa una vesícula distendida con cálculos en su interior, distensión gástrica y pequeños niveles hidroaéreos en hipocondrio derecho.

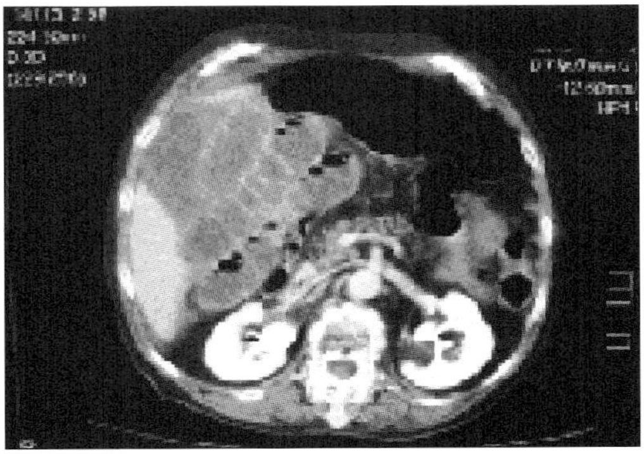

FIG. 3. Aglomeración de las asas de intestino delgado en hipocondrio derecho con edema de pared y pequeños niveles hidroaéreos en su interior.

desplazado, comprimiendo dichas asas así como los vasos que las irrigan, provocando obstrucción intestinal. Se resecaron 100 cm de intestino delgado y anastomosis término-terminal manual con seda y se reparó el orificio herniario.

El estudio anatomopatológico macroscópico mostró un segmento de intestino delgado de aspecto hemorrágico tanto en el intestino como en la grasa adyacente. El examen microscópico fue informado como infarto hemorrágico intestinal completo.

DIAGNÓSTICO DEFINITIVO

- **Obstrucción e Isquemia intestinal secundaria a hernia interna transmesentérica.**
- Colelitiasis. Diverticulosis.

COMENTARIOS

ABDOMEN AGUDO

DEFINICIÓN

El abdomen agudo (AA) es un síndrome clínico caracterizado por dolor abdominal agudo, de inicio brusco y de intensidad marcada, acompañado o no de alteraciones en el ritmo intestinal, así como de una repercusión grave sobre el estado general del enfermo y cuyo retraso en el tratamiento podría poner en peligro su vida. Sin embargo, no en todo AA será preciso un tratamiento quirúrgico, por lo que es importante realizar un diagnóstico precoz mediante la anamnesis y el examen físico [1, 2].

CLASIFICACIÓN Y ETIOLOGÍA

Tradicionalmente se distingue entre AA quirúrgico y médico, dependiendo del tipo de tratamiento requerido para su resolución.

- El abdomen agudo quirúrgico se establece por alguno de los siguientes mecanismos: irritación peritoneal, oclusión intestinal, interrupción de la irrigación visceral o una combinación de ellos.
- El abdomen agudo médico puede tener su origen en el abdomen o fuera del mismo, en cuyo caso hablaremos de seudoabdomen agudo o falso AA (tabla 1).

En la tabla 2 se muestran las patologías más frecuentes responsables del AA según su localización y en la tabla 3 una relación en porcentajes de su frecuencia.

DIAGNÓSTICO

Como mencionábamos al principio, el diagnóstico precoz es vital en este síndrome. No obstante, observar la evolución de la clínica del enfermo durante un tiempo determinado puede aumentar el porcentaje de diagnósticos correctos.

TABLA 1. Enfermedades que simulan abdomen agudo

Causa lejana o extraabdominal (seudoabdomen agudo)

Procesos endocrinometabólicos: insuficiencia suprarrenal aguda, cetoacidosis diabética, hipocalcemia, hipercalcemia, porfiria aguda, hipertiroidismo, uremia, hiperlipidemia, hiperparatiroidismo

Cardíacas: infarto agudo de miocardio, pericarditis aguda, miocarditis, endocarditis, insuficiencia cardíaca congestiva

Torácicas: neumonía, embolia pulmonar e infarto pulmonar, empiema, pleuresía diafragmática, mediastinitis aguda, neumotórax espontáneo, esofagitis, espasmo esofágico, rotura del esófago (síndrome de Boerhaave)

Intoxicaciones: saturnismo, ergotismo, setas, fármacos, síndrome de abstinencia a opiáceos, reacciones de hipersensibilidad a venenos o picaduras

Neurológicas: tabes dorsal, tumores medulares, herpes zoster, radiculoneuritis, epilepsia abdominal, migraña abdominal

Hematológicas: anemia hemolítica, púrpura de Henoch-Schönlein, anemia de células falciformes, leucosis agudas, linfoma no Hodgkin.

Enfermedades infecciosas: tuberculosis miliar, tétanos, fiebre tifoidea, menigitis, osteomielitis

Vasculitis: lupus eritematoso diseminado, panarteritis

Procesos óseos y musculares: contusión lumbar, traumatismos raquídeos, tumores raquídeos, mal de Pott, osteomielitis vertebral

Causa abdominal

Hematoma de la vaina de los rectos, cólico biliar, cólico nefrítico, rotura espontánea o traumática de músculos abdominales, gastritis aguda, hígado de estasis, hepatitis aguda, agudización de ulcus péptico, enterocolitis, linfadenitis mesentérica aguda inespecífica, pancreatitis aguda, patología retroperitoneal, cistitis, pielonefritis

Tomado de García-Sancho Martín, Rodríguez Montes y García-Sancho Téllez [3].

TABLA 2. Causas abdominales o extraabdominales del abdomen agudo médico y quirúrgico según la localización predominante del dolor

Cuadrante superior derecho

Colecistitis aguda, colangitis, cólico biliar
Pancreatitis aguda
Hepatitis aguda, absceso hepático
Hepatomegalia congestiva
Apendicitis aguda
Perforación de ulcus péptico
Absceso subdiafragmático
Neumonía
Pielonefritis
Cólico nefrítico
Infarto de miocardio

Cuadrante superior izquierdo

Gastritis, perforación de ulcus gastroduodenal
Pancreatitis aguda
Aneurisma de aorta abdominal
Esplenomegalia, rotura esplénica
Neumonía
Absceso subdiafragmático
Cólico nefrítico
Infarto de miocardio

Periumbilical

Obstrucción intestinal
Apendicitis
Diverticulitis aguda
Pancreatitis aguda
Aneurisma aórtico
Divertículo de Meckel
Isquemia mesentérica

(Continúa)

(Continuación)

Cuadrante inferior derecho	*Cuadrante inferior izquierdo*
Apendicitis aguda	Diverticulitis aguda
Divertículo de Meckel	Perforación de colon
Adenitis mesentérica	Absceso tuboovárico, salpingitis aguda, rotura de folículo de De Graff, embarazo ectópico, torsión ovárica
Ileítis aguda	Enfermedad inflamatoria intestinal
Salpingitis aguda, absceso tuboovárico	Absceso del psoas
Rotura de folículo de De Graff, torsión ovárica	Hernia inguinal estrangulada
Embarazo ectópico	Cólico renoureteral
Perforación de ciego	Colitis isquémica
Absceso del psoas	
Hernia inguinal estrangulada	
Cólico nefrítico	

Tomado de Larrañaga y cols. [4].

Anamnesis

Incluye los siguientes procedimientos [1]:

- *Cronología.* La rapidez del comienzo del dolor (tabla 4), su progresión (si es autolimitado o evoluciona) y la duración desde el comienzo hasta la consulta médica, son datos importantes a recoger en la anamnesis. Así, por ejemplo, un cuadro inicial de fiebre alta y abdomen en tabla sin síntomas previos podría descartar una apendicitis, pues el curso de ésta suele ser diferente. O bien un dolor prolongado en el tiempo hasta la consulta es poco probable que amenace la vida del enfermo de forma inmediata. También será interesante saber que estaba haciendo el paciente en el momento del comienzo del dolor, así como si lo relaciona con alguna acción concreta.
- *Localización.* Tanto al inicio como en su evolución posterior. El dolor vago y difuso, en la línea

TABLA 3. Causas de dolor abdominal (países desarrollados) y sus porcentajes en los pacientes que acuden a los servicios de urgencias

Dolor abdominal no específico	34
Apendicitis aguda	28
Colecistitis aguda	10
Obstrucción de intestino delgado	4
Patología ginecológica aguda	4
Pancreatitis aguda	3
Cólico renal	3
Úlcera péptica perforada	2
Cáncer	2
Enfermedad diverticular	1
Otras causas	9

Tomado de Larrañaga y cols. [4].

TABLA 4. Causas de dolor abdominal según la velocidad de instauración

Instauración súbita (la única que produce desvanecimiento):
Ulcus péptico perforado, rotura de absceso o hematoma, rotura de embarazo ectópico, infarto de órgano abdominal, neumotórax espontáneo, rotura o disección de aneurismas aórticos
Comienzo rápido (en minutos):
Perforación de víscera hueca, estrangulación de víscera hueca, obstrucción intestinal alta, pancreatitis aguda, colecistitis, infarto mesentérico, crisis renoureteral, diverticulitis, entre otras
Desarrollo gradual (en horas):
Apendicitis, hernia estrangulada, obstrucción intestinal baja, pancreatitis aguda, colecistitis aguda, diverticulitis, perforación neoplásica, salpingitis, retención urinaria, infarto intestinal

Tomado de Larrañaga y cols. [4].

media, suele ser de origen visceral. Los cambios de localización pueden representar la progresión de irritación visceral a parietal (por caída gravitatoria del fluido irritante a la pelvis). Así, por ejemplo, el dolor brusco en todo el abdomen implica rotura en la cavidad peritoneal de un contenido o fluido irritante (sangre, pus, ácido o bilis). Otra situación es la del dolor que comienza en el tórax y posteriormente se localiza en el abdomen, lo cual sugeriría una disección de aorta; o el dolor de la apendicitis, que comienza en el epigastrio para luego localizarse en FID.

- *Irradiación y dolor referido.* Aunque estos datos pueden inducir a error, hay muchas patologías cuyo dolor referido es característico, como es el caso de la irradiación a hombro en las perforaciones por ulcus o irritación frénica, la irradiación a genitales en los cólicos renoureterales o el dolor escapular en los cólicos biliares (C_8).
- *Intensidad y carácter.* El dolor quemante es típico de la úlcera gástrica perforada, el que es lacerante y corta la respiración es propio de los cólicos biliares, y el dolor desgarrador, de los aneurismas abdominales.
- *Factores agravantes y paliativos.* La relación del dolor con cambios de postura, respiración, ingesta de alimentos, micción o deposición, o bien la respuesta a la automedicación del paciente contribuirán en la etiología del proceso. Por ejemplo, en el caso de la úlcera duodenal, el antecedente del dolor que se alivia tras la comida los días previos nos orientaría hacia el diagnóstico; por el contrario, en el caso de la isquemia mesentérica, el paciente referiría empeoramiento del dolor con las comidas. Otro cuadro a tener en cuenta sería el dolor a punta de dedo que se intensifica con la contracción de los músculos abdominales (test de Carnett), típico de patología de pared abdominal [5].
- *Síntomas asociados.* Ya sea de comienzo simultáneo con el dolor o presentes previamente, orientarán hacia la causa y la gravedad (fiebre, síndrome constitucional, ictericia, cambios en la menstruación, etc.). Entre ellos destacan los vómitos, tanto por su frecuencia como por su cuantía y contenido, y las deposiciones.
- *Enfermedades concomitantes.* Episodios previos similares sugieren un problema recurrente o crónico (tabla 5), como antecedentes de enfermedades sistémicas (esclerodermia, lupus o porfiria) que pueden asociarse al AA. La ingesta de medicamentos para otras patologías concomitantes del enfermo también puede ser la causa del cuadro.
- *Antecedentes personales, familiares y sociales.* Cirugías previas, hábitos tóxicos, drepanocitosis, fiebre mediterránea familiar, abuso de sus-

TABLA 5. Causas de dolor abdominal crónico

Dolor crónico intermitente

Mecánicas
- Obstrucción intestinal intermitente (hernia, intususpección, adherencias, vólvulo)
- Cálculos biliares
- Estenosis ampular

Inflamatorias
- Enfermedad intestinal inflamatoria
- Endometriosis/endometritis
- Pancreatitis recidivante aguda
- Fiebre mediterránea familiar

Neurológicas y metabólicas
- Porfiria
- Epilepsia abdominal
- Compresión o atrapamiento de una raíz nerviosa
- Uremia

Otras
- Síndrome de intestino irritable
- Dispepsia no ulcerosa
- Isquemia mesentérica crónica
- Mittelschmerz (dolor intermenstrual)

Dolor crónico constante
- Condiciones malignas (primarias o metastásicas)
- Absceso
- Pancreatitis crónica
- Psiquiátrico (depresión, trastorno somatomorfo)
- Inexplicable (dolor abdominal crónico intratable)

Tomado de Glasgow y cols. [2].

TABLA 6. Causas de abdomen agudo según la edad

Adultos	%
Hernia	41
Adherencias	29
Intususpección	12
Cáncer	10
Vólvulo	4
Miscelánea	4
Niños	**%**
Hernia	38
Estenosis pilórica	15
Intususpección ileocecal	15
Atresia y páncreas anular	14
Adherencias	7
Miscelánea	11

tancias, viajes recientes o convivencia con enfermos o ciertos animales, también serán importantes en la anamnesis. Entre ellos no podemos olvidar la edad, ya que orientará el diagnóstico de presunción (tablas 6 y 7).

Exploración física

En el examen físico distinguimos las siguientes partes [1]:

- *Exploración general.* Constantes vitales, grado de hidratación, estado nutricional, coloración de la piel y mucosas, posición en la cama, patrón respiratorio, grado de malestar y expresión facial del paciente, lo que dará una impresión de la gravedad del proceso.
- *Exploración abdominal.* En primer lugar se inspecciona la presencia de cicatrices, hernias, rigidez muscular, falta de movilidad durante la respiración, equimosis o hiperperistaltismo visible. Posteriormente la percusión digital permitirá identificar la presencia de irritación peritoneal. La auscultación informará del peristaltismo así como de la presencia de soplos vasculares, y la palpación superficial y profunda, comenzando por las zonas distales al dolor, permitirá identificar la presencia de masas o visceromegalias así como de peritonismo. No se debe olvidar la exploración de los orificios herniarios. El examen genital, rectal y pelviano, aunque molesto para el paciente, proporciona una vía de acceso para la palpación de órganos pelvianos. El tacto rectal debe efectuarse tras el estudio radiológico.

Pruebas de laboratorio

Contribuyen a orientarar la causa y la gravedad del proceso. Entre ellas, siempre hay que solicitar un hemograma (hematócrito, hemoglobi-

TABLA 7. Órganos implicados en cuadros de abdomen agudo según la topografía del dolor

Hipocondrio derecho	*Epigastrio*	*Hipocondrio izquierdo*
Hígado	Estómago	Estómago
Vesícula biliar	Duodeno	Bazo
Ángulo hepático del colon	Páncreas	Cola de páncreas
Riñón derecho	Hígado	Riñón izquierdo
Glándula suprarrenal	*Mesogastrio*	Glándula suprarrenal
Vacío derecho	Epiplón	*Vacío izquierdo*
Colon ascendente	Mesenterio	Colon descendente
Riñón derecho	Duodeno	Riñón izquierdo
Duodeno	Yeyuno e íleon	Yeyuno e íleon
Yeyuno	*Hipogastrio*	*Fosa ilíaca izquierda*
Fosa ilíaca derecha	Íleon	Colon sigmoide
Ciego-apéndice-íleon	Vejiga	Uréter izquierdo
Uréter derecho	Útero	Cordón espermático
Cordón espermático derecho	Recto	Ovarios
Ovario		

Tomado de Larrañaga y cols. [4].

na y recuento de hematíes; recuento leucocitario con fórmula y plaquetas), bioquímica (glucosa, creatinina y urea, perfil hepático, amilasa, CPK, ionograma), una orina elemental y en ocasiones una gasometría. En aquellos casos que proceda, habrá que realizar una prueba de embarazo. El resto de los análisis se pedirán en función de la sospecha clínica así como de los antecedentes médicos del paciente.

Pruebas de imagen

Por su accesibilidad y su bajo coste, la radiografía de abdomen en decúbito y en bipedestación, junto con la de tórax serán la primera prueba de imagen a realizar en la mayoría, aunque sólo en un 10 % de los casos revelan hallazgos diagnósticos. Así, por ejemplo, en la perforación por úlcera duodenal encontraremos únicamente neumoperitoneo en el 75 % de los casos [2].

La ecografía con o sin Doppler es una prueba cada vez más utilizada por su inocuidad y rapidez. Debe realizarse ante la sospecha clínica de masas digestivas inflamatorias (apendicitis, diverticulitis), abcesos y colecciones intraabdominales o extraabdominales, patología hepatobiliopancreática, ginecológica o urológica y sospecha de aneurisma abdominal.

La tomografía computarizada se reserva para situaciones de duda tras la radiología convencional y la ecografía, como en los casos de patología retroperitoneal, sospecha de gas extraluminal, localización y drenaje de colecciones, entre otros. Tiene una gran utilidad en niños pequeños y en ancianos, por la dificultad de la exploración en los primeros y por la ambigüedad de los síntomas en los segundos. Su inconveniente es que irradia al paciente, es más cara y no está disponible en todos los centros. Es la prueba de referencia para descartar la presencia de hernias internas, aunque su fiabilidad para descartarlas no es del 100 % [6, 7].

Otros estudios diagnósticos

El ECG puede ser necesario para descartar una enfermedad cardíaca o una embolia pulmonar asociada, no conocida previamente.

Estudios de contraste con bario pueden valorar el nivel de obstrucción intestinal, o con contraste hidrosoluble para diagnosticar perforaciones ocultas o fístulas.

Estudios con contraste yodados, como la pielografía o la cistografía, tienen escaso valor en el abdomen agudo, excepto en los traumatismos. No así la arteriografía, que posee un alto rendimiento en la enfermedad isquémica intestinal y es la prueba de referencia.

También se considera el lavado peritoneal o paracentesis diagnóstica en los traumatismos cerrados o en las ascitis de aparición brusca, mientras que la laparoscopia y la laparotomía exploradora se reservan para casos graves con riesgo vital, en los que las pruebas anteriores no son diagnósticas. La endoscopia no tiene utilidad en el abdomen agudo.

DIAGNÓSTICO DIFERENCIAL

Después de considerar todas las posibles causas del abdomen agudo, para poder alcanzar un diagnóstico correcto habrá que valorar las peculiaridades de cada paciente, como son edad y sexo, características y localización topográfica del dolor (tabla 7), epidemiología local, visitas previas y combinarlo con los resultados analíticos y de imagen obtenidos.

TRATAMIENTO

El tratamiento se aplicará según la causa del dolor. No obstante, mientras se alcanza el diagnóstico exacto, se podrán pautar analgésicos que alivien la sintomatología del paciente, permitiendo una mayor tolerancia a las pruebas diagnósticas, sin temor a enmascarar el cuadro [8].

Cada patología tendrá su tratamiento específico, existiendo cuadros que son quirúrgicos de entrada (isquemia, absceso no drenable percutáneamente, rotura de aneurisma, etc.), mientras que otros dependerán de la evolución, así como de la situación general del paciente (valoración riesgo/beneficio quirúrgico), destacando entre ellos las colecistitis, diverticulitis, megacolon tóxico. En otras situaciones el tratamiento es sólo farmacológico. No se puede olvidar que el enfermo debe llegar al quirófano en las mejores condiciones posibles, por lo que será de vital importancia indicar el momento más adecuado de la intervención para cada paciente.

TABLA 8. Peculiaridades de la cirugía geriátrica

Clínica incompleta o atípica
Enfermedades concomitantes
Retraso en el diagnóstico
Retraso en la consulta con el cirujano
Recuperación posoperatoria más prolongada
Mala tolerancia a las intervenciones
Morbimortalidad posquirúrgica más elevada
Intolerancia ante las complicaciones

Tomado de García-Sancho Martín y cols. [3].

SITUACIONES ESPECIALES

Paciente VIH. Su evaluación inicial no debe diferir del resto de la población, salvo por la consideración precoz de TC abdominal de urgencia en estadios de inmunosupresión. La infección oportunista gastrointestinal, biliar o esplénica más frecuente es por el CMV. No obstante, el motivo más frecuente de laparotomia en estos pacientes es la apendicitis aguda.

Embarazadas. Los cuadros abdominales deben ser diagnosticados a la mayor brevedad posible, ya que el riesgo de aborto espontáneo durante la cirugía es mayor en el primer trimestre, siendo el segundo semestre el momento óptimo para la cirugía. Los estudios radiológicos deben reducirse al mínimo, y a partir de la vigésimo sexta semana del embarazo hay que establecer vigilancia fetal. La apendicitis aguda sigue siendo la causa más frecuente de abdomen agudo.

Tratamiento esteroideo. Los pacientes no presentarán los signos de alarma típicos. Además, en ellos serán más frecuentes las úlceras gastroduodenales o bien la aparición de complicaciones de úlceras preexistentes. Se han comunicado casos raros de perforaciones agudas de intestino delgado y grueso en estos pacientes sin patología intestinal previa o con divertículos colónicos, siendo más frecuentes en aquellos con diagnósticos de enfermedades colágenas. Es por ello que el dolor abdominal leve debe considerarse con precaución en estos pacientes, siendo la TC la prueba más precoz para valorarlo.

Abdomen agudo en el anciano [9]. El envejecimiento de la población (en España el 15 % son individuos con más de 65 años) tiene importantes repercusiones sobre la práctica quirúrgica (tabla 8), ya que habrá que evitar las cirugías más agresivas, apostando por los procedimientos más seguros, pues las complicaciones posoperatorias son más frecuentes y precoces en el anciano. En cuanto a las manifestaciones clínicas, la expresividad del cuadro será menos llamativa, ya que el anciano tiene un umbral perceptivo mayor, pueden faltar los escalofríos y la fiebre, y los vómitos son sustituidos por náuseas como consecuencia de la incompetencia muscular y la depresión de las actividades reflejas. La diarrea deberá diferenciarse de la seudodiarrea que aparece por evacuación del contenido distal a una oclusión alta, y en algunos casos de obstrucción las manifestaciones serán únicamente la aparición de meteorismo y distensión abdominal. Para el diagnóstico diferencial habrá que tener en cuenta las patologías más comunes en este grupo de edad (tabla 9),

TABLA 9. Causas más frecuentes de AA en el anciano

Estrangulación de hernias abdominales	Patología colorrectal
Perforación gástrica	Fecaloma
Patología biliar	Vólvulo de intestino grueso
Colecistitis aguda litiásica	Diverticulitis aguda
Colecistitis aguda alitiásica	Cáncer de colon
Colecistitis enfisematosa	Patología vascular
Migración de cálculos biliares	Isquemia mesentérica aguda
Íleo biliar	Colitis isquémica
Pancreatitis aguda litiásica	Aneurisma de aorta abdominal
Apendicitis aguda	

Tomado de García-Sancho Martín y cols. [3].

sin olvidar la polimedicación frecuente en estos pacientes (antidepresivos tricíclicos, anticolinérgicos, anticoagulantes, entre otros) que puede ser responsable de falsos abdómenes agudos.

Entre las patologías más frecuentes señaladas (tabla 9), comentaremos a continuación algunos detalles importantes:

- *Hernias abdominales.* Son la causa más frecuente de cirugía de urgencia en el anciano, siendo dos y casi cuatro veces más frecuentes que los ingresos debidos a obstrucción del intestino grueso o apendicitis aguda, respectivamente, en pacientes mayores de 75 años.
- *Patología gástrica.* Sólo la mitad de los pacientes presentarán un dolor súbito. Se debe evitar la cirugía resectiva, pues la mortalidad es casi cinco veces mayor en los pacientes que tienen más de 70 años.
- *Patología biliar.* Destaca la colecistitis aguda alitiásica (muy probablemente de origen isquémico) y la colecistitis enfisematosa (50 % alitiásicas) que precisa colecistectomía urgente. El íleo biliar, más frecuente en ancianas, debe tratarse con enterotomía, extracción del cálculo y enterorrafia, demorando la colecistectomía o la corrección de la fístula colecistodigestiva si existe. En las operaciones biliares debe evitarse la abertura del colédoco, que aumenta la morbimortalidad, siendo la coledocoduodenostomía una buena forma de terminar la exploración biliar. Actualmente disponemos de la cirugía laparoscópica para los casos de colecistectomía programada.
- *Apendicitis aguda.* Representa el 10 % de las intervenciones urgentes del anciano, con una mortalidad de hasta el 15 % en mayores de 70 años, ya que la perforación y la gangrena apendiculares son frecuentes [4]. La combinación de los datos clínicos, analíticos y el carácter migratorio del dolor serán las pruebas orientativas para su diagnóstico [10].
- *Vólvulo de intestino grueso.* Puede cursar como un cuadro de oclusión intestinal o como crisis de oclusión de repetición, que se resuelven espontáneamente. La localización más frecuente es el colon sigmoide y la más excepcional el ciego. Si la válvula de Bauhin es incompetente, se observarán niveles hidroaéreos en el intestino delgado. Superado el episodio agudo (con tratamiento aislado o asociado a una colonoscopia), debe valorarse una sigmoidopexia o una sigmoidectomía con anastomosis colorrectal.
- *Diverticulitis aguda.* Puede manifestarse como oclusión o suboclusión intestinal, perforación, pileflebitis o un plastrón inflamatorio que requerirá el diagnóstico diferencial con lesiones tumorales. La diverticulitis de repetición es indicación de cirugía electiva, practicándose sigmoidectomía y anastomosis terminoterminal.
- *Cáncer de colon.* Cuando el paciente presente alto riesgo quirúrgico o no sea subsidiario de cirugía, pueden utilizarse las prótesis endoluminales autoexpandibles (stent) o la fulguración (láser) de parte de la masa tumoral para evitar la obstrucción y la colostomía.
- *Colitis isquémica.* Puede aparecer en pacientes con factores de riesgo conocidos (bajo gasto cardíaco, vasculitis, poscirugía de aneurisma abdominal con ligadura de la arteria mesentérica inferior) o sin ellos. Las lesiones se localizan principalmente en la flexura esplénica y colon descendente. Existen tres formas anatomoclínicas [3]:
  - *Gangrena isquémica.* Es la forma más grave, de aparición brusca, con dolor intenso en hipocondrio y flanco izquierdos, náuseas y diarrea sanguinolenta.
  - *Estenosis isquémica.* Cursa con dolor agudo en el flanco izquierdo y diarrea sanguinolenta en sus fases iniciales, apareciendo alteración en el ritmo intestinal con alternancia de estreñimiento y diarrea cuando la estenosis se ha establecido (diagnóstico diferencial con el cáncer de colon).
  - *Alteración isquémica transitoria.* Es la forma más leve, siendo habitualmente un cuadro pasajero de dolor en vacío y fosa ilíaca izquierdos, acompañado o no de diarrea. Salvo en la forma gangrenosa, que precisa una cirugía urgente, se debe optar por un tratamiento inicial conservador e indicar la cirugía sólo en los casos que no mejoren.
- *Aneurisma de aorta abdominal.* Es frecuente en el anciano y en su mayoría son de origen arteriosclerótico, localizándose por debajo de las arterias renales. La edad media de presentación es de 69 años en el varón y 78 en la mujer. El 74 % de los aneurismas sintomáticos se rompen y causan la muerte dentro de los seis meses que siguen al diagnóstico.

BIBLIOGRAFÍA RECOMENDADA

1. Cope Z. Cope´s early diagnosis of the acute abdomen, 20.ª ed. (revisado por Silen W). Nueva York, 2000.

2. Glasgow RE, Mulvihill SJ. Abdominal pain, including the acute abdomen. En Feldman M, Friedman LS, Selisenger MH. Enfermedades gastrointestinales y hepáticas. Saunders. Filadelfia, 2002: 73-83.

3. García-Sancho Martín L, Rodríguez Montes JA, García-Sancho Téllez L. Abdomen agudo en el anciano. Manual de cirugía de urgencias, 2000.

4. Larrañaga I, Mendía E, Die J, Lobo E. Abdomen agudo. En Lobo E. Manual de urgencias quirúrgicas del Hospital Ramón y Cajal. IM & C. Madrid, 2000.

5. Ranhika S, Greenbaum D. Chronic abdominal wall pain: a frequently overlooked problem. Am J Gastroenterol 2002; 97: 824-830.

6. Blachar A, Federle M, Dodson F. Internal hernia: clinical and imaging findings in 17 patients with emphasis on CT criteria. Radiology 2001; 218: 68-74.

7. Blachar A, Federle MP, Brancatelli G, Peterson MS, Oliver JH III, y cols. Radiologist performance in the diagnosis of internal hernia by using specific CT findings with emphasis on transmesenteric hernia. Radiology 2001; 221: 422-428.

8. Thomas SH, Silen W. Effect on diagnostic efficiency of analgesia for undifferentiated abdominal pain. Br J Surg 2003; 90: 5-9.

9. Dang C, Aguilera P, Dang A, Salem L. Acute abdominal pain. Four classifications can guide assessment and management. Geriatrics 2002; 57: 30-42.

10. Andersson REB. Meta-analisis of the clinical and laboratory diagnosis of appendicitis. Br J Surg 2004; 91: 28-37.

Índice de materias

Índice según diagnóstico definitivo en los libros publicados de esta colección

LIBRO 1.º (AÑO 1998)

LIBRO 2.º (AÑO 1999)

LIBRO 3.º (AÑO 2000)

LIBRO 4.º (AÑO 2001)

TUBO DIGESTIVO

HÍGADO Y VÍAS BILIARES

PÁNCREAS

MISCELÁNEA

LIBRO 5.º (AÑO 2002)

TUBO DIGESTIVO

HÍGADO Y VÍAS BILIARES

PÁNCREAS

MISCELÁNEA

LIBRO 6.° (AÑO 2003)

TUBO DIGESTIVO

HÍGADO Y VÍAS BILIARES

Índice por diagnóstico definitivo (2004) y comentarios de cada sesión

TUBO DIGESTIVO

HÍGADO Y VÍAS BILIARES

PÁNCREAS

MISCELÁNEA

Bibliografía general

Libros recomendados

1. Ponce García J, Gomollón García F, Martín de Argila C, Mingo Pérez M, Miño Fugarolas G. Tratamiento de las enfermedades gastroenterológicas. Asociación Española de Gastroenterología. Doyma. Barcelona, 2001.
2. Berenguer Lapuerta J, Bruguera Cortada M, García Bengoechea M, Rodrigo Sáez L. Tratamiento de las enfermedades hepáticas y biliares. Asociación Española para el Estudio del Hígado. Elba S.A. Madrid, 2001.
3. Villa Alcázar LF. Medimecum. Guía de terapia farmacológica. Díaz de Santos. Madrid, 2003.
4. Tytgat GN, Clasen M, Waye JD, Nakazawa S. Practice of therapeutic endoscopy, 2.ª ed. WB Saunders. Filadelfia, 2001.
5. Okuda K, Mitchell DG, Itai Y, Ariyama J. Hepatobiliary diseases: pathophysiology and imaging. Blacwell. Malden, Mass, 2001.
6. Bayless TM, Hanauer SD. Advanced therapy of inflamatory bowell disease. Decker. Hamilton, BC, 2001.
7. Boixeda de Miquel D, Martín de Argila C. Infección por Helicobacter pylori. ¿Más allá del límite? 2.ª ed. Prous Science. Barcelona, 2001.
8. Vilardell F, Rodes J, Malagelada JR, Pajares JM, Pérez Mota A, Moreno González E, Puig de la Calle J. Enfermedades digestivas. Aula Médica. Madrid, 1998.
9. Feldman M, Friedman LS, Sleisenger MH. Sleisenger and Fordtran's gastrointestinal and liver disease, 7.ª ed. Saunders. Filadelfia, 2002.
10. Arroyo V, Bosch J, Bruix J, Ginés P, Navasa M, Rodés J. Therapy in hepatology. ARS Médica. Barcelona, 2001.
11. Zakim D, Boyer TD. Hepatology. A textbook of liver disease Saunders, 4.ª ed. Elsevier Science. Filadelfia, 2003.
12. Sherlock S, Dooley J. Diseases of the liver and biliary system, 11.ª ed. Blackwell. Oxford, 2002.
13. Braunwald E, Fauci AS, Kasper DL, Hauser SL, Longo DL, Jameson JL. Harrison. Principios de medicina interna. Mc Graw Hill Interamericana. Madrid, 2001.
14. Bacon M, Di Bisceglie. Liver disease. Diagnostic and management. Churchill Livingstone. Londres, 2000.
15. Bircher J, Benhamou JP, McIntyre N, Rizzeto M, Rodés J. Oxford textbook of clinical hepatology, 2.ª ed. Oxford Medical Publications, 1999.
16. Schiff ER, Sorell MF, Maddrey WC. Schiff's diseases of the liver, 9.ª ed. Lippincott-Williams Wilkins. Filadelfia, 2003.
17. Reynolds JEF. Martindale. The extra Pharmacopeia, 31.ª ed. Royal Pharmaceutical Society. Londres, 1996.
18. Zimmerman J. The adverses effects of drugs and other chemicals on the liver. Lippincott Williams & Wilkins. Filadelfia, 1999.
19. Briggs GG, Freeman RK, Yaffe SJ. Drugs in pregnancy and lactation: a reference guide to fetal and neonatal risk, 6.ª ed. Lippincott. Williams & Wilkins. Baltimore, 2002.
20. Kirsner JB. Inflamatory bowell disease, 5.ª ed. WB Saunders. Filadelfia, 2000.
21. Sivak MV. Gastroenterologic endoscopy. WB Saunders. Filadelfia, 2000.
22. Maddrey WC, Schiff ER, Sorrell MF. Transplantation of the liver, 3.ª ed. Lippincott Williams & Wilkins. Filadelfia, 2000.
23. McDonald J, Burroughs A, Feagan B. Evidence based gastroenterology and hepatology. BMJ Books. Londres, 1999.
24. Yamada T, Alpers D, Laine L, Owyang C, Powell DN. Text book of gastroenterology, 4.ª ed. Lippincott Williams and Wilkins. Filadelfia, 2003.
25. Arroyo V, Ginés P, Rodés J, Schrier PW. Ascitis and renal dysfunction in liver disease (pathogenesis, diagnosis and treatment). Blackwell. Massachussets, 1999.
26. Wallach J. Interpretation of diagnostic tests, 7.ª ed. Lippincott Williams and Wilkins. Filadelfia, 2000.
27. Cope's early diagnosis of the acute abdomen, 20.ª ed. Oxford University Press. Nueva York, 2000.
28. Classen M, Tytgat GNJ, Ligtdale CJ. Gastroenterological endoscopy Thieme. Nueva York, 2002.

29. COTTON PB, WILLIAMS CB. Practical gastrontestinal endoscopy. The Fundamentals, 5.ª ed. Blackwell. Oxford, 2003.
30. HAUSER SC. Mayo Clinic Gastroenterology and Hepatology board review. Mayo Clinic Scientific Press, 2004.
31. BERENGUER J. Gastroenterología y hepatología. 3.ª ed. Elsevier Science. Madrid, 2002.
32. GASSULL MA, GOMOLLÓN F, OBADOR A, HINOJOSA J. Enfermedad inflamatoria intestinal. Ergon. Madrid, 2002.

Índice general